本草纲目

彩图解析版

养气安神·补气补血 卷

明代·李时珍 原著

毕晓峰 博古 译注

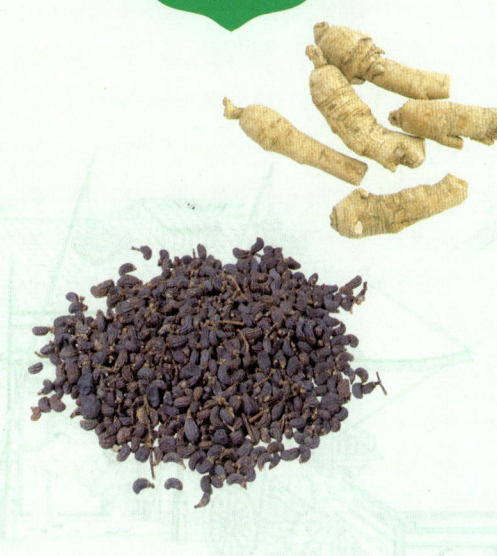

【序】

草木虫禽谷是中医养生的来源，中华国医素有"食药同源"之理念。食物的性能与药物的性能同源并致，包括"气"、"味"、"升降浮沉"、"归经"、"补泻"等内容，并在阴阳、五行、脏腑、经络、病因、病机、治则、治法等中医理论指导下应用于实际生活之中。这对我们当代人在日常生活保健中运用百草养生有着科学的指导意义。

⊙ **本书出版宗旨**：让普通百姓在日常生活中认识百草，了解百草，从而科学利用百草养生，通过运用中医百草养生的方式来调养自身，使肌体阴阳平衡，五脏调和，气血畅通，最终达到身体健康，延年益寿之目的。

⊙ **本草正名来源**：主要依据明代李时珍的《本草纲目》及参见历代中药别名文献和近代药用植物的拉丁学名，是其他中药本草所未见的编排体例。

⊙ **本草药方特点**：主要参考明代李时珍《本草纲目》的附方和主治以及多种国医本草的普济药方和历代名家药方，如汉代的《神农本草经》，张仲景的《伤寒论》、《金匮要略》、《扁鹊方》，华佗的《中藏经》，唐代孙思邈的《备急千金要方》、《唐玄宗开元广济方》等，其中有大方、小方、缓方、急方、奇方、偶方、复方、验方等；也包括现代中医药学的中医主治分类，如内科、外科、男科、妇科、儿科和五官科等。

⊙ **药膳养生特色**：主要参考历代养生的文献，如宋代《图经本草》、《太平圣惠方》、《养老奉亲书》，元代饮膳大臣忽思慧著的营养学专著《饮膳正要》，元代医学家王好古编撰的《汤液本草》。明清时期饮食保健，也出现了一些野菜食疗类著作，扩大了食物来源，如明代汪颖编撰的《食物本草》及明正德李时珍的《本草纲目》和明末宫廷插图本《补遗雷公炮制便览》等重要文献。它们包括了中药本草的使用、药方的使用、炮制技术，总结了几千年"中华国医"传承的使用、养生保健、食疗的科学方法，这就是编写此书的特色意义所在。

⊙ **本书编辑风格**：本书特约中国中医科学院专家指导编著完成，对明代李时珍的金陵版《本草纲目》进行重新的诠释，首先是删繁就简，精挑300余种常用中药，1000余种"传世药方"，其中包括"药膳养生方"进行了全新解密。

本书用900余幅写实本草图片，用图解的方式展示了300余种中药植物标本的栩栩如生形态奥秘，既有传统中医内涵，又融入了现代中医药学的科学观，使广大普通百姓更容易阅读，也增加了本书的观赏和收藏价值，更升华了本书的精神品质。

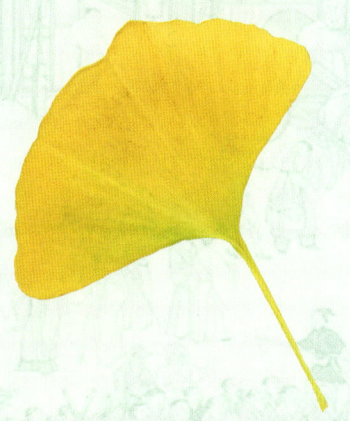

张瑞贤

中国中医科学院中药研究所　教授

《家庭中医药》　主编

中药鉴别方法

中药饮片的鉴别：主要是经验鉴别（性状鉴别），即通过"眼看"、"水浸"、"口尝"、"舌感"、"鼻闻"、"手摸"及简易可靠的试验（水试、火试），对中药饮片的形状、大小、表面、切面（断面）的色泽、质地、气味等特征，以及试验现象观察分析，从而快捷有效地判断饮片的质量优劣及真伪。

中药炮制方法

本草原料制成药物的传统方法是烘、炮、炒、洗、泡、漂、蒸、煮等。中药的传统煎服多种多样，可根据病情和中医用药的药性决定。煎草药需要精心挑选好容器、水质、火种三项物质，做好泡、煎、挤三项工作，如其中哪个环节有误，都可能影响草药药效。

器皿的选择。煎药容器应注意其容量的大小，方便药物浸泡。煎煮中药的容器，古今传统多选用沙锅、陶器、瓦罐等，如今也可使用不锈钢容器，最好不用铜、铁、铝等金属器皿，避免引起化学反应，使药效消失乃至起相反的药理作用。

水的选择。煎煮中药需使用清洁水，最好使用井水或泉水等。放水量应以浸过全部中药并高出3厘米为好，煎后所剩药液一茶杯或一碗（280毫升左右）。

火候的控制。煎中药的火种通常是"先武后文"，可先用武火将草药快速煮开，然后改用文火保持药液小微沸腾，使药物成分有效释放出。滋补药多宜文火，解表剂、清热剂、芳香药用武火煮。

泡的时间。在炮制中药的有效成分中，煎药方法一般先将药物用冷水浸泡20分钟。其中以花、叶、茎类为主，浸泡15分钟；根、种子、根茎、果实类，浸泡30分钟。头次煎后就不再用冷水泡了，加水直接煎煮即可。

挤渣取汁。中药煎煮好以后，倒出药汁，最好再用纱布挤渣取汁，因为药渣容易吸附中药的有效成分，避免浪费及药渣喝入胃中。

煎药技巧。由于药物特性和治疗用途的不同，古代传统煎煮中药时有先煎、后下、包煎、另煎、烊化、冲服、泡服、煎汤代水的几种方法。将煎煮好的中药晾置起来，等温度下降到37℃以下再服用最佳。

先煎。为了增加药物的溶解程度，充分发挥疗效，炮制更方便煎煮。

矿石类，如生石膏、自然铜、赤石脂、龙骨、鳖甲等，可打碎先煎20分钟。

有毒类，如泽漆、乌头、附子等，需先煎。

植物类，如白果、天竺黄、槟榔、藏青果等，只有先煎更有效。

后下。为了减少某些挥发的损耗，有效成分免于分解破坏，可后下煎煮。

芳香类，含挥发油物质的药物，如红花、薄荷、檀香、玫瑰花。

不宜久煎的植物，如槐花、钩藤、杏仁等。

包煎。采取包煎，为避免因茸毛脱落入汤液中而刺激咽喉。

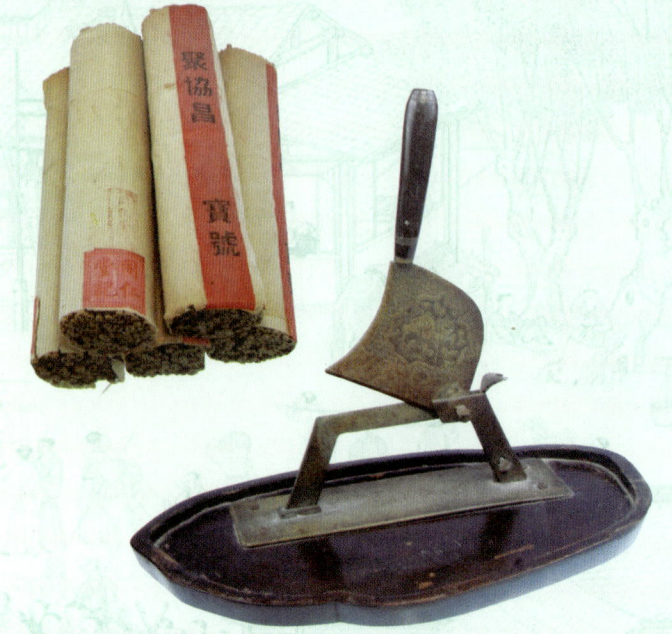

花粉类、细小种子类、细粉等，需用纱布包好与其他草药同煎。

茸毛类，如鸡冠花、蒲公英等。

另煎。先切片单独用碗隔水炖1小时，后将药汁单独服用或冲入其他药液中。如犀角、羚羊角、人参等贵重药物。

烊化。可放在去渣后的药汁中，趁热在容器里搅拌再煮开，即可服用。如阿胶、蜂蜜等容易溶解的药，易黏附在锅底。

冲服。不宜煎煮的药物研成细末，用温水冲服。如熊胆、麝香、鹿茸等贵重药品。

泡服。指直接用开水浸泡半小时后服用。如丹参、枸杞、麦冬、金银花、胖大海等。

煎汤代水。为了防止药液混浊（如海金沙、灶心土），一锅煎不完（如糯稻根须、玉米须），可先单独煎煮，取其清液代替水煎药。

中药服用方法

按照传统中医服药时间，人体十二脏器的气血运行与时辰密切相关，不同的中药应选择合适的时间进服。

服药与进食的先后顺序

在胸膈以上的疾病，如肝、肺、头面部疾患，通常先进食后服药，这样可以使药物向上走，更好地接近病位。

胸腹以下的疾病，如脾、胃、胆、肛肠处疾患，通常是先服药后进食，这样使药物能够下沉靠近病灶，更好地发挥治疗作用。

病在四肢血脉，最好选择早晨空腹服药，以使药物更好地循环。

病灶在骨髓的患者，应选择在晚上吃饭以后服药，这样可使药物循序渐进被吸收。

不同的中药应选择不同的进服时间

补肾药、行水利湿药、催吐药，应在清晨前服用为佳。

发汗解表药，快到中午的时候，阳气升腾，身体血液循环快，此时服用更利于抵御外邪。解表药如治风寒感冒药应趁热服用，并在服后加衣盖被，或进食少量热粥，以增强发汗的效果。要阴阳平衡，寒证要热服，热证要凉服。

驱虫药、泻下药，适宜在夜晚空腹服用。

滋阴养血药，在晚间21～23时是肾脏功能最虚的时候，这时服用能加快吸收，更好地发挥养气养血补遗的作用。

安神药，应在临睡前服，以便卧床后及时进入睡眠状态。

不同剂型的中药应选择相应的服法

丸剂、颗粒剂，可以直接用温开水送服。

散剂、粉剂，可用蜂蜜调和服用，或是装进胶囊中吞服，以免呛入喉咙。

蜜膏剂，以开水冲服。

冲剂，可直接用开水冲服。

糖浆剂，可直接吞服。

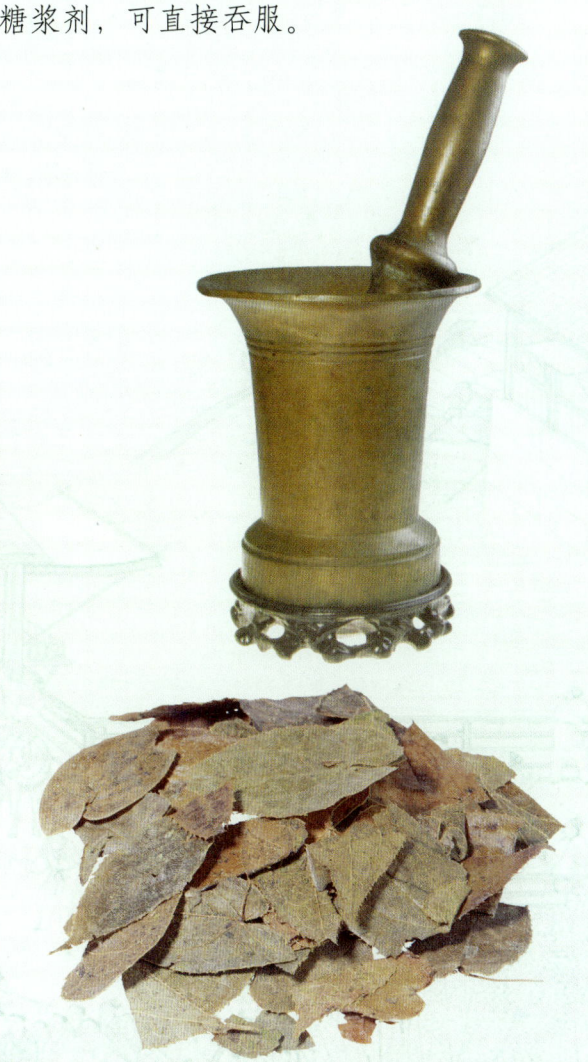

目录

赭石(赭石) 32
阿拉伯绶贝(紫贝齿) . 33

安神药

【养心安神药】

酸枣(酸枣仁) 10
合欢(合欢皮) 12
何首乌(首乌藤) 14
侧柏(柏子仁) 15
远志(远志) 16
赤芝(灵芝) 18

平肝息风药

【平抑肝阳药】

杂色鲍(石决明) 22
三角帆蚌(珍珠母) 24
长牡蛎(牡蛎) 26
罗布麻(罗布麻) 28
萝芙木(萝芙木) 29
蒺藜(蒺藜) 30
大豆(稆豆衣) 31

【息风止痉药】

赛加羚羊(羚羊角) 34
牛(牛黄) 36
玳瑁(玳瑁) 38
参环毛蚓(地龙) 39
天麻(天麻) 40
钩藤(钩藤) 42
东亚钳蝎(全蝎) 44
少棘巨蜈蚣(蜈蚣) 45

补虚药

【补气药】

人参(人参) 48
党参(党参) 50
西洋参(西洋参) 52
孩儿参(太子参) 53
蒙古黄芪(黄芪) 54
白术(白术) 56
薯蓣(山药) 58
扁豆(白扁豆) 60
甘草(甘草) 62
刺五加(刺五加) 64
绞股蓝(绞股蓝) 66
大花红景天(红景天) ... 68
沙棘(沙棘) 70
枣(大枣) 72
中华蜜蜂(蜂蜜) 74
饴糖(饴糖) 76

【补阳药】

淫羊藿(淫羊藿) 77
梅花鹿(鹿茸) 78
线纹海马(海马) 80
紫河车(紫河车) 82
补骨脂(补骨脂) 83
仙茅(仙茅) 84
巴戟天(巴戟天) 86
胡桃(核桃仁) 88
冬虫夏草菌(冬虫夏草) ... 90
益智(益智仁) 92
蛤蚧(蛤蚧) 93
菟丝子(菟丝子) 94
扁茎黄芪(沙苑子) 96
锁阳(锁阳) 97
胡芦巴(胡芦巴) 98
肉苁蓉(肉苁蓉) 99

韭菜(韭菜子) 100
杜仲(杜仲) 102
川续断(续断) 104

补血药

芍药(白芍) 105
地黄(熟地黄) 106
何首乌(何首乌) 107
当归(当归) 108
驴(阿胶) 110
龙眼(龙眼肉) 111
构树(楮实子) 112

补阴药

环草石斛(石斛) 114
珊瑚菜(北沙参) 116
明党参(明党参) 117
轮叶沙参(南沙参) ... 118
玉竹(玉竹) 120
鳢肠(墨旱莲) 121
麦冬(麦冬) 122

天冬(天冬) 123
百合(百合) 124
宁夏枸杞(枸杞子) ... 126
桑(桑葚) 127
女贞(女贞子) 128
鳖(鳖甲) 130
乌龟(龟甲) 131

收涩药

固表止汗药

小麦(浮小麦) 134
糯稻(糯稻根须) 136
草麻黄(麻黄根) 138

敛肺止咳药

梅(乌梅) 139
五味子(五味子) 140
罂粟(罂粟壳) 142

涩肠止泻药

石榴(石榴皮) 144
肉豆蔻(肉豆蔻) 146

涩精缩尿止带药

莲(莲子) 147
山茱萸(山茱萸) 148
金樱子(金樱子) 150
华东覆盆子(覆盆子) 152
芡(芡实) 154
鸡冠花(鸡冠花) 156
臭椿(椿皮) 158

附录："本草纲目附方"
用药剂量对照 160

安神药

【概念】

在中医药理论中，凡以镇静安神为主要作用，用治心神不安、失眠、惊痫、狂妄等症的药物，统称安神药。

【功效】

本类药物主入心经与肝经。《内经》曰"心藏神""肝藏魂"，人体的意识、精神、思维活动，与心、肝二脏的功能状态有着密切的关系。心神受扰或心神失养，都会导致神志的异常。本章药物有镇惊安神或养心安神的效用，因此能安定神志，使人的精神、意识、思维活动恢复正常。

【药理作用】

中医药科学研究表明，安神药主要具有镇静、催眠、抗惊厥、抑制中枢神经系统等作用。某些药物还有强心、祛痰止咳、改善冠状动脉血循环、抑菌、提高机体免疫功能、防腐等作用。

【适用范围】

安神药主要用于治疗心火亢盛、惊则气乱、痰热扰心或心脾两虚、肝郁化火、阴血不足、心肾不交等原因所引起的心悸怔忡、心神不宁、癫狂、失眠多梦及惊风等病症。某些安神药还兼有平肝、解毒、敛汗、祛痰、润肠等作用，还可用于治疗肝阳眩晕、热毒疮肿、自汗盗汗、痰多咳喘、肠燥便秘等症。

【药物分类】

安神药按性能、药物作用的不同，分为重镇安神药和养心安神药两类。

重镇安神药，属质重的矿石药及介类药，用于心神不宁、躁动不安、安神解毒、清心镇惊、心悸易惊、失眠多梦、小儿惊风、癫痫发狂等。主要用于痰火扰心、心火炽盛、肝郁化火以及惊吓等引起的心神不宁、心悸失眠及惊痫、肝阳眩晕、视物昏花、耳鸣耳聋、肾虚气喘等症。临床常用的重镇安神药有朱砂、磁石、龙骨、琥珀等。本类药物有镇静安神的功效，能镇定浮阳，但不能消除导致浮阳的其他因素，因此在应用时应考虑配伍适当的药物。

养心安神药，多属于植物种子、种仁，具有甘润滋养的性味，因此有滋养心肝、交通心肾、宁心补肝、生津敛汗、解郁安神、养血安神、祛风通络的作用。主要用于阴血不足、心脾两虚、心肾不交等所致的心悸怔忡、虚烦不眠、健忘多梦、遗精盗汗、惊悸多梦、体虚多汗、忧郁失眠等。中医验方、奇方、偏方常用的养心安神药有酸枣仁、柏子仁、合欢皮、首乌藤、远志、灵芝、缬草等药。

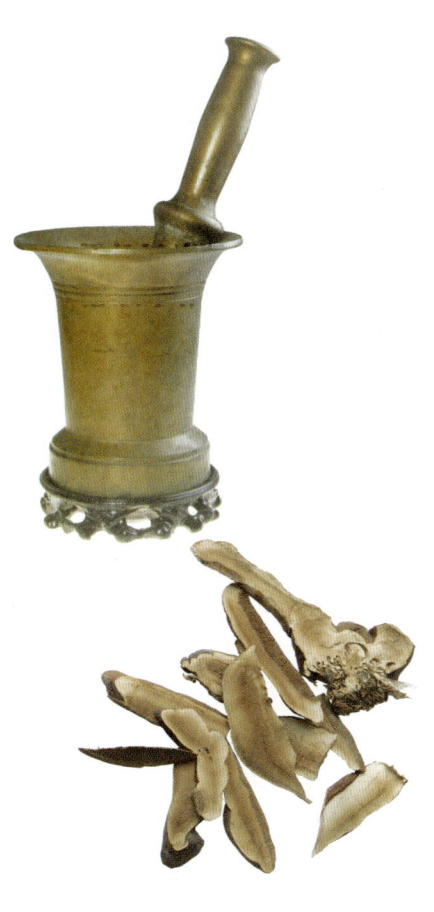

酸枣　　拉丁学名：Ziziphus jujuba Mill.var.spinosa (Bunge) Hu ex H.F.Chou

科属　鼠李科植物酸枣，其干燥成熟种子入药。枣属植物全世界约有98种，分布于亚洲和美洲的热带、亚热带地区。中国约有12种。入药用约有5种。

地理分布　生于干燥的山坡和向阳的丘陵、山谷、平原、路旁以及荒地。常形成灌木丛，性耐干旱。分布于华北、西北及河南、辽宁、江苏、山东、湖北、安徽、四川。

采收加工　秋末冬初采收成熟果实，除去果肉及核壳，收集种子，晒干。

用法用量　煎服，9～15克。

药理作用　镇静，抗惊厥，催眠；抗心律失常，抗心肌缺血；降血脂；降血压；增强免疫功能等。

性味归经　甘、酸，平。归肝、胆、心经。

功能主治　宁心，补肝，生津，敛汗。用于惊悸多梦，体虚多汗，虚烦不眠，津伤口渴。

酸枣仁

别名／枣仁·酸枣核

◎《本草纲目》及文献记载酸枣仁：主治其仁甘而润，故熟用疗胆虚不得眠、烦渴虚汗之证，生用疗胆热好眠，系足厥阴、少阳药也。

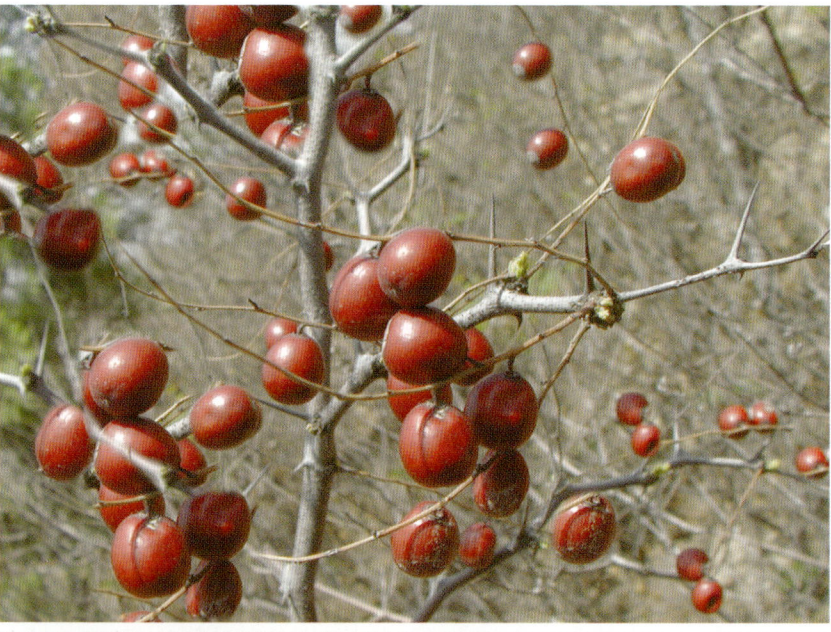

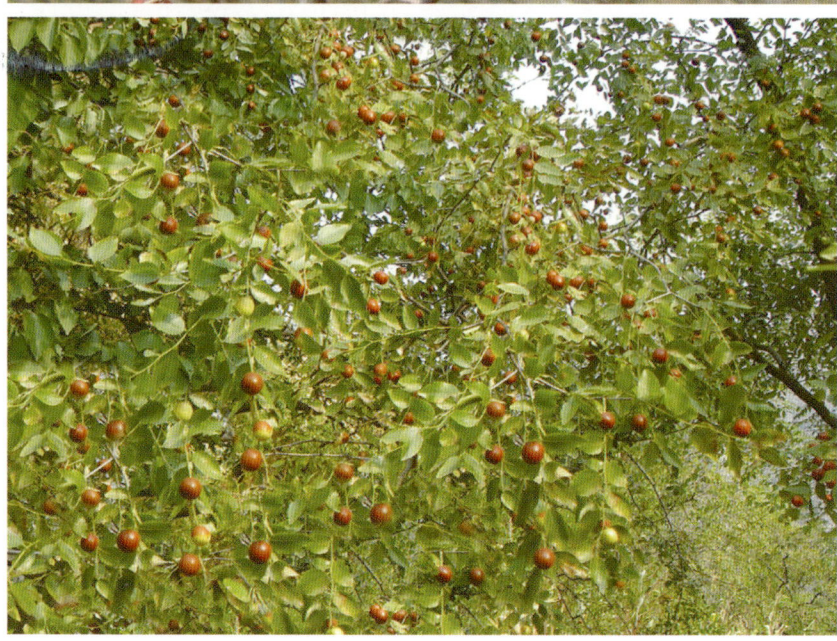

本草纲目附方

虚烦不眠

酸枣仁二升，知母、干姜、茯苓、川芎各二两，甘草（炙）一两，先以水一斗煮枣仁，得汁七升，再放入其余各药同煮，最后得汁三升，分次服下。《图经本草》

骨蒸不眠

酸枣仁二两，加水二碗，研绞取汁，下粳米二合煮粥。粥熟后，再下地黄汁一合，煮匀吃。《太平圣惠方》

胆虚不眠（心多惊悸）

酸枣仁一两炒香，捣为散。每次服二钱，竹叶汤调下。《太平圣惠方》

振悸不眠

用酸枣仁二升，茯苓、白术、人参、甘草各二两，生姜六两，水八升，煮取三升，分次服用。《图经本草》

睡中出汗（即盗汗）

酸枣仁、人参、茯苓等分，研为末，每次服一钱，米汤送服。《简便方》

胆风沉睡（胆风毒气，虚实不调，昏沉多睡）

用酸枣仁一两（生用），金挺蜡茶二两（用生姜汁涂抹，炙至微焦），研末为散。每次服二钱，用水七分，煎取六分，温服。《简要济众方》

国医传世药方

酸枣仁安神汤

方选源流：《金匮要略》安神方。

中药组成：酸枣仁18克、知母10克、茯苓10克、川芎5克、甘草3克。

炮制方法：水煎服。

功能主治：养血安神，清热除烦，生津润燥。适用于虚烦失眠，心悸盗汗，头晕目眩，口燥咽干，肺热烦渴，脉弦细。

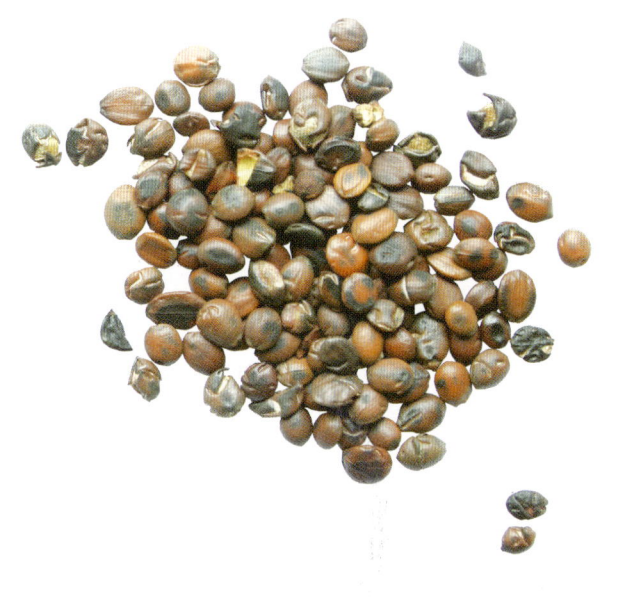

四季药膳养生

酸枣仁粳米粥

酸枣仁(炒黄研末)15克，粳米100克。粳米煮粥，稍熟，下酸枣仁末，再煮。空腹食用。▶功能宁心安神。适用于失眠、心悸、心烦、多梦。

酸枣仁蜂蜜饮

炒酸枣仁20克，蜂蜜适量。炒酸枣仁研磨成细末，用蜂蜜水送服。▶功能补阴血、安神魂。适用于肝血不足的心悸失眠症。

酸枣仁散

酸枣仁10克，白糖适量。酸枣仁研磨成细面，放入白糖调匀。睡前取少许(3克)用温开水调服。▶功能养血安神。适用于失眠者。

酸枣仁酒

酸枣仁120克，干葡萄200克，黄芪120克，天门冬80克，赤茯苓120克，防风(去芦)80克，独活80克，大麻仁300克，桂心80克，羚羊角120克，五加皮120克，牛膝(去苗)200克。上药锉，生绢袋装，用30升酒浸6天。饭前随意温热饮用。▶功能光泽肌肤，润养五脏。

合欢　　拉丁学名：Albizia julibrissin Durazz.

科属　豆科植物合欢，其干燥树皮入药。合欢属植物全世界约有140多种，分布于大洋洲、非洲、亚洲及美洲的热带、亚热带地区。中国约有16种，入药用约有8种。

地理分布　生于山坡或栽培于庭院、街道两旁。分布于华东、东北、中南及西南各地。

采收加工　夏、秋二季剥取，晒干。

用法用量　煎服，6～12克。外用适量，研末调敷。

药理作用　催眠，镇静；抗过敏；抗生育；抗肿瘤。

性味归经　甘，平。归心、肝、肺经。

功能主治　活血消肿，解郁安神。用于心神不宁，忧郁失眠，跌扑伤痛，肺痈疮肿。

合欢皮

别名／夜合皮·合欢木皮

◎《本经》及文献记载合欢皮：

主治安五脏，和心志，令人欢乐无忧，明目。煎膏，消痈肿，续筋骨。杀虫。捣末，和铛下墨，生油调，涂蜘蛛咬疮。用叶，洗衣垢。折伤疼痛，花研末，酒服二钱匕。和血消肿止痛。

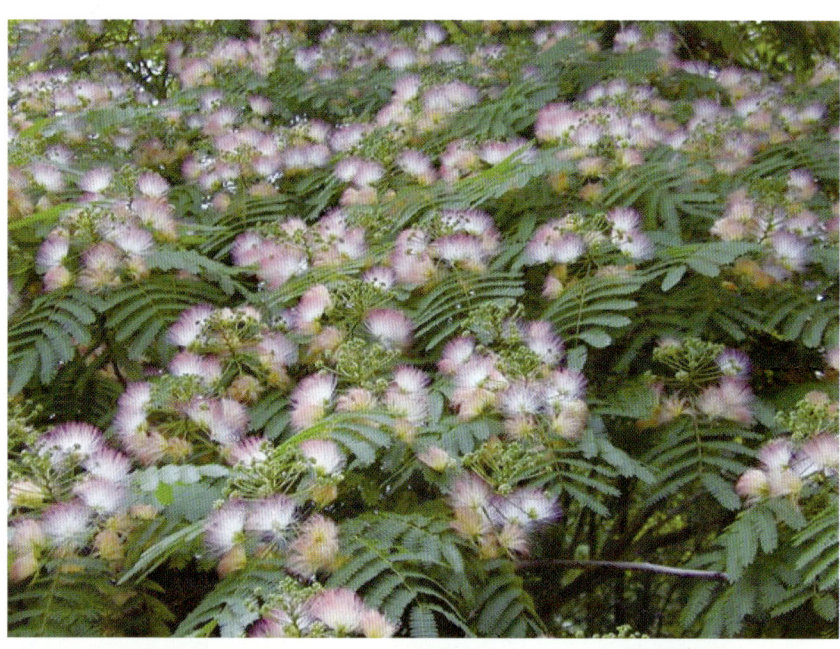

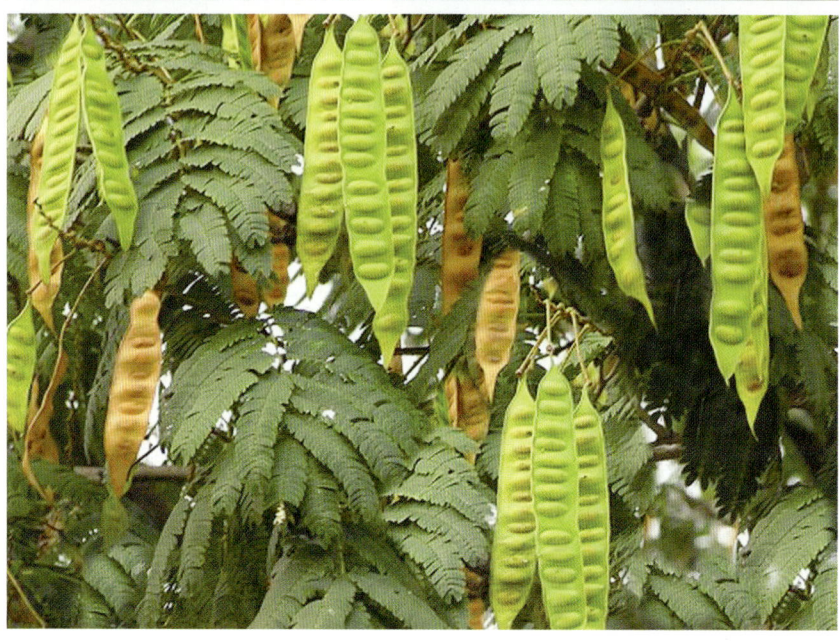

本草纲目附方

跌打损伤
合欢皮去掉粗皮，炒成黑色，取四两，与芥菜子（炒）一两，共研为末。每次服二钱，临睡前服以温酒送下。另以药末敷伤处，能助接骨。《百一选方》

中风挛缩
合欢枝、柏枝、槐枝、桑枝、石榴枝各五两，生锉；另取糯米五升、黑豆五升、羌活二两、防风五钱、细曲七升半。先以水五斗煎五枝，取汁二斗五升浸米，豆蒸熟，加细曲与防风、羌活，照常法酿酒。封二十日后压汁饮服，每次饮五合，不宜过醉致吐。《奇效良方》

肺痈唾浊，心胸肌肤交错
取掌大的合欢皮，用三升水，煮取一半，分两次服用。《独行方》

发落不生
合欢木灰二合，墙衣五合，铁精一合，水萍末二合，研匀，生油调涂，一夜一次。《普济方》

小儿撮口
取夜合花枝煮成浓汁，在口中擦拭，并洗之。《子母秘录》

▲ 朱震亨说：
"合欢属于土性，补阴的功效比较快捷。可以长肌肉，连筋接骨，这种功效是可以看到的。和白蜡同入膏中使用则效力更好，但是外科医生不曾录用，不知为什么。"

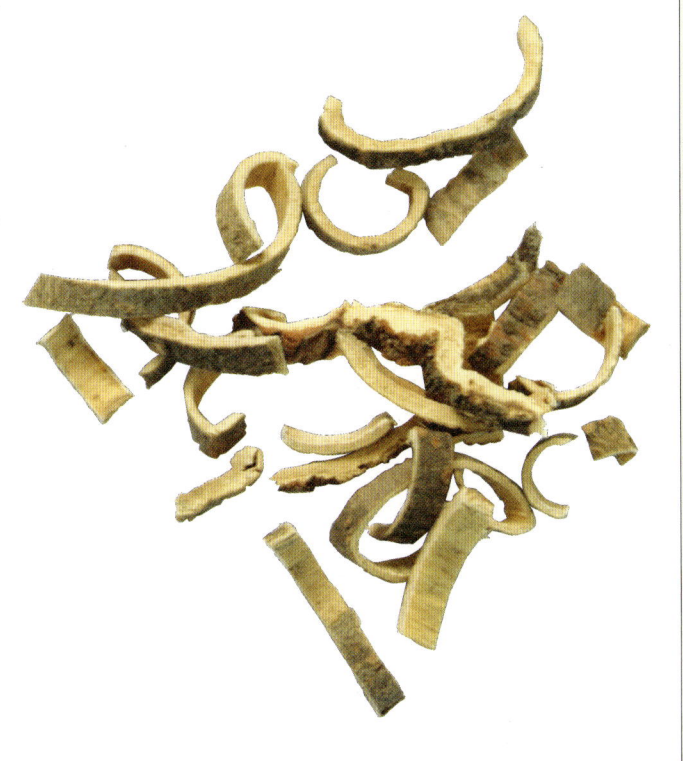

国医传世药方

合黄安神茶
方选源流：《千家妙方》安神方。
中药组成：合欢花皮16克、红糖15克、黄实20克、红茶3克、甘草10克。
炮制方法：将合欢花皮、黄实、甘草加水1000毫升，煮沸30分钟，去合欢花皮等草渣，加入红糖，再煎至300毫升，分3次温服。日服1剂。
功能主治：安神解郁。治忧郁症。

四季药膳养生

合欢高粱酒
合欢皮600克，米酒或高粱酒3000毫升。药切碎，和酒装入大口瓶中，密封存贮3个月。每晚饭前及睡前饮1杯。▶功能补精，强身，安五脏，壮筋骨。适用于阳痿，性功能减退等。

合欢花粳米粥
合欢花干品30克(鲜50克)，粳米50克，红糖15克。上3味同入沙锅内，加清水500毫升，微火煮粥至稠。每晚于睡前1小时空腹温服。▶功能安神解郁，活血，消痈肿。适用于虚烦不安，愤怒忧郁，健忘失眠等。

合欢皮茶
合欢皮15克。开水冲泡。代茶饮用。▶功能活血消肿，解郁安神。适用于咽喉肿痛。

何首乌　　拉丁学名：Polygonum multiflorum Thunb.

科属　蓼科植物何首乌，其干燥藤茎入药。蓼属植物全世界约有228种，分布于世界各地。中国约有119种。入药用约有80种。

地理分布　生于路边、草坡、石隙、山坡及灌木丛中。分布于华东、中南及河北、陕西、山西、甘肃、台湾、贵州、四川、云南等地。

采收加工　每年秋、冬季节采割，去除残叶，捆成把，晾干后使用。

用法用量　煎服，9~15克。外用适量，煎水洗患处。

药理作用　催眠，镇静；降血脂。

性味归经　甘，平。归心、肝经。

功能主治　养血安神，祛风通络。用于血虚身痛，失眠多梦，风湿痹痛；外治皮肤瘙痒。

国医传世药方

祛风通络汤

方选源流：《奇方本草》安神方。

中药组成：夜交藤（何首乌的地上茎）24克，丹参30克，钩藤20克，茯苓、白芍各15克，天麻、半夏、全蝎、僵蚕各10克。

炮制方法：加水煎沸15分钟，滤出药液，再加水煎20分钟，去渣，两煎药液兑匀，分服，每天1剂。

功能主治：祛风通络。适用于颈椎骨质增生，眩晕，僵硬。

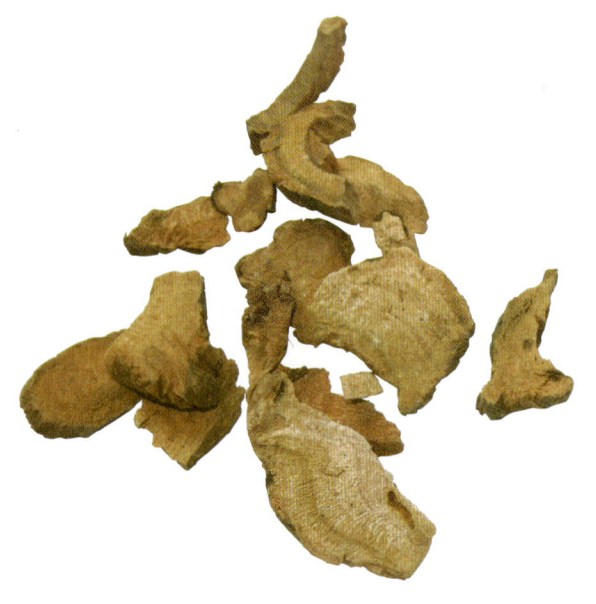

四季药膳养生

首乌鸡汤

首乌30克，母鸡1只，调料适量。鸡治净，首乌研末装入纱布袋后，放入鸡腹，放置容器内，加入适量清水，急火烧沸后，温火煮到烂熟，加盐、姜、黄酒调味，稍微煮透，分2次服食。▶功能养血安神，补精填髓，祛风通络。适用于气血不足，虚劳羸瘦，子宫脱垂，脱肛，痔疮，贫血及出血等症。

首乌煮鸡蛋

首乌100克，鸡蛋2个。加水同煮，蛋熟后去壳，再煮片刻。饮汤吃蛋，每天1次。▶功能益精血，补肝肾，祛风通络。适用于肝肾不足，耳鸣耳聋，头晕目眩，腰膝酸软等症。

首乌丹参蜂蜜汁

制首乌、丹参、蜂蜜各15克。首乌、丹参水煎去渣取汁，调入蜂蜜。每天1剂。▶功能养血活血，补益肝肾。适用于动脉硬化，慢性肝炎，高血压等。

首乌藤

别名／棋藤·夜交藤

◎《本草正义》及文献记载首乌藤：

主治夜少安寐。

侧柏　　拉丁学名：Platycladus orientalis (L.) Franco

科属　柏科植物侧柏，其干燥成熟的种仁入药。侧柏属植物全世界仅有侧柏1种，可入药。分布于中国和朝鲜半岛。

地理分布　生于湿润肥沃地，石灰岩山地也有生长。东北南部，内蒙古南部，经华北向南达广东、广西北部，西至陕西、甘肃、贵州、四川、云南多有分布。

采收加工　秋、冬二季采收成熟的种子，晒干，除去种皮，收集种仁。

用法用量　煎服，3～9克。

药理作用　催眠。

性味归经　甘，平。归心、肾、大肠经。

功能主治　养心安神，润肠，止汗。用于虚烦失眠，心悸怔忡，肠燥便秘，阴虚盗汗。

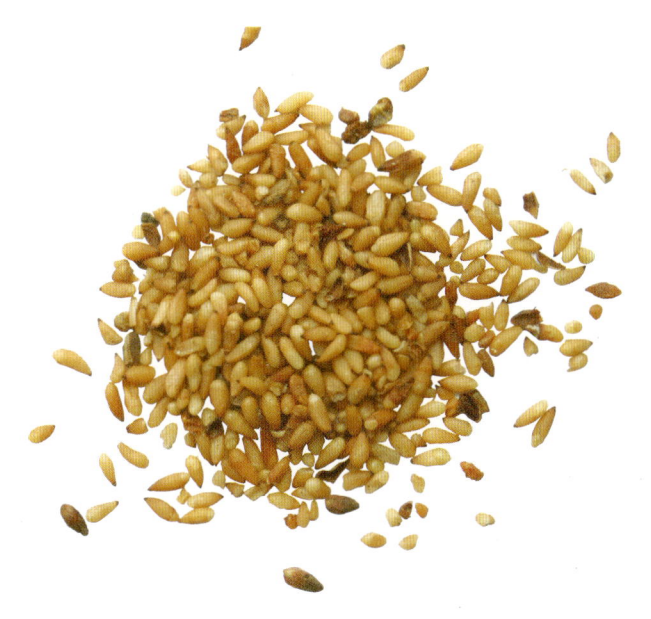

【柏子仁】

别名／柏实·柏子·柏仁·侧柏子·侧柏仁·侧柏

◎《本草纲目》及文献记载柏子仁：

　　主治养心气，润肾燥，安魂定魄，益智宁神；烧沥，泽头发，治疥癣。

本草纲目附方

老人虚秘
柏子仁、松子仁、大麻仁等分，同研，溶蜜蜡丸梧子大。以少黄丹汤，食前调服二三十丸，日二服。

肠风下血
柏子十四个捶碎，装于布囊内，浸好酒三盏，煎八分服，下血立止。《普济方》

服柏实法
柏子仁二斤，为末，酒浸为膏，枣肉三斤，白蜜、白术末、地黄末各一斤，捣匀，丸弹子大。每嚼一丸，一日三服。百日，百病愈；久服，延年壮神。《奇效良方》

国医传世药方

柏子养心丸

方选源流：《体仁汇编》安神方。

中药组成：柏子仁120克，枸杞子90克，当归、石菖蒲、麦冬、茯神、熟地黄各30克，玄参60克，甘草15克。

炮制方法：为末蜜丸，梧桐子大，每服9克。亦可作汤剂水煎服，用量按原方比例酌减。

功能主治：养心安神，补肾滋阴。适用于营血不足，心肾失调，精神恍惚，健忘，怔忡惊悸，虚烦失眠，夜寐盗汗多梦。

四季药膳养生

柏子仁芡实糯米粥

　　柏子仁10克，芡实20克，糯米28克，白糖1匙。柏子仁、芡实快速洗净，滤干，备用。糯米洗净后倒入小钢精锅内，柏子仁、芡实一起倒入，加冷水3大碗，中火煮粥。食用时加白糖，作早餐或当点心吃。▶功敁补脾益肾，固精涩小便，安眠养心。适用于夜卧不宁，夜尿次数过多、睡眠不实等病症。

远志

拉丁学名：Polygala tenuifolia Willd.

科属 远志科植物远志、卵叶远志，其干燥根入药。远志属植物全世界约有498种，分布于世界各地。中国约有41种。入药用约有19种。

地理分布 1.远志 生于路旁和向阳山坡。分布于东北、华北、西北及江苏、山东、安徽和江西等地区。

2.卵叶远志 生于海拔1100～2800米的山坡草地。分布于我国大部分地区。

采收加工 每年春、秋季节采挖，除去须根和泥沙，晒干后使用。

用法用量 煎服，3～9克。

药理作用 抗惊厥，镇静；祛痰；溶血；降血压；抑菌；收缩子宫等。

性味归经 苦、辛，温。归心、肾、肺经。

功能主治 祛痰，安神益智，消肿。用于心肾不宁引起的失眠多梦、惊悸健忘、神志恍惚，咳痰，乳房肿痛，疮疡肿毒等。

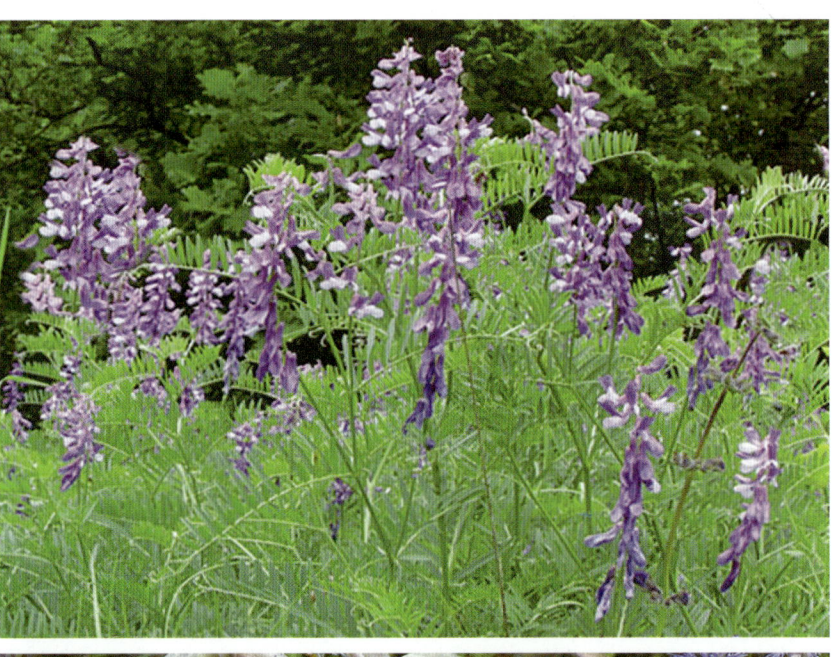

远志

别名／棘菀·细草·苦远志·小草

◎《本草纲目》及文献记载远志：

主治咳逆伤中，补不足，除邪气，利九窍，益智慧，耳目聪明，不忘，强志倍力。久服轻身不老。利丈夫，定心气，止惊悸，益精，去心下膈气，皮肤中热，面目黄。杀天雄、附子、乌头毒，煎汁饮之。治健忘，安魂魄，令人不迷，坚壮阳道。长肌肉，助筋骨，妇人血噤失音，小儿客忤。肾积奔豚。治一切痈疽。

本草纲目附方

喉痹作痛
把远志肉制成粉末，吹喉，直到流涎为止。《直指方》

吹乳肿痛
把远志焙干研细，用酒服下二钱，外用药渣敷患处。《袖珍方》

脑风头痛，难以忍受
远志末吹入鼻孔。《宣明方》

各种痈疽
远志酒：用于治一切痈疽、发背疔毒，恶候不断扩大。如有死血阴毒在中则不痛，敷后即痛。有忧怒等气积而怒攻则痛不可忍，敷后即不痛。或内有蕴热，热逼人手不可接近，敷后即清凉。或气虚血冷，不溃不敛，敷后即敛。如果有七情内郁不管虚实寒热，用它都能治愈。远志适量，放入淘米水中浸洗，捶去心，研细末。每次服三钱，以温酒一杯调匀，澄清片刻，饮上清部分，药渣外敷患处。《三因方》

小便赤浊
取远志用甘草水煮半斤，茯神、益智仁各二两，共同制成细末，用酒糊成梧桐子的丸，每次空腹用大枣汤送下五十丸。《普济方》

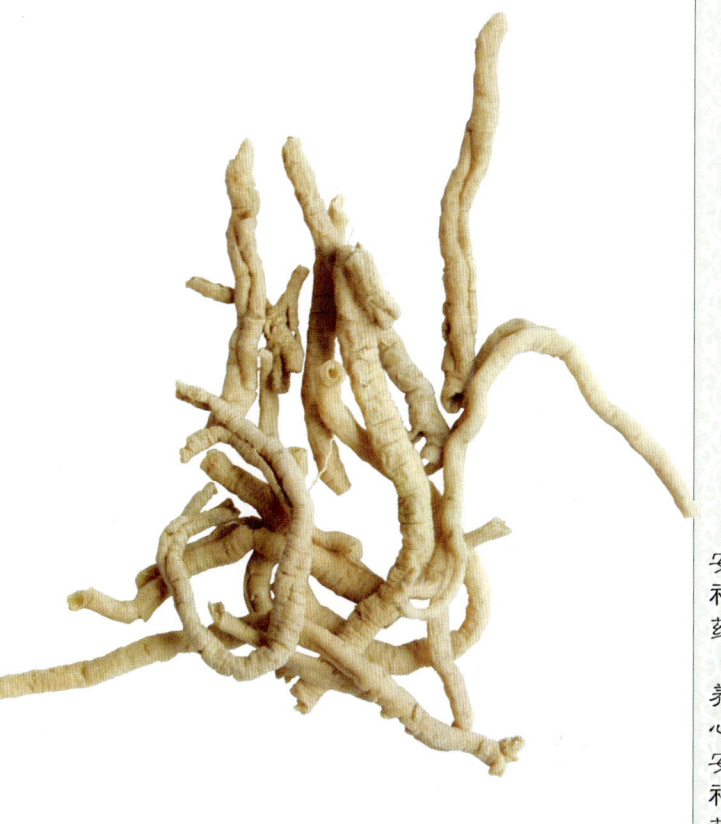

国医传世药方

远志安神丸
方剂源流：《重订严氏济生方》安神方。
中药组成：远志60克、石菖蒲60克、人参30克、白茯苓30克、龙齿30克、茯神30克。
炮制方法：上药共研细末，炼蜜为丸，如梧桐子大，辰砂为衣。每服9克，食后、临卧用温开水送下。
功能主治：宁心安神，固摄精气。适用于神志大惊，夜多异梦，神魂不安，惊悸恐怯。

四季药膳养生

远志莲粉粥
远志30克，粳米50克，莲子15克。远志泡去心皮研磨为粉，莲子研磨成粉，再煮粳米粥等到熟烂，放入远志和莲子粉，再两沸，随意食取。▶功能补中，益心智，聪耳目。适用于健忘，怔忡，失眠等症。

远志状元红酒（方一）
远志（米泔浸洗，去土，去心）适量。研为细末。状元红酒1杯，调药末9克，饮用。用渣敷于病处。▶适用于痈疽，发背，疔毒恶症，肿大有死血者。

远志状元红酒（方二）
远志、全当归各150克，状元红酒1500毫升。当归切碎，同远志，用白布袋装，用酒浸泡在净容器中，封口，7天后，去渣备用。每晚温服适量。不能间断，用完依照上述方法再制。▶功能补气益血。适用于治疗妇女气血不足。

赤芝　　拉丁学名：Ganoderma lucidum (Leyss.ex Fr.) Karst.

科属　多孔菌科真菌赤芝或紫芝，其干燥子实体入药。灵芝属植物全世界约有200多种，分布于欧洲、美洲、非洲和东南亚地区。中国约有75种。入药用约有6种。

地理分布　1.赤芝　生于松科松属植物和向阳的壳斗科植物等的根际或枯树桩上。我国普遍分布，但以长江以南为多。

2.紫芝　为我国特有，分布于长江以南高温多雨地带。生于阔叶植物或松科松属植物的树桩上。

采收加工　全年采收，除去杂质，剪除附有朽木、泥沙或培养基质的下端菌柄，阴干或在40℃～50℃的温度下烘干使用。

用法用量　煎服，6～12克。

药理作用　催眠，镇静，抗惊厥；镇咳；镇痛；增强心肌收缩力；降血糖；耐缺氧；增强机体免疫力；抗肝损伤；抗过敏；抗肿瘤等。

性味归经　甘，平。归心、肺、肝、肾经。

功能主治　止咳平喘，补气安神。用于心悸气短，眩晕不眠，虚劳咳喘。

灵芝

别名／木灵芝·菌灵芝·灵芝草

◎《本草纲目》及文献记载灵芝：

赤芝主治胸中结，益心气，补中，增智慧，不忘。久食，轻身不老，延年神仙。紫芝主治耳聋，利关节，保神，益精气，坚筋骨，好颜色。久服，轻身不老延年。疗虚劳，治痔。青芝主治明目，补肝气，安精魂，仁恕。久食，轻身不老，延年神仙。不忘强志。黄芝主治心腹五邪，益脾气，安神，忠信和乐。久食，轻身不老，延年神仙。白芝主治咳逆上气，益肺气，通利口鼻，强志意，勇悍，安魄。久食，轻身不老，延年神仙。黑芝主治癃，利水道，益肾气，通九窍，聪察。久食，轻身不老，延年神仙。

本草纲目附方

紫芝丸

治虚劳气短，胸胁苦痛伤损，手足逆冷，或经常烦躁口干，视力模糊不清，腹中时时疼痛，不思饮食，可安神保精。紫芝一两半，山芋（焙）、天雄（炮，去皮）、柏子仁（炒）、巴戟天（去心）、白茯苓（去皮）、枳实（去瓤，用麸皮炒）各三钱五分，生地黄（焙）、麦门冬（去心，焙）、五味子（炒）、半夏（制炒）、附子（炒，去皮）、牡丹皮、人参各七钱五分，远志（去心）、蓼实各二钱五分，瓜子仁（炒）、泽泻各五钱，共研为细末，炼制成梧子大的蜜丸。每次服十五丸，逐渐增加至每次三十丸，温酒送服，每日三次。《圣济总录》

治鼻衄、吐血

石耳（灵芝）三钱，鸭蛋一个同煮，喝汤吃蛋及药。

治肠炎、痢疾

石耳焙燥研末，每服半钱，米粥汤调服。

治毒蛇咬

石耳二至三钱，白酒糟适量煮服。

治肠风痔瘘，行水解毒

每次取石耳六至十钱，瘦猪肉三两，加盐少许，隔水蒸熟。上午蒸1次，喝汤；下午蒸1次，全吃尽。

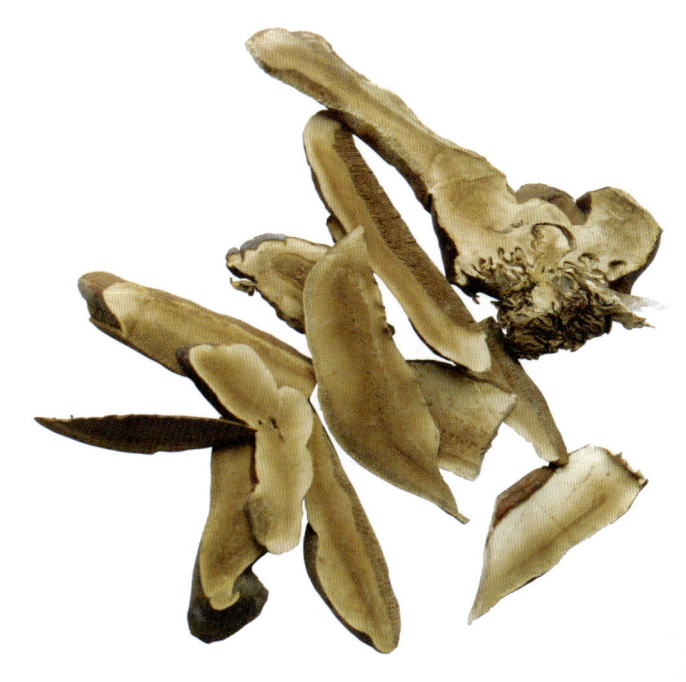

国医传世药方

保肝安神汤

方选源流：《奇方本草》安神方。

中药组成：灵芝15克，丹参、柴胡各30克，五味子10克。

炮制方法：加水煎沸15分钟，滤出药液，再加水煎15分钟，去渣，两煎药液调兑均匀，每天1剂。

功能主治：止咳平喘，补气安神。适用于慢性肝炎。

四季药膳养生

灵芝肉桂卤鸭

灵芝、肉桂、草果各10克，鸭子1只，调料适量。鸭子宰杀后，去毛桩、内脏，清洗干净；生姜、葱洗净，切片；放入灵芝、肉桂、草果水煎20分钟，取出汤汁，重复煎取2次，共取药汁3000毫升。药汁放入锅内，加姜、葱、鸭子，最好药汁没过鸭子，小火煮至鸭熟，捞起稍晾凉，锅内再放入卤汁卤熟后，捞出，净浮沫。取适量的卤汁放入锅内，加食盐、冰糖屑、味精拌匀，调好色味，放入鸭子，在微火上边滚边浇其卤汁粘在鸭子上，颜色红亮时捞出装盘。▶功能益肾止咳，滋阴补肺。适用于支气管炎，肺虚咳嗽，哮喘等病症。

灵芝大枣汤

灵芝25克，大枣50克，蜂蜜5克。灵芝、大枣放入锅加水共煎，取煎液共两次，合并后兑入蜂蜜煮沸。▶功能抑制肿瘤细胞。适用于肿瘤防治。

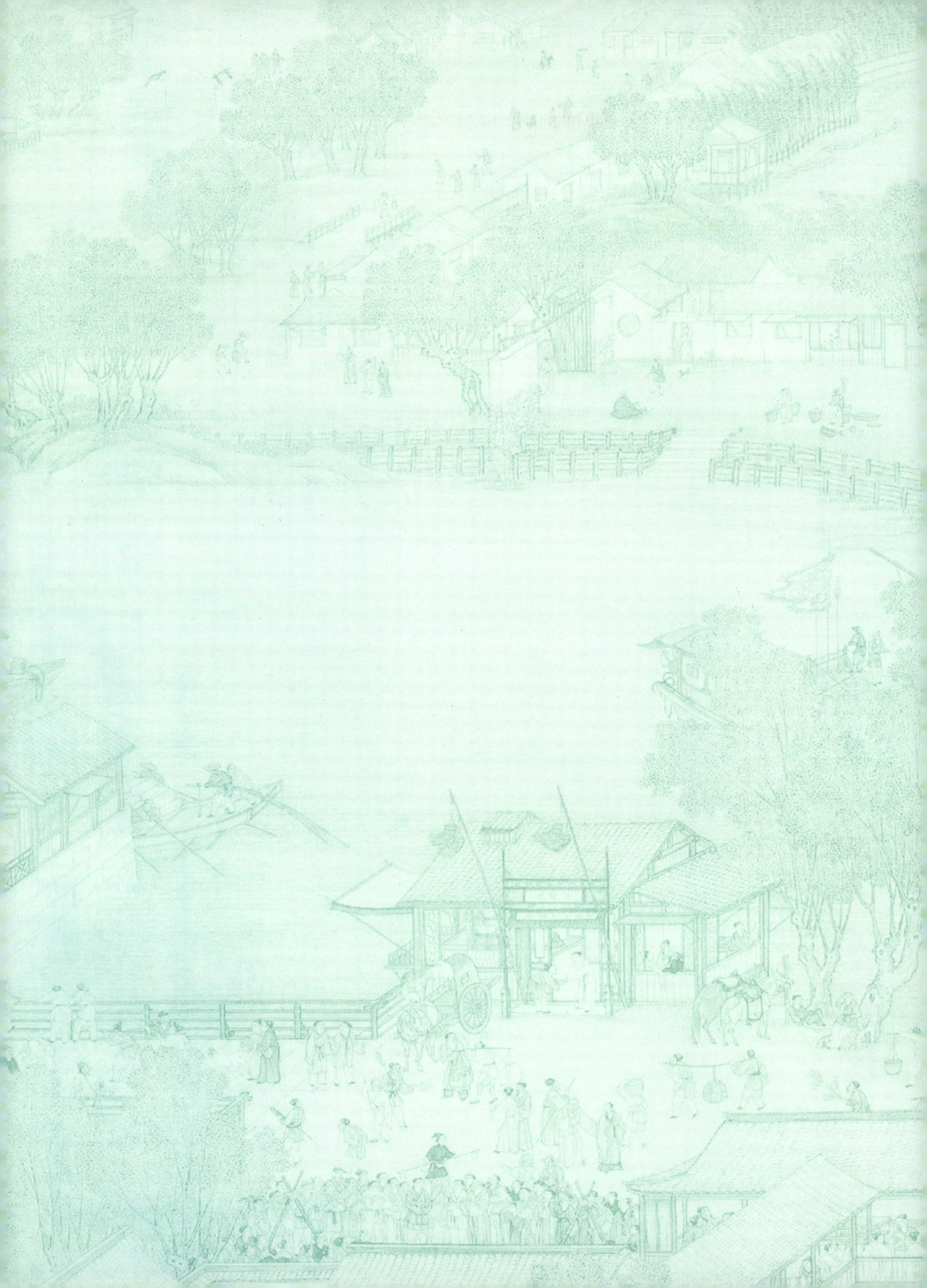

平肝息风药

【概念】

在中医药理论中，平肝息风药是指具有平肝潜阳、息风止痉的功效，主治肝阳上亢或肝风内动病症的药物。

【功效】

平肝息风药都属肝经，为昆虫、介类等动物药及矿石类药物，有息风止痉、平肝潜阳的功效。部分药物以其质重、性寒沉降的特性，同时具有镇静安神、解毒生肌、清肝明目、降逆、凉血等作用。

【药理作用】

中医科学研究表明，平肝息风药主要具有抗惊厥、镇静、镇痛、降压、解热的作用。

【适用范围】

平肝息风药主要用于治疗肝风内动、肝阳上亢证。部分药物又可用治呕吐、心神不宁、呃逆、喘息、血热出血、目赤肿痛等。某些息风止痉药物，同时具有祛风通络的功效，又治疗风中经络的口眼㖞斜、痹症疼痛、痉挛、麻木等。

【药物分类】

平肝息风药可分为平抑肝阳（平肝潜阳）药和息风止痉药两类。

平肝潜阳药多为质重的介类或矿石类药物，平抑肝阳，主要用于肝阳上亢的头目眩晕、头痛、耳鸣和肝火上攻的口苦、面红、烦躁易怒、目赤肿痛、头痛头晕、视物昏花、青盲雀目等。中医验方、奇方、偏方常用的平肝潜阳药有石决明、珍珠母、紫贝齿、牡蛎、赭石、罗布麻、稆豆衣、萝芙木、蒺藜等。

息风止痉药主要用于温热病、热极动风、血虚生风、肝阳化风等导致的眩晕欲仆、痉挛抽搐、项强肢颤等，以及风阳夹痰、痰热上扰的癫痫、惊悸失眠、目生云翳、疮疡不敛、惊风抽搐，肢体麻木、半身不遂、妊娠子痫、高血压、咽喉肿痛、高热、口舌生疮、风毒侵袭、风湿痹痛、瘰疬、引动内风之破伤风等。牛黄、羚羊角、玳瑁、珍珠、钩藤、全蝎、天麻、僵蚕、地龙、蜈蚣等为临床上常用的息风止痉药。

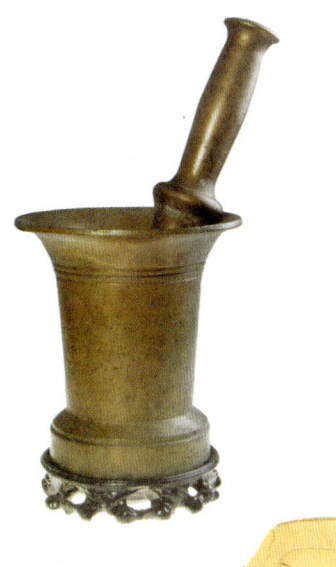

杂色鲍 拉丁学名：Haliotis diversicolor Reeve

科属　鲍科动物杂色鲍、皱纹盘鲍、羊鲍和耳鲍，其贝壳入药。

地理分布　1.杂色鲍　生活于暖海低潮线附近到10米左右深的岩礁和珊瑚礁质海底，在盐度较高、水清和藻类丛生的环境栖息较多。分布于浙江南部、台湾、福建、广西、广东、海南等地。为我国南方优良养殖种类之一。

2.皱纹盘鲍　喜生活于透明度高、潮流通畅、褐藻繁茂的水域，栖息于水深3~15米处。分布于山东、辽宁及江苏连云港等地。为我国鲍类中个体最大，产量最多的良种。现不仅适应我国北方沿海养殖，而且已南移到福建沿海人工养殖。

3.羊鲍　生活于潮下带岩石、藻类较多的海底及珊瑚礁。分布与耳鲍相同，但产量不多。

4.耳鲍　生活于暖海低潮线以下的岩石、珊瑚礁及藻类丛生的海底。分布于西沙、海南岛、东沙群岛及台湾海峡。

采收加工　夏、秋二季捕捉，去肉，洗净，干燥后使用。

用法用量　煎服，3~15克，先煎。

药理作用　耐缺氧；抗肝损伤；扩张气管，支气管平滑肌；抑菌；调节免疫功能等。

性味归经　咸，寒。归肝经。

功能主治　具有清肝明目，平肝潜阳的功效。用于头痛眩晕，目赤翳障，视物昏花，青盲雀目。

《石决明》

别名／鲍鱼甲·千里光·海决明·鲍鱼壳·九孔石·决明·鲍鱼皮

◎《山东中草药手册》及文献记载石决明：

主治镇肝，明目，治眩晕。

本草纲目附方

青盲、雀目

石决明一两（烧存性）、苍术三两（去皮），共研为末。每取三钱，放入切开的猪肝中，扎定，加水煎熟，趁热熏目，待转温后，食肝饮汁。《龙木论》

肝虚目翳

石决明（烧成灰）、木贼（焙）等分，研为末。每取三钱，与姜、枣同水煎，连渣服下。一天服两次。《经验方》

畏光

石决明、黄菊花、甘草各一钱，水煎，冷却后饮服。《明目集验方》

小便五淋

用石决明去掉粗皮，研成粉末，水飞过。熟水服下二钱，每日服两次。如果淋中有软硬物，就加入朽木末五分。《胜金方》

痘后目翳

用石决明（火煅、研）、谷精草各等分，同研细末，用猪肝蘸着吃。《鸿飞集》

解白酒酸

石决明数个，用火炼过，研细末。将酒荡热，把决明末搅入酒里后盖住，一小时后取出饮酒，味道就不酸了。

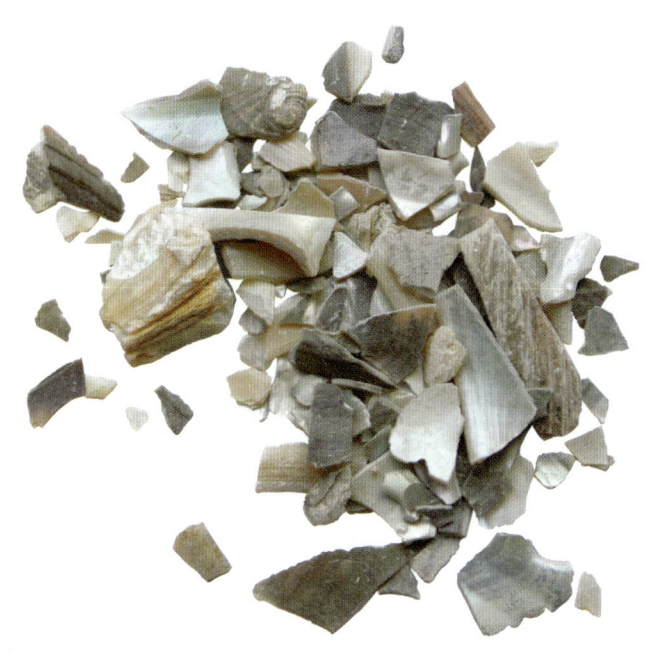

国医传世药方

偏左头痛方

方选源流：《古欢室医学篇》治风方。

中药组成：石决明15克、天麻9克、桑叶6克、白蒺藜9克、夏枯草12克、石斛9克、玉竹12克、山萸肉6克、枸杞子20克、炒白芍9克、当归15克、川芎3克、蔓荆子9克。

炮制方法：水煎服。

功能主治：平肝潜阳息风，清热养阴明目，和营止痛。适用于头痛眩晕，睡卧不安，心烦易怒，面红口干，目赤翳障，苔薄黄或舌红少苔，脉弦或细数。

四季药膳养生

石决明烤猪肝

石决明火煅，研为末，加谷精草等分，共研细，烤猪肝蘸着吃。▶适用于痘后目翳。

石决明粥

石决明30克，粳米200克。先以水煎石决明30分钟，去渣留汁，再放入粳米熬为粥。▶可时常服用，任意量。对高血压有平抑作用。

阿胶鸡子黄汤

阿胶6克（烊冲）、鸡子黄2个、石决明15克、钩藤6克、生白芍9克、大生地12克、炙甘草1.8克、络石藤9克、生牡蛎12克、茯神木12克。水煎服。▶功能滋阴养血，柔肝熄风。主治邪热久羁，灼烁阴血，筋脉拘急，类似风动，或头目眩晕，舌绛苔少，脉细数者。

三角帆蚌　　拉丁学名：Hyriopsis cumingii (Lea)

科属　蚌科动物三角帆蚌、褶纹冠蚌及珍珠贝科动物马氏珍珠贝，其贝壳入药。

地理分布　1.三角帆蚌　生活于淡水泥底稍带沙质的河湖中。分布于江苏、河北、浙江、安徽等地。

2.褶纹冠蚌　分布于全国各地。生活在湖泊、江河的泥底。

3.马氏珍珠贝　栖息于较为平静的海湾中，岩礁、泥沙及石砾较多的海底，用足丝固着生活于岩礁及石块上，以水质较肥、潮流通畅的海区生长较好。从低潮线附近到水深10米左右都有生长，通常在5米深处较多。分布于广西沿海、广东，尤其以北部湾较为常见，广西合浦产量最高。

采收加工　取贝壳去肉，洗净，干燥后使用。

用法用量　煎服，10～25克，先煎。

药理作用　抗惊厥，镇静；抗肝损伤；明目；抗溃疡；抗过敏；延缓衰老；增强免疫力。

性味归经　咸，寒。归肝、心经。

功能主治　定惊明目，平肝潜阳。用于头痛眩晕，烦躁失眠，肝虚目昏，肝热目赤。

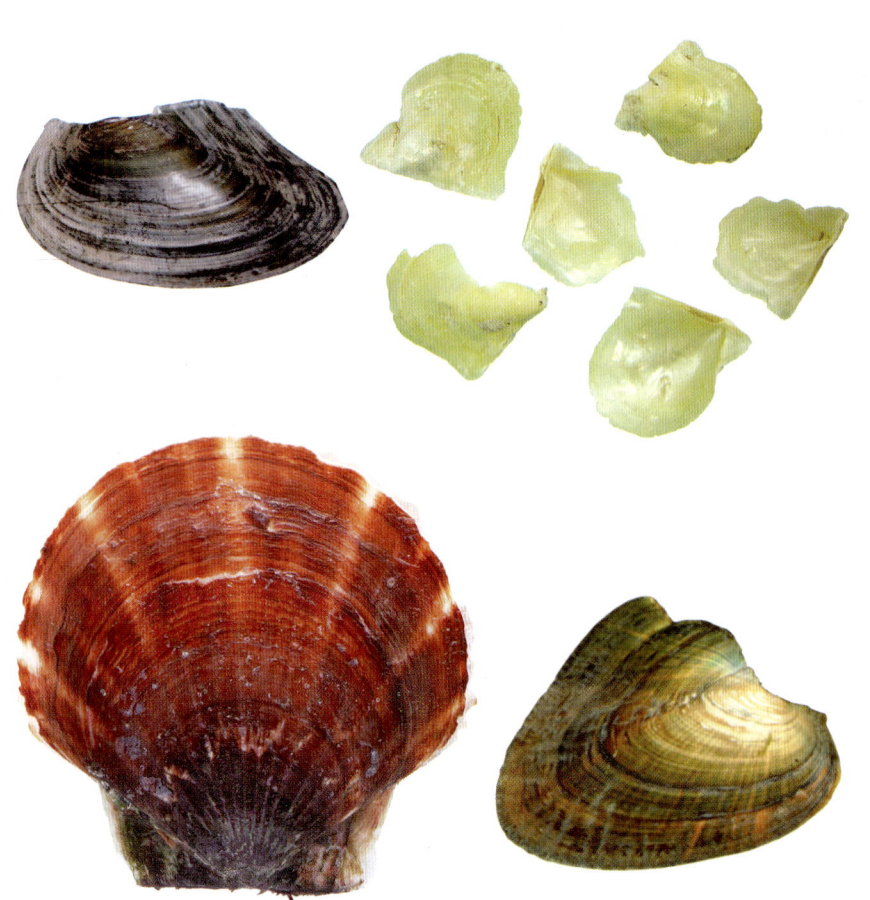

珍珠母

别名／珠牡·珠母·真珠母·明珠母

◎《本草纲目》及文献记载珍珠母：

主治平肝潜阳，安神魄，定惊痫，消热痘、眼翳。

本草纲目附方

安神
取珍珠末如豆大一团，以蜂蜜调服。一天服三次。《肘后方》

胞衣不下
珍珠一两，研为末，苦酒送服。《千金要方》

小儿中风，手足拘挛
珍珠末（水飞过）一两、石膏末一钱，调和匀，每取一钱，加水七分，煎取四分，渐服。一天服三次。《太平圣惠方》

肝虚目暗
珍珠末一两、白蜜二合、鲤鱼胆二枚，和匀，煎过，滤取汁，频频点眼。《太平圣惠方》

妇人难产
真末末一两，酒服，立即产出。《千金要方》

子死腹中
真珠末二两，酒服，立出。《外台秘要》

目生顽翳
真珠一两，地榆二两，水二大碗煮干，取真珠以醋浸泡五天，热水淘去醋气，研成细末用。每次点少许，以病愈为度。

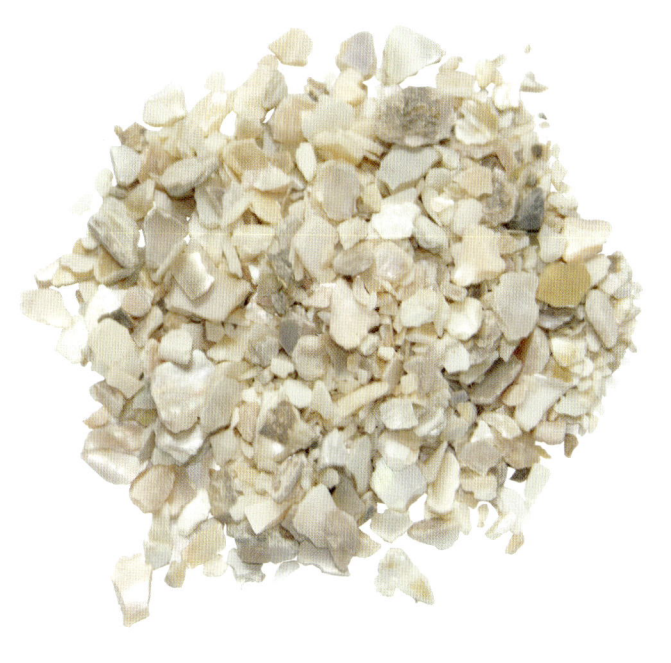

平肝息风药·平抑肝阳药

国医传世药方

珍珠母安神丸
方选源流：《普济本事方》安神方。
中药组成：珍珠母25克、酸枣仁30克、当归45克、熟地45克、人参30克、柏子仁30克、犀角15克、茯神15克、沉香15克、龙齿15克。
炮制方法：上药研细末，炼蜜为丸，如梧桐子大，辰砂为衣，每服9克，日2次，温开水送服。
功能主治：滋阴养血，镇心安神。适用于阴血不足，肝阳偏亢，神志不宁，惊悸失眠，头晕目眩，脉细弦。

四季药膳养生

珍珠母粳米粥
珍珠母100克，粳米50克。珍珠母加水适量，煮约30分钟，去渣留汁，再用其汁同粳米煮粥。每天1次食用。▶功能定惊明目，平肝潜阳，清热解毒，止渴除烦。适用于温病，发热口渴，舌红苔黄，面目赤红等症。

珍珠粳米牡蛎粥
珍珠母、生牡蛎各60克，粳米100克。珍珠母、生牡蛎加水煮约30分钟，去渣留汁(煮水约500毫升)，再放入粳米一起煮作粥。每天2次。▶功能滋阴潜阳，定惊明目，平肝潜阳。适用于阴虚阳亢之头痛眩晕，耳鸣耳聋，肢体麻木等症。现多用于高血压，脑血管意外所致头痛眩晕之症。虚寒者不宜服用。

长牡蛎   拉丁学名：Ostrea gigas Thunberg

科属　牡蛎科动物长牡蛎、大连湾牡蛎、近江牡蛎，其贝壳入药。

地理分布　1. 长牡蛎　栖息于潮间带至低潮线以下10米多深的泥滩以及泥沙质海底，通常在正常海水中生活的个体小，在盐度较低海水中生活的个体大。我国沿海都有分布，为河口及内湾养殖的优良品种。

2. 大连湾牡蛎　分布于我国北方沿海。栖息于潮间带的蓄水处及低潮线以下20米左右的岩礁上，适盐度高。

3. 近江牡蛎　生活于低潮线附近到水深7米左右的江河入海近处，适盐度为10‰～25‰。我国沿海都有分布。山东、福建、广东沿海都已人工养殖。

采收加工　全年都可采收，去肉，洗净，晒干后使用。

用法用量　煎服，9～30克，先煎。

药理作用　抗溃疡；镇静；增强免疫力等。

性味归经　咸，微寒。归肝、胆、肾经。

功能主治　潜阳补阴，重镇安神，软坚散结。用于惊悸失眠，瘰疬痰核，眩晕耳鸣，癥瘕痞块。煅牡蛎收敛固涩，用于遗精崩带，自汗，胃痛吞酸。

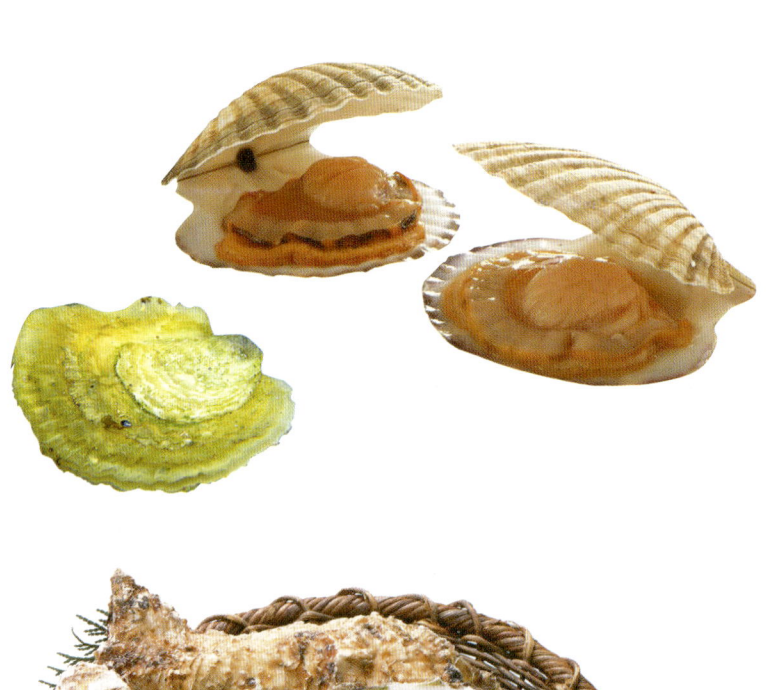

牡蛎

别名／砺蛤·牡蛤·蛎房·海蛎子壳·海蛎子皮·蚝皮·蚝壳

◎《本草纲目》及文献记载牡蛎：

主治伤寒寒热，温疟洒洒，惊恚怒气，除拘缓鼠瘘，女子带下赤白。久服，强骨节，杀邪鬼，延年。除留热在关节营卫，虚热去来不定，烦满心痛气结，止汗止渴，除老血，疗泄精，涩大小肠，止大小便，治喉痹咳嗽，心胁下痞热。治男子虚劳，补肾安神，去烦热，小儿惊痫。去胁下坚满，瘰疬，一切疮肿。化痰软坚，清热除湿，止心脾气痛，痢下，赤白浊，消疝瘕积块，瘿疾结核。伏砒砂。

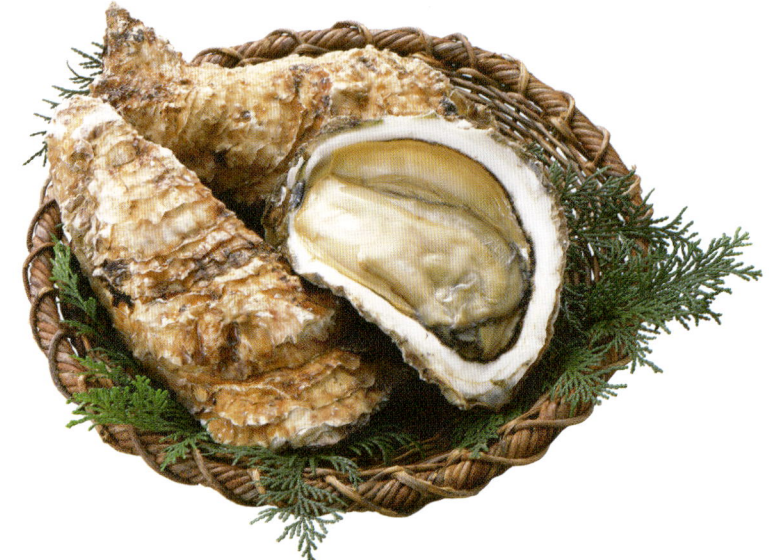

本草纲目附方

气虚盗汗
牡蛎粉、杜仲等分，研为末。每次服一匙，酒送下。《千金要方》

梦遗便溏
牡蛎粉，加醋做成丸，如梧子大。每次服三十丸，米汤送下。日服两次。《丹溪方》

瘰疬
1.将牡蛎煅后研为末，取四两，加玄参末三两，和面糊做成丸如梧子大。每次服三十丸，酒送下。日服三次，服尽病可除根。《经验方》
2.瘰头病不拘已破未破，用牡蛎四两、甘草一两为末。每次服一钱，饭后以茶汤调下。其效极验。（初虞世）

心脾气痛（治疗气实有痰的）
将牡蛎煅成粉末，酒服下二钱。《丹溪心法》

疟疾寒热
将牡蛎粉、杜仲等量研为末，用蜜调成梧子大的丸，每服五十丸，温水送服。《普济方》

虚劳盗汗
牡蛎粉、麻黄根、黄芪等分，研末，每服二钱，水一盏，煎成七分，温服，一天一次。《本事方》

产后盗汗
牡蛎粉、麦麸（炒黄）等分，每服一钱，用猪肉汁调制服下。《经验方》

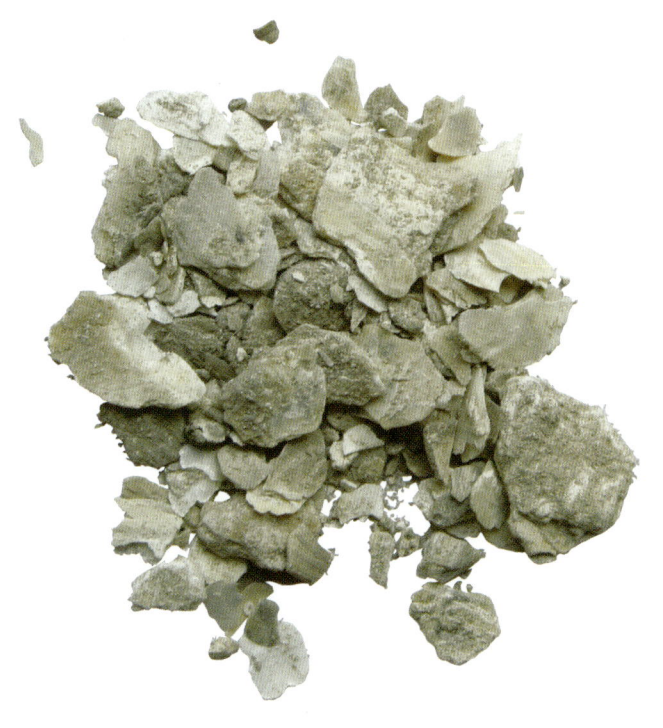

国医传世药方

桂枝甘草龙骨牡蛎汤
方选源流：《伤寒论》安神方。
中药组成：牡蛎30克、桂枝9克、炙甘草9克、龙骨30克。
炮制方法：水煎服。
功能主治：温通心阳，镇惊安神，止汗。适用于心阳内伤，烦躁，多汗，肢冷，冲气上逆，心悸怔忡，舌淡，脉弱或结代。

四季药膳养生

牡蛎白术苦参煮猪肚
煅牡蛎、白术各28克，苦参15克，猪肚1个。前3味装入纱布袋，扎口；猪肚洗净，和药加水同煮，熟后去药，放入食盐调味。饮汤食肉。▶功能健脾补虚，涩精。适用于乏力，脾虚食少，或梦遗早泄，小便频数等症。

牡蛎知母莲子汤
生牡蛎20克，莲子30克，知母6克，白糖6克。生牡蛎水煎半小时，取汁；莲子洗净，用热水半碗浸泡1小时，连同浸液一起倒入沙锅内，加牡蛎药汁，用小火慢炖1小时，加白糖，再炖1小时，到莲子酥烂食用。▶功能潜阳固精，健脾安神。适用于血压偏高者，相火旺的梦遗。

罗布麻 拉丁学名：Apocynum venetum L.

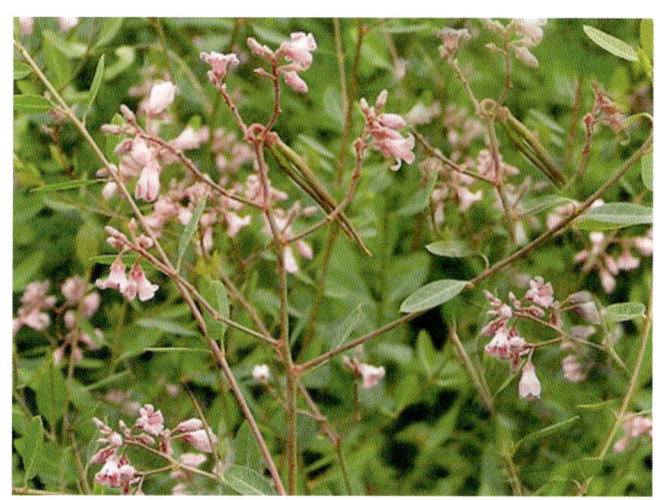

科属　夹竹桃科植物罗布麻，其干燥叶入药。
地理分布　生于沙漠边缘、盐碱荒地、冲积平原、河流两岸、戈壁荒滩、湖泊周围。分布于西北、华北以及辽宁、吉林、江苏、山东、河南、安徽等地。
采收加工　每年夏、秋季采收，晒干。
用法用量　煎服，6～12克。
药理作用　镇静；降压；强心；利尿；抑制血小板聚集；降血脂；增强机体免疫力；抗辐射；延缓衰老；抗病毒。
性味归经　甘、苦，凉。归肝经。
功能主治　清热利水，平肝安神。用于心悸失眠，肝阳眩晕，浮肿尿少；神经衰弱，高血压，肾炎浮肿。

国医传世药方

平肝通络方
方选源流：《奇方本草》平肝方。
中药组成：罗布麻叶6克，山楂15克，五味子5克，冰糖适量(肥胖病人可不放糖)。
炮制方法：以上4味开水冲泡，代茶常饮。
功能主治：清热平肝，安神活血。适用于高血压、高血脂症。

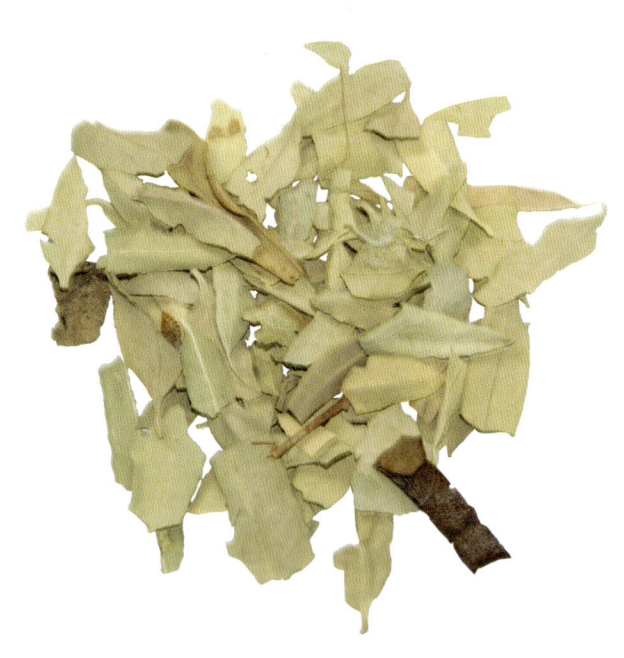

【罗布麻】

别名／吉吉麻·红花草·野茶·茶叶花·红麻·野茶叶·红柳子

◎《陕西中草药》及文献记载罗布麻：

　　主治清凉泻火，强心利尿，降血压。治心脏病，高血压，神经衰弱，肾炎浮肿。

四季药膳养生

罗布麻茶饮
　　罗布麻叶35克，白糖适量。罗布麻叶放瓷杯中，加开水300毫升，盖严浸泡30分钟，加白糖8克，温饮代替茶。▶功能利水强心，清火降压。适用于心脏病，高血压病，肾炎水肿，神经官能症等。

罗布麻泡茶
　　罗布麻10克。开水冲泡。代茶饮。▶功能清热利水，平肝安神。适用于高血压，神经衰弱，脑震荡后遗症，眩晕，失眠，心悸，水肿。

萝芙木

拉丁学名：Rauvolfia verticillata (Lour.) Baill.

科属 夹竹桃科植物萝芙木和云南萝芙木，其干燥根入药。

地理分布 1.萝芙木 生于低山区丘陵地及溪边的灌木丛及小树林中。分布于广东、台湾、广西、海南、贵州、云南等地。
2.云南萝芙木 分布于我国华南、西南等省区。生于海拔900～1000米山地灌木丛中及山地密林阴处及溪旁湿润肥沃地方。

采收加工 随时采挖，以10月份采收生物碱含量较高。将根挖出，晒干后可使用。

用法用量 煎服，10～30克。

药理作用 镇静，降血压。

性味归经 苦、微辛，凉。归肝、心经。

功能主治 降压，清热，宁神。用于感冒发热，头痛身疼，高血压病，咽喉肿痛，失眠，眩晕。

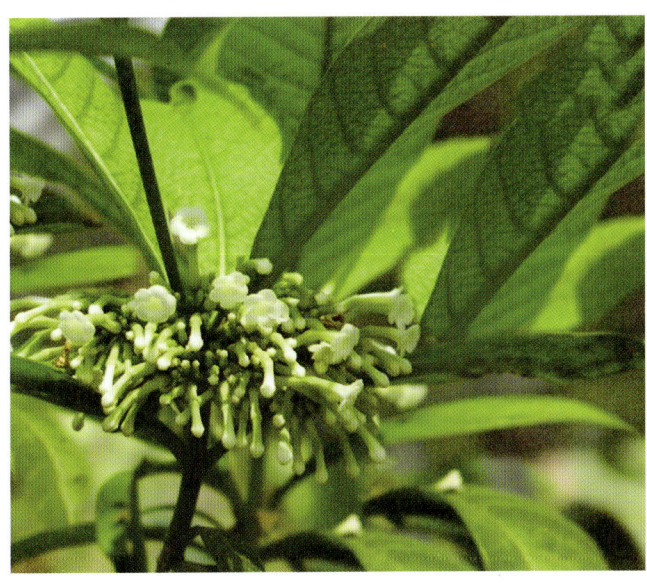

平肝息风药·平抑肝阳药

国医传世药方

萝芙木止血方
方选源流：《奇方本草》止血方。
中药组成：萝芙木嫩叶适量。
炮制方法：捣敷患处。
功能主治：化瘀止血。适用于瘀气。刀伤出血。

清热平肝方
方选源流：《奇方本草》平肝方。
中药组成：萝芙木根9克，夏枯草10克。
炮制方法：水煎服，每天1剂，分3次服。
功能主治：平肝降压，清热宁神。适用于肝热上攻头目，头晕，视力模糊。

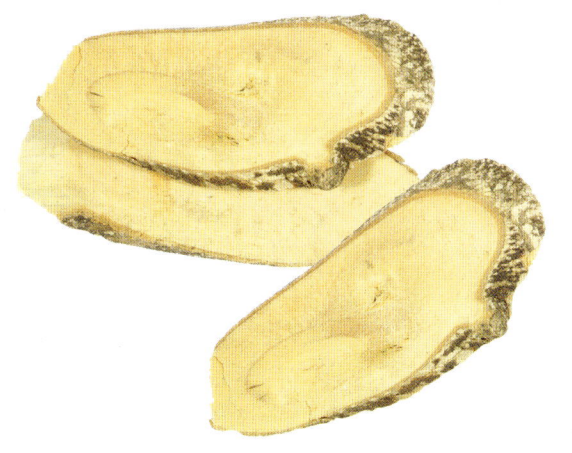

【萝芙木】

别名／蛇根草·羊屎果·山辣椒·山马蹄·山胡椒·萝芙藤·鱼胆木

◎《广西中药志》及文献记载萝芙木：

主治泻肝降火。治高血压，头痛，风热瘀气。

四季药膳养生

萝芙木根茶

萝芙木根45克，适量白糖。先洗净，后切碎，然后晒干，煎水，取汁，加糖溶解。像饮茶般多次饮用。▶功效降压，清热，宁神。适用于早期高血压病。能改善心跳、头痛、失眠等症。

蒺藜　　拉丁学名：Tribulus terrestris L.

科属　蒺藜科植物蒺藜，其干燥成熟果实入药。蒺藜属植物全世界约有19种，分布于温带、亚热带和热带地区。中国约有2种，均可入药。

地理分布　生于田边、荒丘及田间。分布于全国各地。

采收加工　8～9月果实由绿色变成黄白色，大部分已成熟时，割取全株，晒后脱粒，再晒干。

用法用量　煎服，6～9克。

药理作用　抗动脉硬化；利尿；降血压；强心；抑制血小板聚集；降血脂；抗过敏；延缓衰老；提高免疫力；促性腺激素样作用。

性味归经　辛、苦，微温；有小毒。归肝经。

功能主治　活血祛风，平肝解郁，明目。用于胸胁胀痛，头痛眩晕，目痒，目赤翳障，乳闭乳痈，风疹瘙痒。

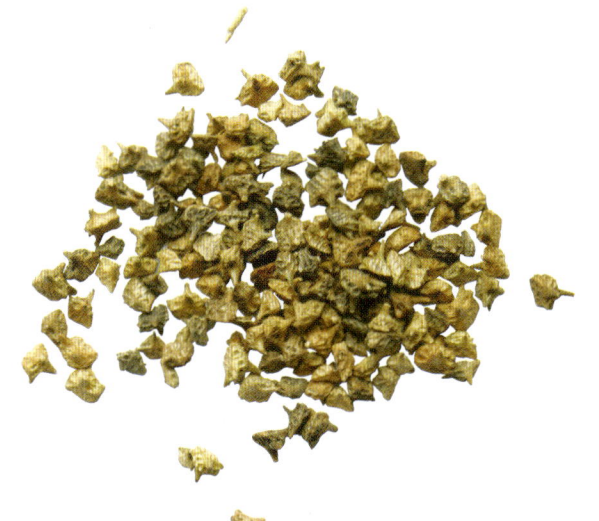

【蒺藜】

别名／刺蒺藜·杜蒺藜·八角刺·陀罗刺·蒺藜狗子·吉藜

◎《本草纲目》及文献记载蒺藜：

主治久服长肌肉，明目轻身。身体风痒，头痛，咳逆伤肺肺痿，止烦下气。治诸风疬疡，疗吐脓，去燥热。治奔豚肾气，肺气胸膈满，催生堕胎，益精，疗水藏冷，小便多，止遗沥泄精溺血肿痛。治风秘，及蛔虫心腹痛。

本草纲目附方

腰脊引痛
将蒺藜子捣末，用蜜和胡豆大的丸，每次用酒送服两丸，一天三次。《外台秘要》

通身浮肿
用杜蒺藜天天煎汤洗患处。《圣惠方》

卒中五尸（身体五脏突然被五种邪气侵中）
将蒺藜子捣末，做成胡豆大的蜜丸，每次服两丸，一天三次。《肘后方》

催生下衣（难产，胞衣不下和胎死的）
取蒺藜子、贝母各四两，研成末，用米汤送服三钱，过片刻胞衣和胎儿仍不下，再服。《梅师方》

国医传世药方

蒺藜明目方

方选源流：《奇方本草》明目方。

中药组成：蒺藜、石决明、望月砂、熟地黄、菊花各60克，夜明砂、龙胆草各30克。

炮制方法：以上各药共研磨细末，每晚睡前温开水冲服6克。

功能主治：平肝明目。适用于视网膜炎，玻璃体混浊。

四季药膳养生

角膜炎冲剂

刺蒺藜50克，木贼40克，蝉蜕26克。一同研为细面，饭后冲服；每次2克，每天2次。▶功能生津养血，平肝明目。适用于角膜炎、目生云翳。

蒺藜盐水

蒺藜苦角，生研20克，加淡浆水半碗，盐少许，温时漱口。▶适用于牙齿动摇。

大豆　　拉丁学名：Glycine max (L.) Merr.

科属　豆科植物大豆，其黑色种皮入药。
地理分布　全国各地均有栽培。
采收加工　将黑大豆用清水浸泡，等到发芽后，搓下种皮晒干。
用法用量　煎服，6～10克。
药理作用　解热；抗肝损伤；降低血管通透性等。
性味归经　甘，平。归肝、肾经。
功能主治　滋阴止汗，养血平肝，祛风解毒。用于眩晕，头痛，盗汗，烦热，痛疮，风痹。

《本草纲目附方》

牙齿疼痛
黑豆煮酒，用煮过豆的酒频频漱口。（周密《浩然斋视听抄》）

小儿头疮
黑豆炒存性研，水调敷之。（周定王《普济方》）

肝虚目暗，迎风下泪
用腊月牯牛胆，盛黑豆悬风处。取出，每夜服二十一粒，久久自明。《龙木论》

男子便血
黑豆一升，炒焦研末，热酒淋之，去豆饮酒，神效。《活人心统》

染发使变黑
用醋煮黑大豆，去掉豆后煎稠，用它染发。《千金方》

国医传世药方

黑豆大枣养血方
方选源流：《奇方本草》安神方。
中药组成：黑豆、大枣各50克，龙眼肉15克。
炮制方法：水3碗同煎至1碗，早晚两次服用。
功能主治：滋阴养血，止汗。适用于血虚心悸，阴虚盗汗，肾虚腰酸，须发早白。

四季药膳养生

稆豆酒
　　稆豆30克，白糖1匙，红枣10个。红枣温水浸泡片刻，洗净备用。稆豆(黑小豆)除去杂质，洗净。二者共同倒入小钢精锅内，加冷水一碗半。小火煎半小时，约剩汁一大碗时，滤出汁，弃渣。将汁、黑豆倒入小沙锅内，小火慢炖1小时，至黑豆酥烂，加白糖再炖片刻，离火。每天2次，当点心吃。▶功效养阴，补肾益肝，活血化瘀，滋阴止汗，养血平肝。适用于夜卧不宁、盗汗等症。

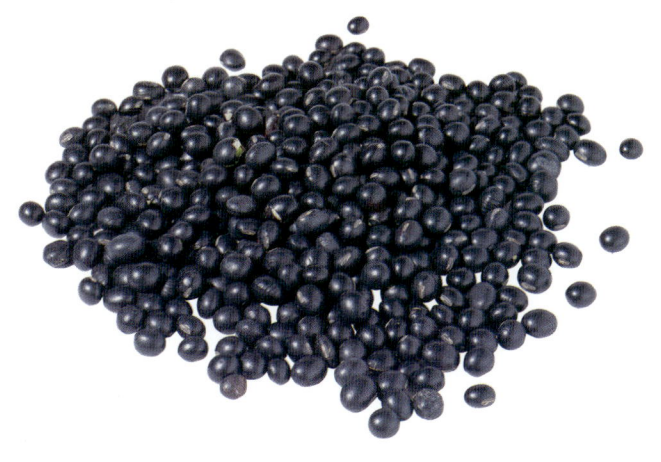

稆豆衣

别名／黑大豆皮·黑豆皮·黑豆衣·大豆

◎《本草纲目》及文献记载稆豆衣：
生用，疗痘疮目翳。嚼烂，敷小儿尿灰疮。

赭石

科属 氧化物类矿物刚玉族赤铁矿,主要化学成分为三氧化二铁(Fe_2O_3)。

地理分布 主产于山西、河北、山东、河南,广东、湖南、四川等地也有出产。

采收加工 全年可采。采后选取表面有"钉头"的部分,除去泥土、杂石。

用法用量 煎服,9～30克,先煎。

药理作用 促进肠蠕动;镇静。

性味归经 苦,寒。归肝、心经。

功能主治 平肝潜阳,降逆,止血。用于呕吐,眩晕耳鸣,呃逆,噫气,喘息,衄血,吐血,崩漏下血。

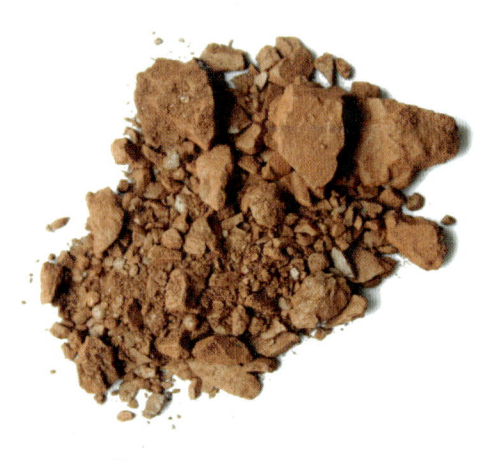

赭石

别名／代赭石·须丸·赤土·丁头代赭·紫朱·土朱·铁朱

◎《本草纲目》记载赭石:

主治鬼疰贼风蛊毒,杀精物恶鬼,腹中毒邪气,女子赤沃漏下。带下百病,产难胞不出,堕胎,养血气,除五脏血脉中热,血痹血瘀。大人小儿惊气入腹,及阴痿不起。安胎健脾,止反胃吐血鼻衄,月经不止,肠风痔瘘,泻痢脱精,遗溺夜多,小儿惊痫疳疾,金疮长肉。辟鬼魅。

本草纲目附方

伤寒无汗

代赭石、干姜等分为末,热醋调涂两手心,合掌握定,夹于大腿内侧,温覆汗出乃愈。《伤寒蕴要》

急慢惊风

代赭石火烧醋淬十次,细研水飞,日干。每服一钱,或半钱,煎真金汤调下,连进三服。儿脚胫上有赤斑,即是惊气已出,病当安也。无斑点者,不可治。《直指方》

国医传世药方

代赭旋覆汤

方选源流:《伤寒论》理气方

中药组成:代赭石9克、旋覆花9克、人参6克、甘草6克、生姜10克、半夏9克、大枣5枚。

炮制方法:水煎服。

功能主治:降逆化痰,益气和胃。胃气虚弱,痰饮蓄结,喘咳痰多,胸膈痞满,心下痞硬,呕吐噫气,恶心,苔薄白腻,脉弦滑。

四季药膳养生

赭石蘑菇汤

赭石30克,蘑菇200克,嫩鸡块100克,水发黑木耳25克,细盐5克,熟猪油15克,香油6克,味精少许,胡椒粉2克,黄酒20克,酱油10克。将赭石打碎,加水1500毫升,煎至1000毫升时去渣留汁待用。锅内放熟猪油烧热,用酱油炝锅,加赭石水1000毫升。烧开后放入鸡块,用小火炖烂。将蘑菇块、黑木耳下锅中煮5分钟,加入细盐、胡椒粉、黄酒,淋上香油即可。▶吃肉喝汤。功能降气、扶正。对于食道癌、胸膈满闷、大便秘结、肝胃气逆所致的呃逆、噫气、呕吐、气喘等症有较。

阿拉伯绶贝　　拉丁学名：Mauritia arabica (L.)

科属　宝贝科动物阿拉伯绶贝，其贝壳入药。
地理分布　分布于台湾、福建、海南、广东、广西以及南沙群岛。栖息于低潮区岩石块的下面或珊瑚礁的洞穴内。
采收加工　每年5～7月间捕捉，除去贝肉，洗净，晒干。
用法用量　煎服，10～15克，先煎；或研末入丸散剂。
药理作用　降低血管通透性；解热；抗肝损伤等。
性味归经　咸，平。归肝经。
功能主治　镇惊安神，平肝潜阳，清肝明目。用于头晕目眩，目赤翳障，惊悸失眠，目昏眼花。

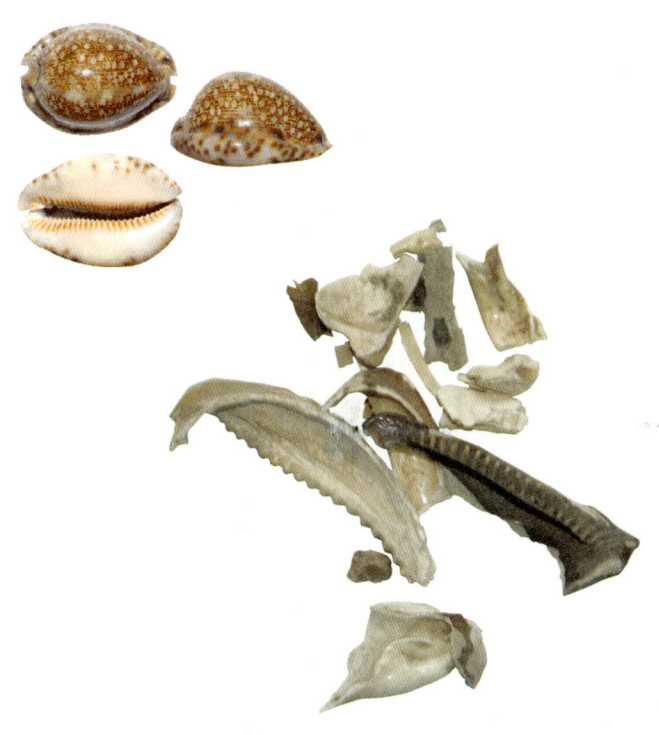

【紫贝齿】

别名／文贝·紫贝子·紫贝·贝齿

◎《本草纲目》记载紫贝齿：

　　主治明目，去热毒。小儿斑疹，目翳。

本草纲目附方

斑疹入目
紫贝一个，生研细末，羊肝切片，掺上紫贝粉后再扎好，放入淘米水中煮熟，装入瓶中，户外放一夜，空腹嚼食。《婴童百问》

国医传世药方

宁心安神方
方选源流：《奇方本草》安神方
中药组成：紫贝齿(先煎)、紫石英(先煎)、车前子(包)、钩藤(后下)、丹皮各15克，黄柏、栀子、知母、二地、泽泻、二芍各12克，郁金10克，炒枣仁、首乌藤各30克。
炮制方法：水煎服，每天1剂。每付药加水煮开锅后改小火再熬半小时左右，倒出药汤，再加水煮开锅后小火熬半小时左右，倒出药汤，与第一次煮出的药汤混匀后分成两等份，早晚温服。
功能主治：宁心安神。斑秃、失眠症。

四季药膳养生

通肠降压粉
　　紫贝齿、九孔石决明(先煎)30克，煨葛根3克，姜竹茹、建泻片、丝瓜络、白蒺藜各9克，连皮苓12克，鲜佩兰(后下)、鲜藿香(后下)、川军炭(后下)、枳子芩各4.5克，龙胆草2克，香豆豉12克，羚羊角尖0.3克。研末分两次冲服。▶对高血压患者大便不通六七日，且具有热象者有效。

赛加羚羊　　拉丁学名：Saiga tatarica Linnaeus

科属　牛科动物赛加羚羊，其头角入药。
地理分布　习性喜欢干旱，栖息于荒漠及半荒漠的开阔地区。
采收加工　人工繁殖饲养，长成后锯羚羊角，晒干后可使用。
用法用量　煎服，1～3克，宜单煎2小时以上；磨汁或研粉服，每次0.3～0.6克。

药理作用　抗惊厥；镇静；镇痛；解热；增强心肌收缩力；降血压；耐缺氧。
性味归经　咸，寒。归肝、心经。
功能主治　清肝明目，平肝息风，散血解毒。用于高热惊痫，子痫抽搐，神昏痉厥，头痛眩晕，癫痫发狂，瘟毒发斑，目赤翳障，痈肿疮毒。

羚羊角

别名／高鼻羚羊角·羚羊·羚角

◎《本草纲目》及文献记载羚羊角：主治平肝舒筋，定风安魂，散血下气，辟恶解毒，治子痫痉疾。

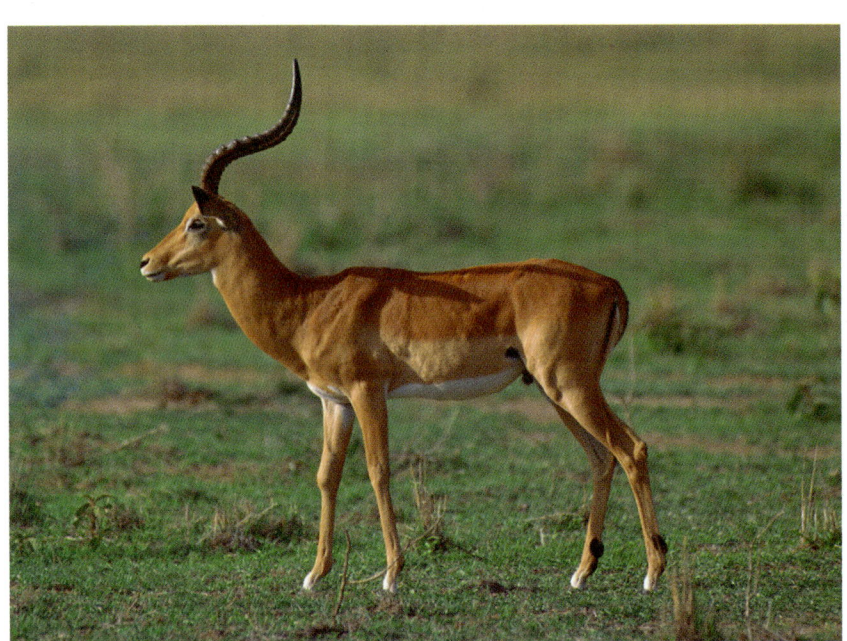

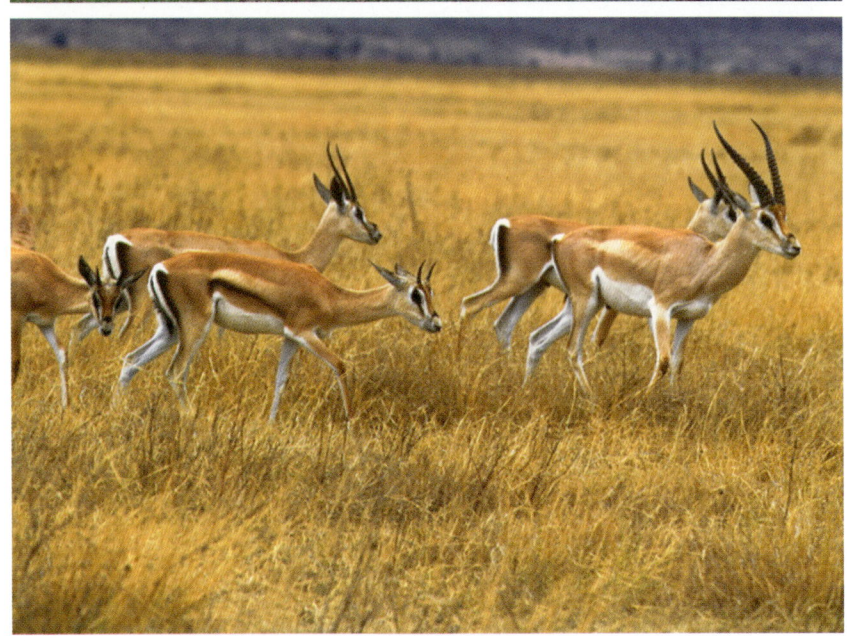

本草纲目附方

噎塞不通
将羚羊角屑研为细末,水送服一匙。同时以角摩擦噎塞部位。《外台秘要》

胸胁痛满
将羚羊角烧后研为末,水送服一匙。《子母秘录》

腹痛热满
将羚羊角烧后研为末,水送服一匙。(同上)

堕胎腹痛,血出不止
将羚羊角烧灰,取三钱,豆淋酒送服。《普济方》

遍身赤丹
将羚羊角烧灰,用鸡蛋清调匀涂搽患处。《外台秘要》

堕胎腹痛,恶血不出
羚羊角烧灰三钱,豆淋酒服下。《普济方》

小儿下痢
羚羊角中骨烧末,饮服一匙。《子母秘录》

临产催生
羚羊角一枚,刮尖为末,酒服一匙。《产宝》

山岚瘴气
羚羊角末,水服一钱。《集简方》

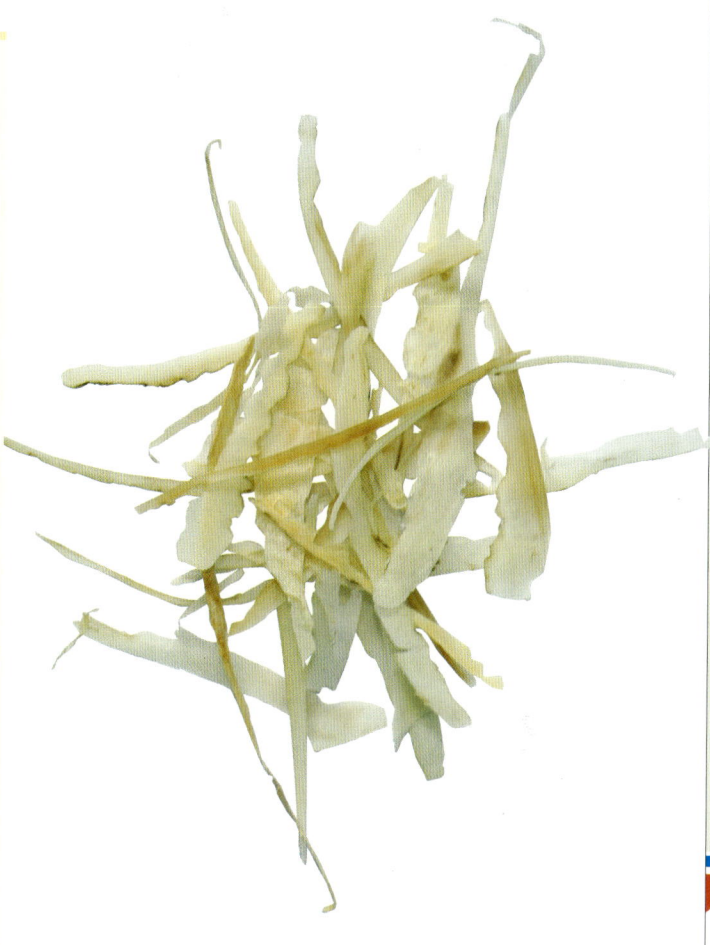

国医传世药方

羚角钩藤息风汤

方选源流:《通俗伤寒论》治风方。
中药组成:羚羊角片(先煎)4.5克、霜桑叶6克、钩藤(后下)9克、菊花9克、川贝12克、鲜生地15克、茯神木9克、生白芍9克、生甘草2.4克、淡竹茹(与羚羊角先煎代水)15克。
炮制方法:水煎服。
功能主治:凉肝息风,增液舒筋。适用于肝经热盛,热极动风,高热不退,烦闷躁扰,痉厥抽搐,神昏眩晕,舌质绛而干,舌焦起刺,脉弦而数;肝阳上亢,头痛震颤。

四季药膳养生

羚羊菊花茶

羚羊角3克,草决明25克,菊花20克,五味子15克。一同制成粗粉末,煎水,取汁。代茶多次饮。▶功效清肝明目,平肝息风,散血解毒。适用于肝胆风火所导致的单纯性青光眼,头痛目痛等症状。

羚羊肉

高鼻羚羊(赛加羚羊)原生活在新疆等地,可入药。见《本草拾遗》。味咸,性寒,入肝、心经。通常不作食用。与五味子同炒,泡酒饮之。▶功效平肝息风,清热镇惊,解毒。适用于热病神昏痉厥,谵语发狂,头痛眩晕,惊痫,抽搐,目赤翳膜,筋骨强急,中风等。

牛 拉丁学名：Bos taurus domesticus Gmelin

科属 牛科动物牛，其干燥胆结石入药。
地理分布 全国各地都有饲养。
采收加工 宰牛时，若发现有胆结石，可滤去胆汁，将牛黄取出，除去外部薄膜，阴干后使用。
用法用量 0.15～0.35克，多入丸散用；外用适量，研末敷患处。
药理作用 抗惊厥；镇静；镇痛；解热；降血压；增强心肌收缩力；抗炎；促进胆汁分泌；抗感染；兴奋呼吸；调节内分泌；提高机体免疫力；止血；降血脂，降血糖。
性味归经 甘，凉。归心、肝经。
功能主治 开窍，凉肝，清心，豁痰，息风，解毒。用于热病神昏，惊痫抽搐，中风痰迷，口舌生疮，癫痫发狂，咽喉肿痛，痈肿疔疮。

牛黄

别名／犀黄·丑宝·胆黄·西黄·天然牛黄

◎《本草纲目》及文献记载牛黄：

主治惊痫寒热，热盛狂痉，除邪逐鬼。疗小儿百病，诸痫热，口不开，大人狂癫，又堕胎。久服，轻身增年，令人不忘。主中风失音口噤，妇人血噤惊悸，天行时疾，健忘虚乏。安魂定魄，辟邪魅，卒中恶，小儿夜啼，益肝胆，定精神，除热，止惊痢，辟恶气，除百病。清心化热，利痰凉惊。痘疮紫色，发狂谵语者可用。

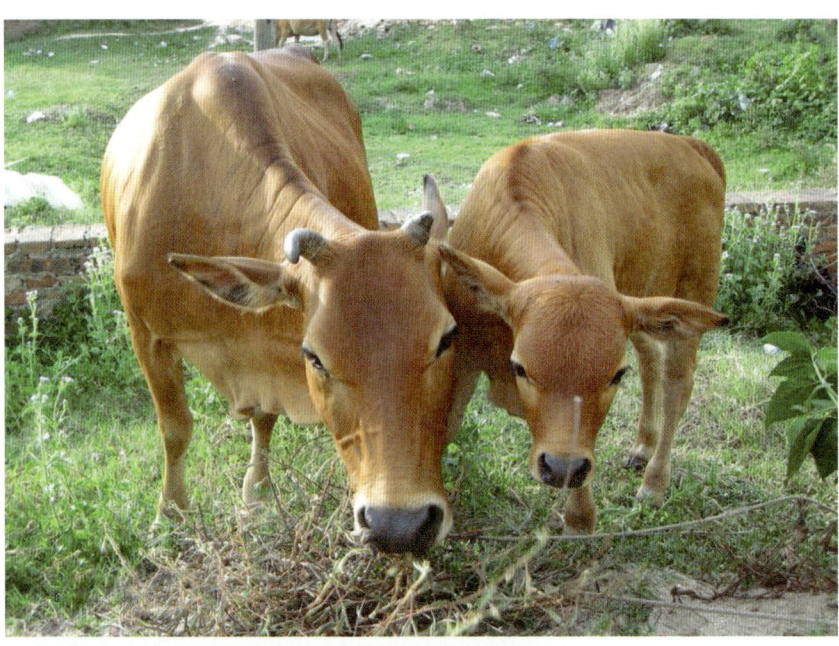

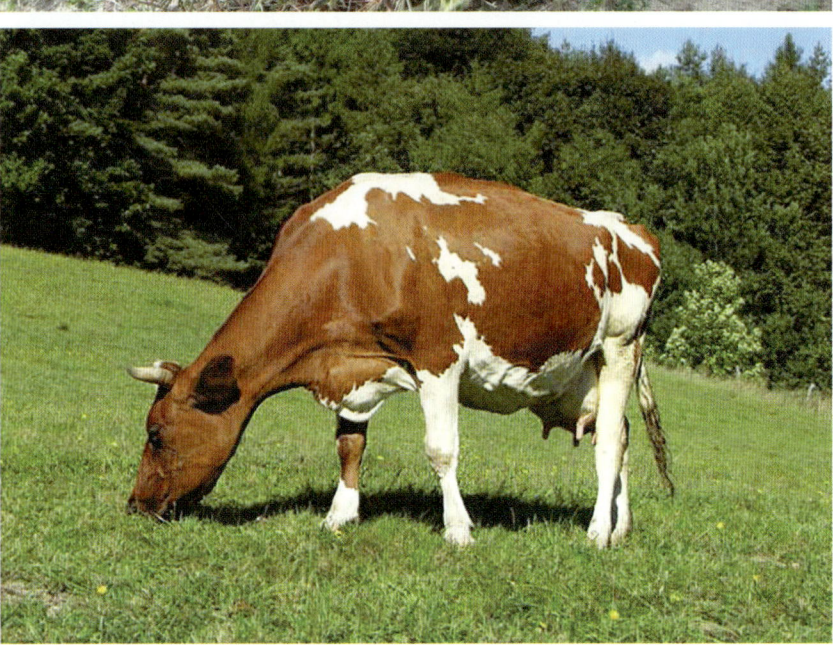

本草纲目附方

初生胎热（或身体发黄）
取牛黄，如豆大一粒，加蜜调成膏，用乳汁化开，频频滴入患儿口中。形色不相符的，不要多服。《钱氏小儿方》

小儿热惊
取牛黄如杏仁大一块，加竹沥、姜汁各一合，调匀蘸患儿服下。《总微论》

惊痫嚼舌
取牛黄如豆大一粒，研细，和蜜水调匀灌服。《广利方》

腹痛夜啼
把牛黄一小豆左右，用乳汁化开服。仍旧书写田字在肚脐下。《太平圣惠方》

痘疮黑陷
把牛黄二粒，朱砂一分，同研为末，用蜜浸胭脂，取汁液调搽，一日上一次药。《王氏痘疹方》

初生三日（去惊邪，避恶气）
牛黄一豆大左右，把象酸枣大的赤蜜研匀，用绵蘸着叫小儿口吮，一天内叫小儿吮吸完。（姚和众方）

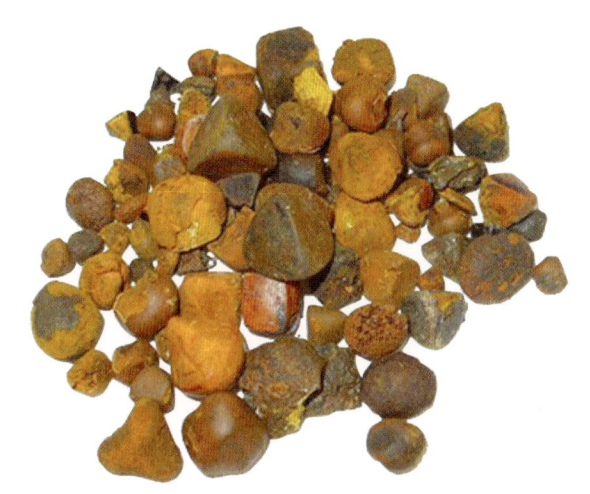

国医传世药方

清热开窍清肝方
方选源流：《温病条辨》开窍方。
中药组成：牛黄30克、郁金30克、黄连30克、黄芩30克、犀角30克、山栀30克、朱砂30克、雄黄30克、珍珠15克、麝香7.5克、梅片7.5克。
炮制方法：为极细末，炼老蜜为丸，生丸3克，金箔为衣，蜡护。大人病重体实者，日再服，甚至日三服；小儿服半丸。
功能主治：清热开窍，豁痰解毒，凉肝清心。适用于温热病，痰热壅闭心窍，清心包火。高热烦躁，神昏谵语，惊痫抽搐，中风昏迷，小儿惊厥及邪热内闭者。

四季药膳养生

牛黄酒
牛黄、钟乳(研)各3克，秦艽、麻黄(去节)、人参各3克，桂心3克，白术、龙角、当归、甘草、细辛各2克，杏仁1克，蜀椒、蜣螂(炙)各9枚。上药切细以绢袋盛，酒5000毫升浸月余。每服25毫升，每天3次。▶功能开窍凉肝，清心豁痰，息风解毒。适用于小儿惊痫，经年小劳辄发。

牛黄抱龙开窍丸
牛黄3克、天竺黄30克、雄黄3克、朱砂15克、麝香15克、胆南星120克。上药研末，炼蜜为丸，每丸重1.5克。周岁以内每服半丸，1～2岁每服1丸，3岁以上小儿每服2丸，温开水送下。▶功能镇惊息风，清心开窍，化痰解毒。适用于小儿急惊，手足抽搐，痰涎壅阻，喘促不安，身热气粗，咽喉肿痛，舌红苔黄油，脉弦滑数。

玳瑁

拉丁学名：Eretmochelys imbricata(L.)

科属 海龟科动物玳瑁，其背甲入药。

地理分布 栖息于亚热带和热带海洋中。分布于山东、浙江、江苏、台湾、福建、广西、广东以及海南岛、西沙群岛等地。

采收加工 将捕获的活玳瑁倒置并且高高挂起，然后用沸醋泼，使它的背部鳞片剥落，去除残肉，洗净。

用法用量 每次3~6克，入丸散；亦可磨汁冲服。

药理作用 降血压；镇静；解热。

性味归经 甘、咸，寒。入心、肝经。

功能主治 息风定惊，镇心平肝，清热解毒。用于神昏痉厥，眩晕，中风惊痫，疔疮肿毒，痘毒，瘟毒发斑。

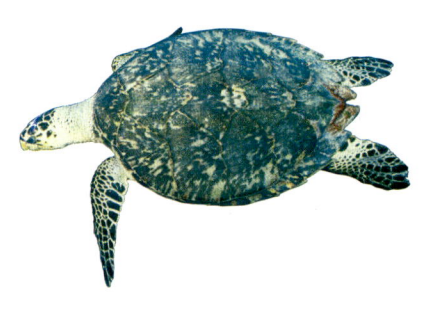

【玳瑁】

别名／明玳瑁·文甲

◎《本草纲目》及文献记载玳瑁：

主治解岭南百药毒。破癥结，消痈毒，止惊痫。疗心风，解烦热，行气血，利大小肠，功与肉同。磨汁服，解蛊毒。生佩之，辟蛊毒。解痘毒，镇心神，急惊客忤，伤寒热结，狂言。

本草纲目附方

解蛊毒
生玳瑁磨浓汁，水服一盏即消。《杨氏产乳》

预解痘毒
用生玳瑁、生犀角各磨汁一合，和匀。温服半合，每日三服，最良。《灵苑方》

痘疮黑陷（心热血凝）
用生玳瑁、生犀角同磨汁一合，入猪心血少许，紫草汤五匙，和匀，温服。《痘疹论》

迎风目泪（心肾虚热）
用生玳瑁、羚羊角各一两，石燕子一双，为末。每服一钱，薄荷汤下，日一服。《鸿飞集》

国医传世药方

玳瑁羚羊知母汤

方选源流：《奇方本草》平肝息风方。

中药组成：玳瑁10克，生石膏120克，生地黄30克，玄参20克，知母、栀子、黄芩、连翘、竹叶、黄连、牡丹皮、赤芍药各15克，羚羊角5克。

炮制方法：加水煎沸15分钟，滤出药液，再加水煎20分钟，去渣，两煎药液调兑均匀，分服，每天1剂。同时服用安宫牛黄丸1粒，每天2次。

功能主治：息风定惊，镇心平肝，清热解毒。适用于登革热，高热不退，神昏，发斑，衄血。

四季药膳养生

玳瑁肉汤

玳瑁肉约500克。清炖，佐餐吃肉喝汤。▶功效息风定惊，镇心平肝，清热解毒，通行血脉。适用于各种风毒，心惊失眠，痰热咳嗽，月经不调，二便不利等。

参环毛蚓

拉丁学名：Phereima aspergillum (E.Perrier)

科属 巨蚓科动物参环毛蚓、通俗环毛蚓、威廉环毛蚓、栉盲环毛蚓，其干燥体入药。其中第一种为"广地龙"，后三种为"沪地龙"。

地理分布 1.参环毛蚓 生活于疏松、潮湿的泥土中。分布于广东、广西、福建等地。
2.通俗环毛蚓 生活于潮湿多有机物处。分布于浙江、江苏、上海、湖北、天津等地。
3.威廉环毛蚓 生活于潮湿多有机物处。分布于浙江、江苏、上海、湖北、天津等地。
4.栉盲环毛蚓 生活于潮湿多有机物处。分布于江苏南部及浙江、江西、上海等地。

采收加工 广地龙春季到秋季为捕捉的最佳时节，沪地龙夏季捕捉较好。捕捉后及时剖开腹部，除去内脏及泥沙，洗净，然后晒干或者低温干燥处理。

用法用量 煎服，4.5~9克。

药理作用 镇静；解热；平喘；抗惊厥；抗心律失常；降血压；抗凝血；抗血栓形成；抗肿瘤。

性味归经 咸，寒。归肝、脾、膀胱经。

功能主治 通络，清热定惊，利尿，平喘。用于高热神昏，关节痹痛，惊痫抽搐，肺热喘咳，肢体麻木，半身不遂，尿少水肿，高血压。

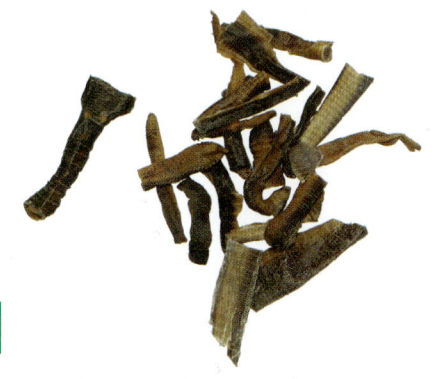

【地龙】

别名／蚯蚓·土龙·地龙子·虫蟮·曲蟮

◎《本草纲目》及文献记载地龙：

主伤寒，疟疾，大热狂烦，及大人、小儿小便不通，急慢惊风，历节风痛，肾脏风注，头风，齿痛，风热赤眼，木舌，喉痹，鼻瘜，聤耳，秃疮，瘰疬，卵肿，脱肛。解蜘蛛毒，疗蛐蜓入耳。

本草纲目附方

惊风闷乱（小儿慢惊风，心神闷乱，烦懊不安，筋脉拘急，胃虚虫动，反折啼叫）
用乳香半钱，胡粉一钱，研匀，以白颈蚯蚓（生，捏去土）捣烂和，丸麻子大。每服七至十五丸，葱白煎汤下。《普济方》

老人尿闭
白颈蚯蚓、茴香等分杵汁，饮之即愈。《朱氏集验方》

风赤眼痛
地龙十条炙为末，茶服三钱。《太平圣惠方》

国医传世药方

地龙息风汤

方选源流：《山东中医》治风方。

中药组成：地龙500克，马钱子（沙炒至黄，并鼓起）、红花各350克，防己、乳香、没药、骨碎补、五加皮各150克。

炮制方法：共为细末，每次服1克，日3次。

功能主治：平肝息风，活血通络。适用于风湿性关节炎，类风湿性关节炎，关节痹痛。

四季药膳养生

地龙桃花饼

干地龙30克，赤芍、红花、桃仁各20克，当归50克，黄芪100克，川芎10克，玉米面400克，面粉100克，适量白糖。干地龙用酒浸去除腥味，烘干研粉。赤芍、红花、黄芪、当归、川芎水煎2次，取汁；面粉、地龙粉、白糖混匀，用药汁调，制饼30个；桃仁去皮尖，打碎，稍微炒一下，均匀放于饼上，放入烘箱烤熟。▶功能益气活血，化淤通络。适用于中风后遗症，气虚血淤，脉络淤阻，肢体瘫软无力，舌质紫暗，脉细等症。

天麻　　拉丁学名：Gastrodia elata Bl.

科属　兰科多年寄生草本植物天麻，其干燥块茎入药。天麻属植物全世界约20种，分布于大洋洲、东亚、东南亚。中国约有12种。入药用仅1种。

地理分布　分布于辽宁、吉林、河南、河北、甘肃、陕西、湖北、安徽、贵州、四川、西藏、云南等地。人工栽培较多。生于海拔1200～1800米的林下阴湿、腐殖质较厚的地方。

采收加工　立冬后至次年清明采挖，立即洗净，蒸透，敞开，低温干燥。

用法用量　煎服，3～9克。

药理作用　安神；镇静；镇痛；抗惊厥；抗血栓形成；降血压；抗炎；耐缺氧；增强机体免疫力；延缓衰老。

性味归经　甘，平。归肝经。

功能主治　平肝息风止痉。用于头痛眩晕，肢体麻木，癫痫抽搐，小儿惊风，破伤风。

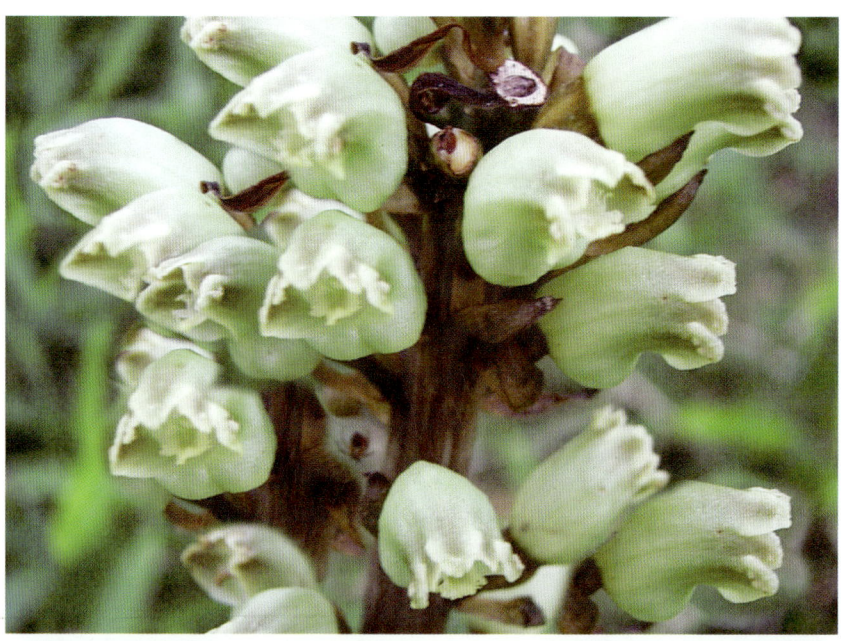

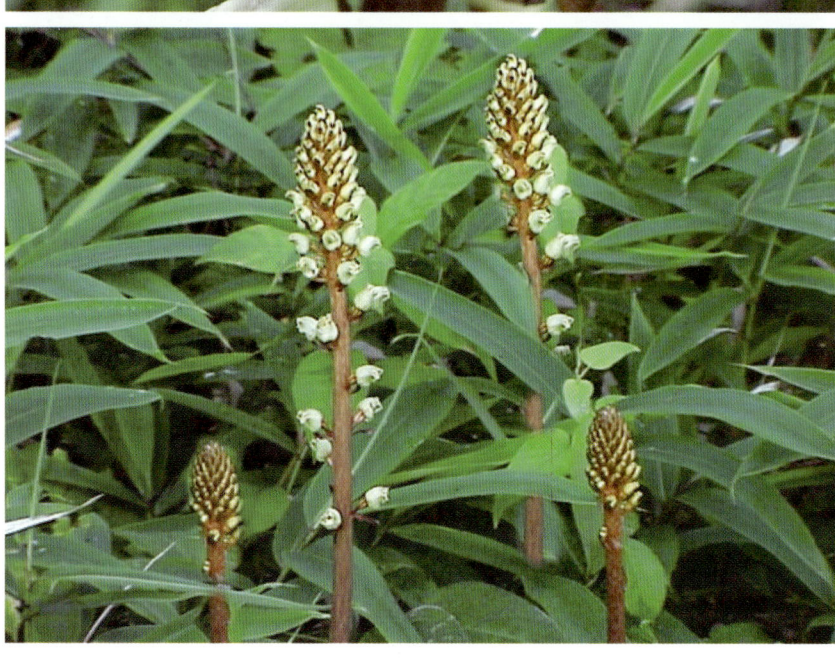

天麻

别名／赤箭・明天麻・神草・定风草

◎《本草纲目》及文献记载天麻：

主诸风湿痹，四肢拘挛，小儿风痫惊气，利腰膝，强筋力。久服益气，轻身长年。治冷气㿉痹，摊缓不随，语多恍惚，善惊失志，助阳气，补五劳七伤，鬼疰，通血脉，开窍。服食无忌。治风虚眩运头痛。

本草纲目附方

腰脚疼痛
天麻、半夏、细辛各二两,二个布袋子,把药拌匀后分别装入两个布袋内,蒸热后交替熨痛处,得出汗后就可痊愈。过几日后再熨。《卫生易简方》

天麻丸
具有消风化痰,清利头目,宽胸利膈的功效。主治心胸烦闷、诸风湿痹、四肢拘挛、瘫痪不遂、眩晕头痛、皮肤瘙痒、偏正头痛、面目虚浮等症。天麻半两、川芎二两,共研为末,炼蜜为丸,如芡子大。每次嚼服一丸,饭后服,茶或酒送下。《普济方》

▲ 李时珍说:
"天麻是肝经气分的药。《素问》中讲'诸风掉眩,皆属于肝'。因此天麻入厥阴经而能治厥阴经各种疾病。按照罗天益所讲,对于眼睛发黑、头晕旋转等风虚内作的病证,必须用天麻治疗。天麻就是定风草,所以它是治风的神药。如今有人长期服用天麻药,而遍身长出红斑的,这是天麻祛风的验证。"

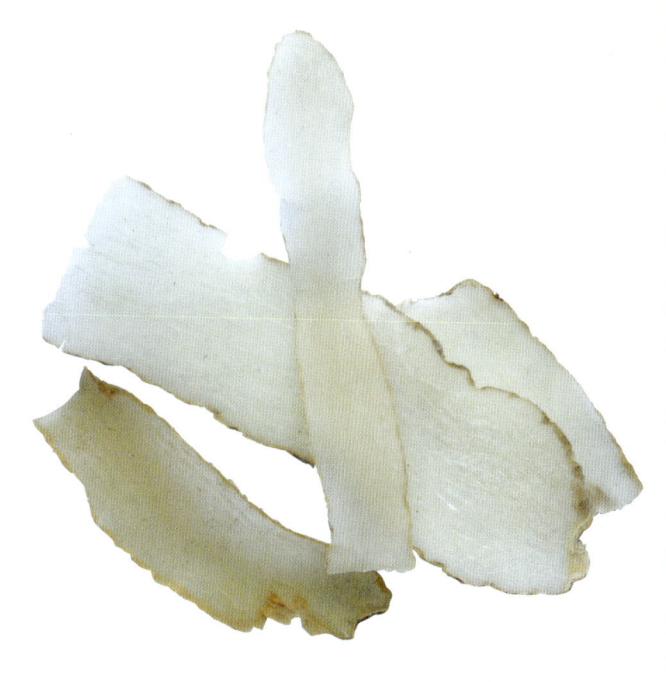

国医传世药方

天麻活络祛风湿丸
方选源流:《仁斋直指方论》祛湿方。
中药组成:天麻180克、杜仲210克、牛膝180克、萆薢180克、玄参180克、羌活420克、当归300克、炮附子30克、生地黄500克、独活150克。
炮制方法:研末,炼蜜为丸,梧桐子大;每服9克,每日2次。
功能主治:祛风除湿,活血通络,平肝息风止痉,强筋骨,补肝肾。适用于风湿痹痛,经络不利,肢体麻木,步履维艰,筋骨无力。

四季药膳养生

天麻炖鸡
天麻15克,鸡1只。鸡宰杀后去毛以及内脏,然后洗净;天麻洗净,切成小片后放入鸡腹中;鸡入锅,加水清炖到烂熟,加调料入味后食用。
▶功效行气,息风,活血。适用于产后血虚头昏,身体虚弱等症。

天麻肉片汤
天麻15克、猪肉1000克。天麻浸软,切薄片;猪肉切片做汤。药和汤都是滋补佳品。▶功效平肝息风,滋阴潜阳。适用于肝阳上亢或风痰上扰之眩晕,头痛等症。现多用于耳源性眩晕,高血压等。

天麻炖鸡蛋
天麻粉2克,鸡蛋1个。鸡蛋去壳,调入天麻粉,搅匀蒸熟后食用。每天2次。▶功效平肝息风,养心安神。适用于肝风眩晕,或失眠健忘,心神失养,神经衰弱等。

钩藤　　拉丁学名：Uncaria rhynchophylla (Miq.) Jacks.

科属　茜草科木质藤本植物钩藤、大叶钩藤、华钩藤、毛钩藤及无柄果钩藤，其干燥带钩茎枝入药。钩藤属植物全世界约有33种，分布于澳大利亚、亚洲热带地区及美洲和非洲。中国约有10种。入药用约有5种。

地理分布　1.钩藤　分布于陕西、江西、福建、安徽、浙江、湖北、湖南、广东、四川、广西、云南、贵州等地。生于山谷溪边的疏林中。
2.大叶钩藤　分布于广西、广东、云南等地。生于山地次生林中。
3.华钩藤　分布于湖北、湖南、四川、广西、云南、贵州等地。生于山地疏林中。
4.毛钩藤　主产于福建、广东、广西、台湾等省区。
5.无柄果钩藤　主产于广西、广东、云南等省区。

采收加工　秋、冬二季采收，去除枝叶，切成段，晒干后使用。

用法用量　煎服，3~12克，入煎剂宜后下。

药理作用　镇静；降血压；抑制血小板聚集；抗惊厥；抗血栓形成；降血脂；平喘；抗肝损伤。

性味归经　甘，凉。归肝、心包经。

功能主治　息风定惊，清热平肝。用于感冒夹惊，头痛眩晕，妊娠子痫，惊痫抽搐；高血压病。

钩藤

别名／钩藤・钩藤钩子・嫩钩钩・金钩藤・挂钩藤・倒挂金钩・双钩藤

◎《本草纲目》及文献记载钩藤：

主治小儿寒热，十二惊痫。大人头旋目眩，平肝风，除心热，小儿内钓腹痛，发斑疹。

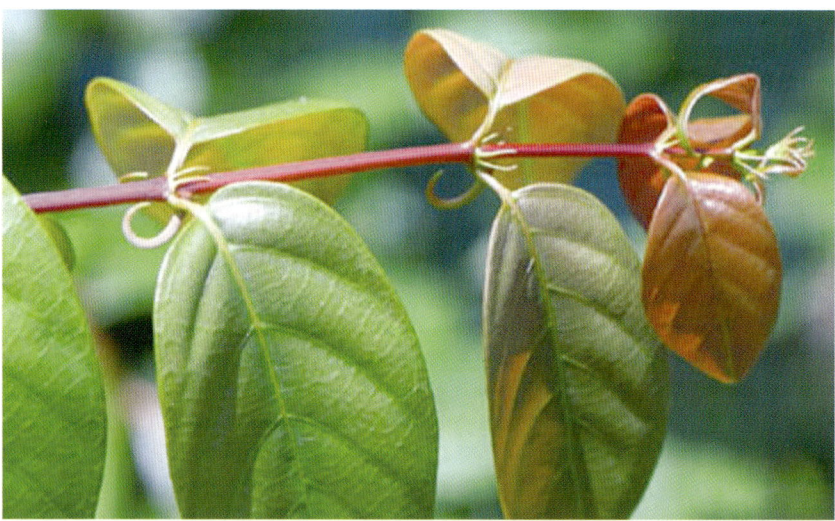

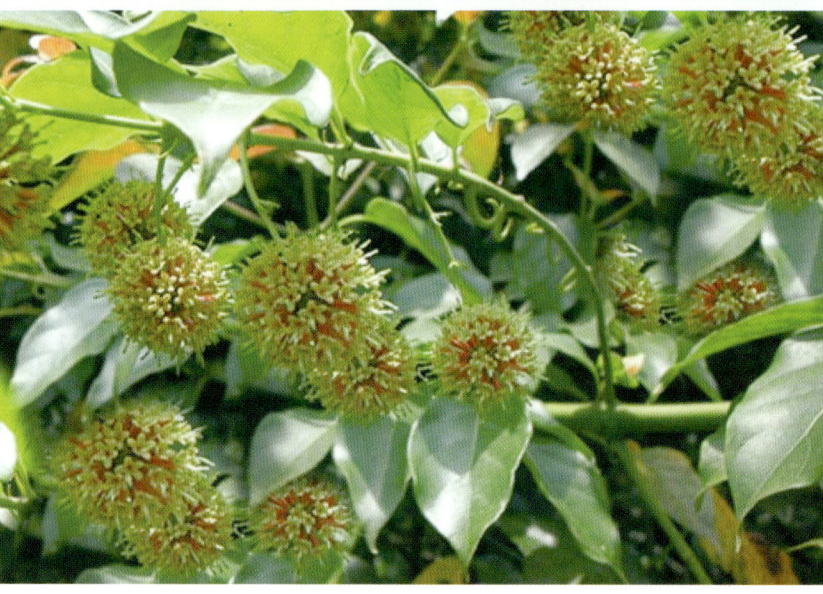

本草纲目附方

小儿惊热
钩藤一两、芒硝半两、甘草（炙）一分，共研为末。每次服半钱，温水服，一天服三次。《圣济总录》

斑疹
钩藤钩子、紫草茸等分，研为末。每次服三分或半钱，温酒送下。《钱氏方》

猝得痫疾
用钩藤、炙甘草各二钱，水五合，煎取二合，每次服用枣大一块，白天服五次，夜晚服三次。《圣惠方》

▲**李时珍说**：
"钩藤是手足厥阴经的药物。足厥阴经主风，手厥阴经主火。惊痫眩晕，都是肝风相火引起的病症，钩藤通心包于肝木，肝风平熄，心火得清，各种病症自然就会除去。有人说：将钩藤几寸长枝杆插在小麦中蒸熟，喂马很容易使马肥壮。"

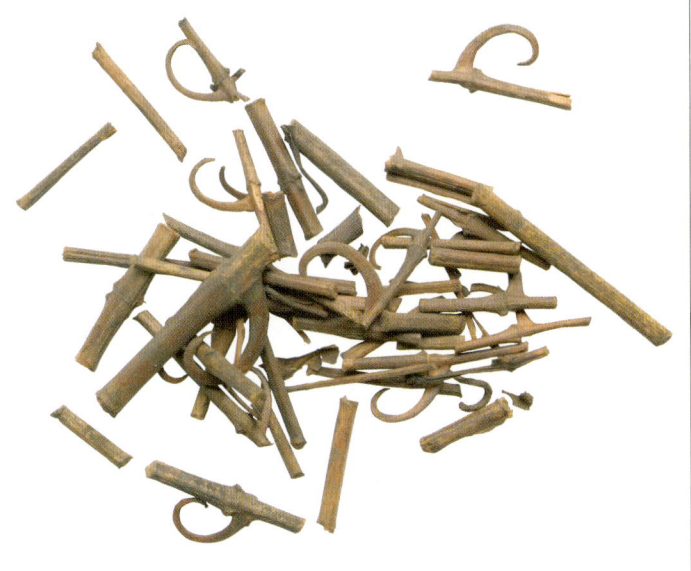

国医传世药方

钩藤天麻平肝息风汤
方选源流：《杂病证治新义》治风方。
中药组成：钩藤（后下）12克、天麻9克、石决明（先煎）18克、川牛膝12克、杜仲9克、山栀9克、黄芩9克、益母草9克、桑寄生9克、夜交藤9克、朱茯神9克。
炮制方法：水煎服。
功能主治：息风定惊，清热平肝，活血利水，补益肝肾。适用于肝阳上亢，肝风内动所致的失眠，震颤，头痛眩晕，耳鸣眼花，半身不遂，舌质红，脉弦数。

四季药膳养生

钩藤茶
钩藤50克。每天2次，用沸水冲泡。代茶慢慢饮用。▶功效息风定惊。适用于早期高血压病。

钩藤乳
钩藤8克，乳汁95毫升。钩藤水煎15分钟，取乳汁30毫升，兑入煮沸的乳汁。每服20毫升。▶功效定惊安神。适用于小儿惊骇夜啼，睡中时时惊踢不安，阵发性啼哭。

天麻钩藤藕粉汤
钩藤12克，天麻8克，石决明15克，藕粉20克，白糖适量。钩藤、天麻、石决明布包煎水去渣，趁热冲熟藕粉，白糖10克调味，顿服，每天1剂，连服6剂。▶功效滋肾养肝，平肝潜阳。适用于梅尼埃综合证属肝风眩晕者。

东亚钳蝎 拉丁学名：Buthus martensi Karsch

科属 钳蝎科动物东亚钳蝎，其干燥体入药。

地理分布 喜栖于石底及石缝的潮湿阴暗处，主要分布于河北、辽宁、山东、河南、湖北、安徽等地。

采收加工 春末至秋初捕捉，除去泥沙，放置沸水或沸盐水中，煮到全身僵硬后，捞出，放于通风处阴干。

用法用量 煎服，3~6克。

药理作用 抗惊厥；镇痛；抑制血栓形成及抗凝；抑菌；抗肿瘤；抑制猪囊尾蚴活性。

性味归经 辛，平；有毒。归肝经。

功能主治 攻毒散结，息风镇痉，通络止痛。用于小儿惊风，中风半身不遂，抽搐痉挛，口眼㖞斜，偏正头痛，风湿痹痛，瘰疬，疮疡。

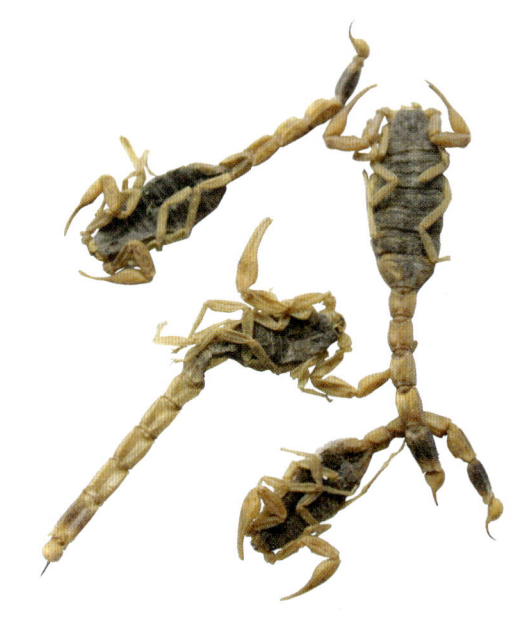

【全蝎】

别名／全虫·茯背虫·蝎子

◎《本草纲目》及文献记载全蝎：

主治诸风瘾疹，及中风半身不遂，口眼㖞斜，语涩，手足抽掣。小儿惊痫风搐，大人痃疟，耳聋，疝气，诸风疮，女人带下，阴脱。

本草纲目附方

小儿脐风（治初生断脐后伤风湿，唇青口撮，出白沫，不乳）

用全蝎二十一个，无灰酒涂炙为末，入麝香少许。每用金、银煎汤，调半字服之。《全幼心鉴》

偏正头风

用全蝎二十一个，地龙六条，土狗三个，五倍子五钱，为末。酒调，摊贴太阳穴上。《德生堂经验方》

诸痔发痒

用全蝎不拘多少，烧烟熏患处，立即见效。《袖珍方》

耳暴聋闭

全蝎去毒为末，酒服一钱，以耳中闻水声即效。（周密《志雅堂杂钞》）

国医传世药方

牵正息风通络散

方选源流：《杨氏家藏方》治风方

中药组成：全蝎、僵蚕、白附子各等分。

炮制方法：上药共研细末。每服3克，日服2次，热酒送服。也可改作汤剂水煎服，用量按原方酌情增减。

功能主治：祛风通络，化痰止痉。适用于中风半身不遂，抽搐痉挛，口眼㖞斜。

四季药膳养生

全蝎酒

全蝎、白附子、僵蚕各30克，65度高粱酒250毫升。上药碎细、用酒浸于瓶中，4夜后饮用。每次饮用10毫升。▶功效攻毒散结，息风镇痉。适用于口眼歪斜，中风，口目瞤动等症。

少棘巨蜈蚣

拉丁学名：Scolopendra subspinipes mutilans L.Koch

科属 为蜈蚣科动物，少棘巨蜈蚣的干燥体。

地理分布 全国绝大部分地区均有分布。喜欢在温暖的地方，多沙土的低山区；常栖息在丘陵地带，以小型昆虫及其卵为食。

采收加工 春、夏季节为捕捉的最佳季节，捕捉之后用竹片插入蜈蚣头尾部，绷直，晾干。

用法用量 煎服，3～5克。

药理作用 抗惊厥；镇痛；抑制中枢神经；增强心肌收缩力；扩张血管；降血压；增强机体免疫功能；抗炎；抑菌；抗癌。

性味归经 辛，温；有毒。归肝经。

功能主治 息风镇痉，通络止痛，攻毒散结。用于小儿惊风，中风半身不遂，抽搐痉挛，口眼㖞斜，偏正头痛，风湿痹痛，瘰疬，疮疡。

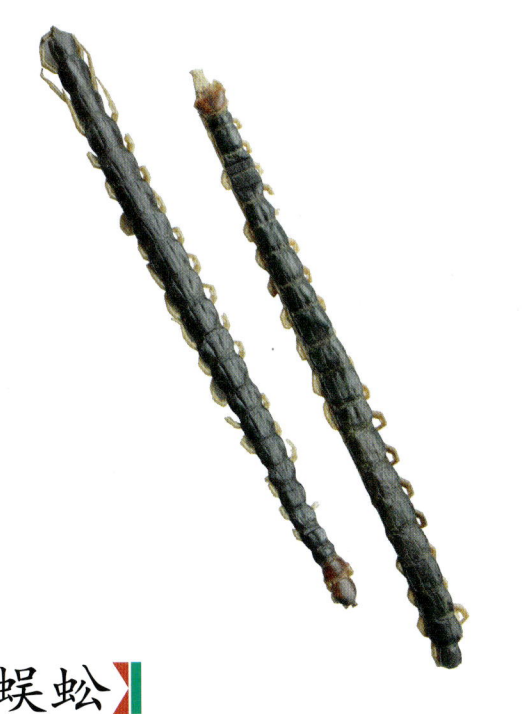

蜈蚣

别名／吴公·天龙·百脚·百足虫·千足虫

◎《本草纲目》及文献记载蜈蚣：

主治小儿惊痫风搐，脐风口噤，丹毒，秃疮，瘰疬，便毒，痔漏，蛇瘕、蛇瘴、蛇伤。

本草纲目附方

聤耳出脓
蜈蚣研细末，吹入耳内。（鲍氏方）

小儿秃疮
大蜈蚣一条，盐一分，放入油内浸泡七日。取油涂搽患处。《海上方》

口眼歪斜（口内麻木者）
用蜈蚣三条，一条蜜炙，一条酒浸，一条用纸裹煨，并去头足；天南星一个，切作四片，一片蜜炙，一片酒浸、一片纸裹煨，一片生用；半夏、白芷各五钱，通为末，入麝少许。每服一钱，热调下，日服一次。《通变要法》

脚肚转筋
蜈蚣烧成粉末，猪油和匀，敷患处。《肘后方》

射工毒疮
一条大蜈蚣，烧烤研末，调醋涂抹。《千金方》

国医传世药方

止痉祛风散

方选源流：《方剂学》治风方。

中药组成：蜈蚣、全蝎各等分。

炮制方法：上药共研细末。每服1～1.5克，日服2～4次，温开水送服。

功能主治：祛风解痉，通络止痛。适用于痉厥，四肢抽搐，口眼㖞斜，头痛、关节痛等症。

四季药膳养生

蜈蚣鸡蛋

蜈蚣1条，鸡蛋1个。蜈蚣焙干研磨成粉末。分3份。鸡蛋打入碗内，放蜈蚣，面1份，蒸熟食。每天2次，饭后服用，连服1个月。▶功效息风镇痉，解毒散结。适用于颈、腋淋巴结结核患者。

补虚药

【概念】

在中医药理论中，凡是能纠正人体气血阴阳虚衰，补虚扶弱，以治疗虚证为主要作用的药物，称为补虚药。

【功效】

补虚药大多具有甘味，能够补益精微，扶助正气，具有补虚作用。而补虚作用又有补阳，补气，补阴和补血的不同。此外，有的药还分别兼有润燥，祛寒，清热，生津以及收涩等功效。

【药理作用】

中医科学研究表明，补虚药主要具有促进蛋白质合成，增强机体免疫功能，促进造血功能，降低血脂，调节内分泌，提高学习记忆能力，抗氧化，延缓衰老，抗心肌缺血，增强心肌收缩力，改善消化功能，抗心律失常，抗应激，抗肿瘤等作用。

【适用范围】

补虚药主要用于久病、大病之后，正气不足或者先天不足，体质虚弱或者年老体虚所出现的各种虚证，或用于疾病过程中正气已衰，邪气未尽，抗病能力下降，正虚邪实的病症，和祛邪药一起使用，可达到扶正祛邪的目的。中医临床称谓的慢性胃肠炎、免疫功能低下、慢性胃及十二指肠溃疡、子宫脱垂、胃下垂、慢性气管炎、脱肛、肺气肿、肺结核、再生障碍性贫血、缺铁性贫血、营养不良、神经衰弱、发育迟缓、性功能低下等症都可采用相应的补虚药加以治疗。

【药物分类】

根据各种药物的功效以及其主治症候的不同将补虚药分为补气药、补阳药、补血药、补阴药四类。

补气药，药性甘温或甘平，具有补肺气、补脾气、补元气、补心气的作用。主治：脾气虚证，症见食欲不振，大便溏薄，面色萎黄，脘虚胀，体倦神疲，甚或脏器下垂，消瘦，血失统摄等。肺气虚证，症见气少喘促，动则益甚，声音低怯，咳嗽无力，体倦神疲，易出虚汗等。心气虚证，症见胸闷气短，心悸怔忡，活动后加剧等。此外，某些药物分别具有生津、养阴、养血等不同功效，还可用治阴阳津亏证或血虚证，尤宜于气阴两伤或气血俱虚的病症。临床常用的补气药有人参、党参、太子参、西洋参、白术、黄芪、白扁豆、山药、刺五加、甘草、红景天、绞股蓝、沙棘、饴糖、大枣、蜂蜜等。

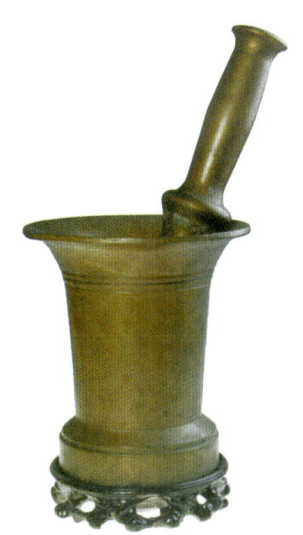

补阳药，药味多甘、辛、咸，性多温热，主入肾经。咸以补肾，辛甘化阳，能补助一身元阳，肾阳之虚得补，其他脏器得以温煦，从而消除或改善全身阳虚诸证。主要适应于肾阳不足的畏寒肢冷、腰膝酸软、阳痿早泄、性欲淡漠、精寒不育或尿频遗尿、宫冷不孕；脾肾阳虚的脘腹冷痛或阳虚水泛的水肿；肝肾不足，精血亏虚的眩晕耳鸣、筋骨痿软、须发早白或小儿发育不良、囟门不合、齿迟行迟；肾不纳气之虚喘，肺肾两虚以及肾阳亏虚，下元虚冷，崩漏带下等症。

中医验方、奇方、偏方常用的补阳药有鹿茸、海狗肾、海马、淫羊藿、仙茅、核桃仁、巴戟天、补骨脂、冬虫夏草、菟丝子、益智仁、胡芦巴、沙苑子、紫河车、蛤蟆油、肉苁蓉、锁阳、杜仲、续断、羊红膻、蛤蚧、韭菜子、紫石英等。

补血药，药性甘温质润，主入心肝血分，广泛用于各种血虚证，症见面色苍白或萎黄，唇爪苍白，心悸怔忡，眩晕耳鸣，或月经延期，量少色淡，失眠健忘，甚则闭经，舌淡脉细等。补血药熟地黄、何首乌、当归、白芍、阿胶、龙眼肉、楮实子为临床常用药。

补阴药，药性以甘寒为主，治五脏之阴虚。肺阴虚证，可见干咳无痰或咳而少痰或声音嘶哑；胃阴虚证，可见口干咽燥，胃脘隐痛，不欲饮食，或脘痞不舒，或咽干呃逆等；脾阴虚证，可见食后腹胀，纳食减少，唇干燥少津，便秘，干呕，呃逆，舌干苔少等；肝阴虚证，可见头晕耳鸣，眼目干涩或爪甲不荣，肢麻痉挛等；肾阴虚证，可见头晕目眩，耳鸣耳聋，腰膝酸痛，遗精，牙齿松动等；心阴虚证，可见失眠多梦，心悸怔忡等。北沙参、明党参、玉竹、麦冬、南沙参、鳖甲、天冬、百合、黄精、石斛、黑芝麻、墨旱莲、女贞子、枸杞子、桑葚、龟板为临床常用的补阴药。

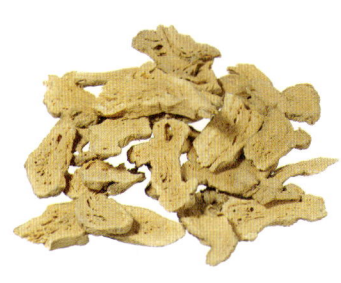

人参

拉丁学名：Panax ginseng C.A.Mey.

科属 五加科植物人参，其干燥根入药。栽培者为"园参"，野生者为"山参"。人参属植物全世界约有10种，分布于北美洲和亚洲东部。中国约有8种，均可入药。

地理分布 生于海拔数百米的落叶阔叶林及针叶阔叶混交林下。野生于吉林、黑龙江、辽宁及河北北部，现今吉林、辽宁栽培很多，河北、北京、山西也有引种栽培。

采收加工 多在秋季采挖，洗净，剪去小支根。用硫黄熏过后，放于日光下晒干，即称为生晒参；蒸2~2.5小时，取出后，烘干或晒干，就为红参。

用法用量 3~9克，另煎兑入汤剂服；野山参若研粉末吞服，一次2克，一日2次。

药理作用 抗休克；增强机体免疫功能；小剂量增强心肌收缩力，大剂量减缓心肌收缩力；延缓衰老；抗肿瘤；耐缺氧等。

性味归经 甘、微苦，平。归脾、肺、心经。

功能主治 补脾益肺，生津，大补元气，生脉固脱，安神。用于肢冷脉微，体虚欲脱，肺虚喘咳，脾虚食少，内热消渴，津伤口渴，惊悸失眠，久病虚羸，心力衰竭，阳痿宫冷；心源性休克。

人参

别名／人衔・鬼盖・黄参・血参・神草・地精・棒槌

◎《本草纲目》及文献记载人参：

主治补五脏，安精神，定魂魄，止惊悸，除邪气，明目开心益智。久服轻身延年。主五劳七伤，虚损痰弱，止呕哕，补五脏六腑，凡虚而多梦纷纭者加之。止烦燥，变酸水，消食开胃，调中治气，泻心石药毒。治肺胃阳气不足，肺气虚促，短气少气，补中缓中，泻心肺脾胃中火邪，止渴生津液。男妇一切虚证，发热自汗，眩晕头痛，反胃吐食，痎疟，滑泻久痢，小便频数淋沥，劳倦内伤，中暑，痿痹，吐血，咳血，下血，血淋，血崩，胎前产后诸病。

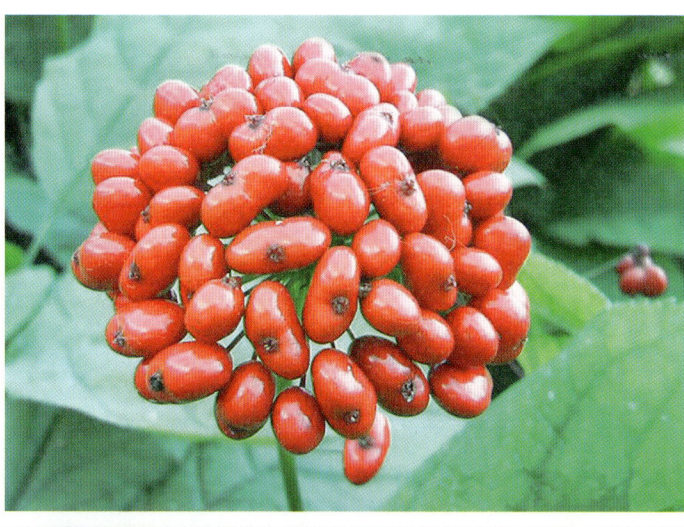

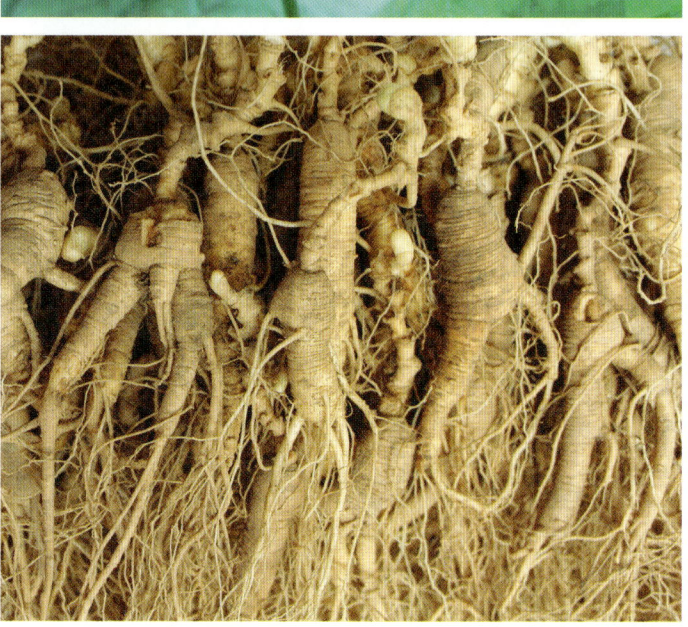

本草纲目附方

四君子汤

用于治脾胃气虚，不思饮食，各种病气虚患者，以此主为方。一钱人参，二钱白术，一钱白茯苓，五分炙甘草，三片生姜，一枚大枣，二钟水，煎至一钟，饭前温服，据病情酌情加减。《和剂局方》

喘急欲绝

用人参末煎汤，每次服一茶匙。每天服五至六次。《肘后方》

妊妇腹痛吐酸，不能饮食

用人参、炮干姜等分，研为末，加生地黄汁，做成丸，如梧子大。每次服五十丸，米汤送下。《和剂局方》

产后诸虚（发热、自汗）

用人参、当归等分，研为末；另以水三升，加猪腰子一个（去膜切片），糯米半合，葱白二茎，煮米至熟。取汁一碗，调入人参、当归末煎汤，饭前温服。《永类方》

胃虚恶心，或呕吐有痰

一两人参，二杯水，煎至一杯，加进一杯竹沥，三匙生姜汁，空腹温服，以病情好转为止。适宜于老年人。《简便方》

霍乱呕恶

二两人参，一杯半水，煎汁一杯，加一枚鸡蛋清，再次煎后温服。《卫生家宝方》

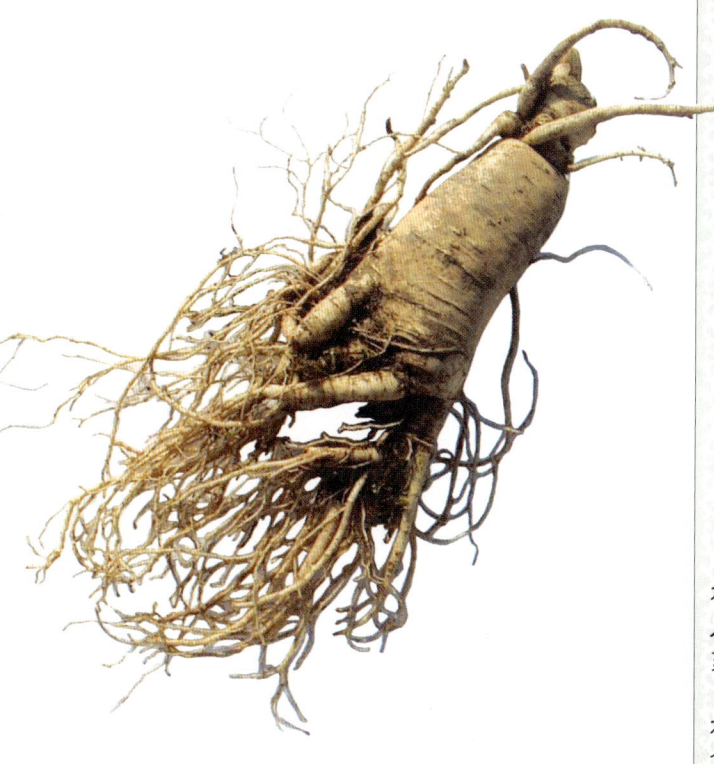

国医传世药方

六君子补益汤

方选源流：《医方集解》补益方。

中药组成：人参10克、茯苓9克、白术9克、陈皮9克、半夏12克、砂仁6克、甘草6克、木香6克。

炮制方法：水煎服。

功能主治：健脾和胃，理气止痛。适用于脾胃气虚，寒湿滞于中焦，阳痿宫冷，脘腹胀满疼痛，呕吐泄泻，舌苔白腻。

四季药膳养生

人参炖乌骨鸡

　　人参150克，乌骨鸡2只，猪肘1斤，母鸡1只，料酒、精盐、葱、姜及胡椒粉适量。母鸡、乌骨鸡宰杀后用沸水烫一下，去毛、去头、斩爪、去内脏、洗净；人参用温水洗净；猪肘用刀刮洗干净，洗净。葱切段，姜切片备用。沙锅放于旺火上，加水、放入猪肘、母鸡、葱段、姜片，沸后撇去浮沫，小火炖，到母鸡和猪肘五成烂时，将乌骨鸡和人参加入同炖，用精盐、料酒、胡椒粉调味，到鸡煮烂可食用。▶功效大补元气，益精血，益脾宁志。适用于老年性神经衰弱、体质虚弱、月经不调，功能性子宫出血，小儿体虚发育不良，病后体虚者等症。

人参茯苓汤

　　人参、茯苓各50克，一同研磨为粗末，水煎取汁。代茶饮用。▶功效补脾益肺，生津，大补元气，生脉固脱，安神。适用于脚气水肿，脾虚水肿，便溏等症。

党参

拉丁学名：Codonopsis pilosula (Franch.) Nannf.

科属 桔梗科植物党参、素花党参及川党参，其干燥根入药。党参属植物全世界约有30多种，分布于亚洲东部、蒙古和俄罗斯。中国约有38种。绝大多数均可入药。

地理分布 1.党参 生于山地灌木丛及林缘。分布于东北、华北及宁夏、陕西、青海、甘肃、四川、河南、云南、西藏等地。

2.素花党参 生于海拔1500～3200米的山地林下、林边及灌木中。分布于陕西南部、山西中部、青海、甘肃及四川西北部。

3.川党参 生于海拔900～2300米的山地林边灌木丛中，湖北、陕西、四川、湖南、贵州等地现有大量栽培。

采收加工 秋季采挖，洗净，晒干。

用法用量 煎服，9～30克。

药理作用 提高机体应激能力；增强机体免疫功能；延缓衰老；抗肿瘤；抗溃疡等。

性味归经 甘，平。归脾、肺经。

功能主治 健脾益肺，补中益气。用于脾肺虚弱，气短心悸，虚喘咳嗽，食少便溏，内热消渴。

党参

别名／上党人参·防风党参·黄参·防党参·上党参·狮头参·台党参·五台参·中灵草

◎《本草纲目》及文献记载党参：

主治能补脾肺，益气生津。

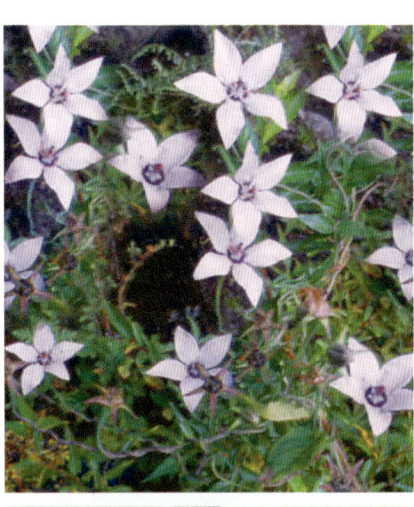
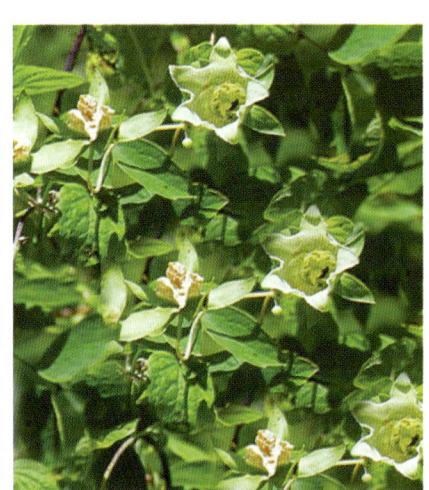
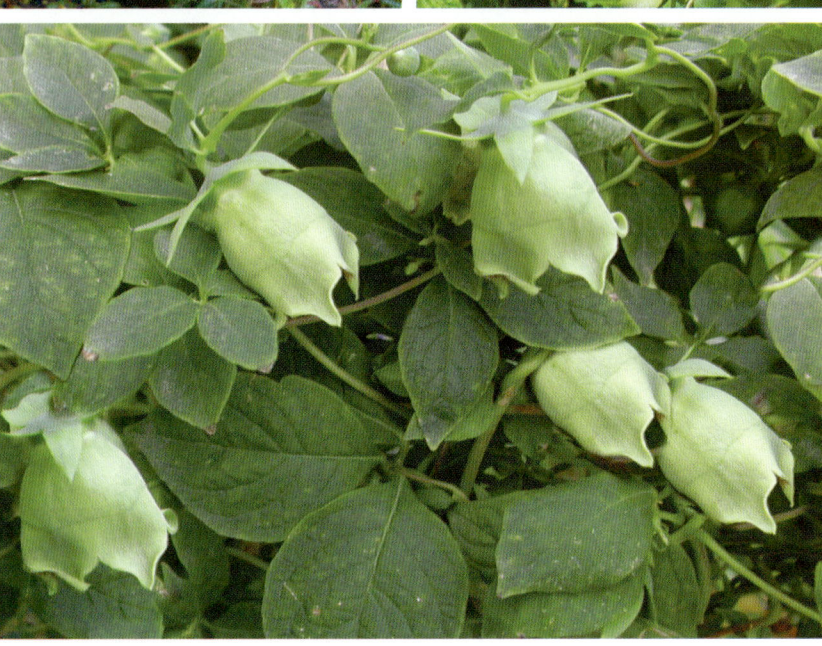

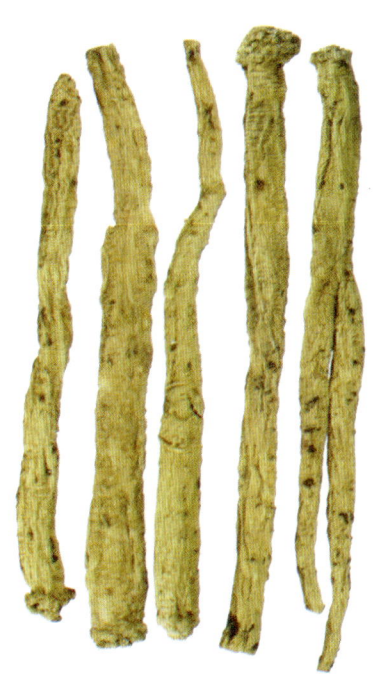

国医传世药方

加减补中益气汤
方选源流：《脾胃论》补益方。
中药组成：党参15克、黄芪10克、白术6克、陈皮6克、升麻3克、柴胡3克、甘草3克、阿胶6克、焦艾叶6克。
炮制方法：水煎服。
功能主治：补气安胎，升阳补中。适用于体质素虚，妊娠四五月，饮食减少，精神疲乏，胎动不安，腰酸腹胀，或有下坠感，阴道有少许出血，脉滑无力。

党芪草姜汤
方选源流：《民间验方》补益方。
中药组成：党参10克、黄芪15克、仙鹤草10克、炮干姜6克、红糖适量。
炮制方法：将诸药水煎取汁，调入红糖。日1剂，连服数日。
功能主治：健脾益气摄血。适用于脾肺虚弱，皮肤出血、鼻衄、血衄，妇女月经过多。

四季药膳养生

党参小米粥
党参30克，升麻10克，小米50克。先煎党参、升麻，去渣后放入锅内煮为粥。空腹食用为佳。▶功能健脾益肺，补中益气。适用于气短乏力，子宫下垂。

党参百合猪肺汤
党参15克，百合30克，猪肺200克。将猪肺洗净、切块；党参与百合用布包好，放入沙锅内，适量加水，慢火煎煮，熟后调味。饮汤食肺。1天内分2次服完。▶功能益气养肺，补虚健脾。适用于肺结核、气短咳痰、纳差胸闷、语音低弱、面色㿠白等。

党参粳米粥
党参、覆盆子各9克，大枣20克，粳米60克。加水煮作粥。每天1剂，连续服食6天。▶适用于气血虚弱所导致的乳汁自出症。

党参酒
老条党参1只，酒5000毫升。党参选用粗大者连须，将其拍出裂缝，置于净瓶中，注酒浸之，封口7日后取用。适量饮之，佐膳更佳。酒尽再添，味薄后取参食之。表症未解，中满邪实者勿用。▶适用于脾虚泄泻，肢冷、四肢无力，食欲不佳；肺虚气喘息短，声音低微，懒言短气；血虚萎黄，头晕心慌；热性病津液耗伤，口渴。

党参陈皮鸡
净公鸡1只，党参18克，草果1克，陈皮、桂皮各3克，干姜6克，胡椒10粒，调料适量。诸药放鸡腹内，加葱、姜、酱油、盐共煮至肉烂，弃药。佐餐食。▶功能益气温胃。适用于脾胃阳虚或气虚受寒而致之食少，脘腹隐痛等症。

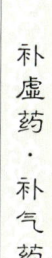

西洋参   拉丁学名：Panax quinquefolium L.

科属　五加科植物西洋参，其干燥根入药。人参属植物全世界约有10种，分布于北美洲和亚洲东部。中国约有8种，均可入药。

地理分布　原产地为北美洲，现我国东北及西安、北京、江西等地有栽培。

采收加工　秋季采挖，晒干，洗净或低温干燥。

用法用量　煎服，3~6克。

药理作用　耐缺氧；抗应激，抗疲劳；抑制中枢神经；抗心律失常；促进肾上腺皮质激素分泌。

性味归经　甘、微苦，凉。归心、肺、肾经。

功能主治　清热生津，补气养阴。用于气虚阴亏，内热，虚热烦倦，咳喘痰血，口燥咽干，消渴。

国医传世药方

清热益气汤

方选源流：《温热经纬》清热方。

中药组成：西洋参5克、麦冬9克、竹叶6克、石斛15克、黄连3克、西瓜翠衣30克、甘草3克、知母6克、荷梗15克、粳米15克。

炮制方法：水煎服。

功能主治：清热生津，补气养阴。适用于暑热耗气伤津，气虚阴亏，身热汗多，心烦口渴，小便短赤，体倦少气，精神不振，脉虚数者。

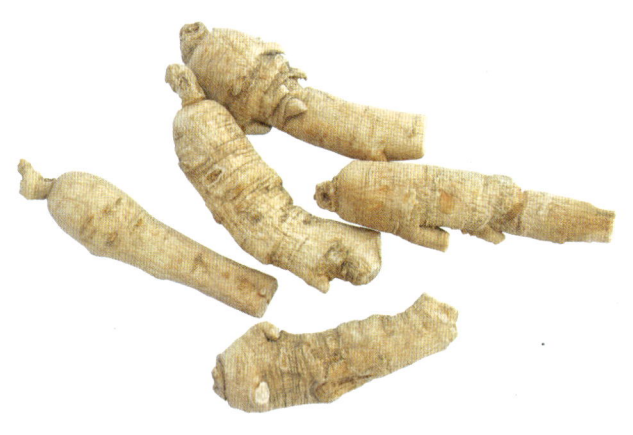

四季药膳养生

西洋参粥

西洋参8克，淡竹叶5克，麦冬10克，粳米30克。麦冬、淡竹叶煎汤，去渣取汁，同粳米煮粥；粥快熟时，加西洋参切片，煮到粥熟。▶功能益气，养阴清热。适用于气阴不足，有虚热烦渴，乏力气短等症。

西洋参汤

西洋参适量，切成薄片。做菜汤时加入一起煮，汤、菜、药一起食用。▶功能强身补虚，补气养阴。适用于身体虚弱，气虚阴亏者。

西洋参酒

西洋渗650克，米酒500克。西洋参入瓶内，用酒浸泡6天，每次空腹饮1小杯，每天2次。▶功能养阴清热。适用于喘咳痰血，阴虚火旺；气阴两伤，烦倦口渴，津液不足。

【西洋参】

别名／西洋人参·洋参·西参·花旗参·广东人参

◎《本草从新》及文献记载西洋参：

主治补肺降火，生津液，除烦倦。虚而有火者相宜。

孩儿参

拉丁学名：Pseudostellaria heterophylla (Miq.) Pax ex Pax et Hoffm.

科属 石竹科植物孩儿参，其干燥块根入药。孩儿参属植物全世界约有10多种，分布于欧洲东部、亚洲东北部。中国约有8种。入药用约有3种。

地理分布 生于岩石缝中和山坡林下。分布于东北、华北、华东、西北以及湖北、河南、湖南等地。

采收加工 夏季茎叶大部分枯萎时采集挖取，洗净，除去须根，放入沸水中略烫后晒干或直接晒干。

用法用量 煎服，9~30克。

药理作用 延缓衰老；增强机体免疫功能；抗疲劳；抗应激；抗肿瘤；抗病毒；镇咳；镇静等。

性味归经 甘、微苦，平。归脾、肺经。

功能主治 生津润肺，益气健脾，用于脾虚体倦，食欲不振，气阴不足，病后虚弱，肺燥干咳，自汗口渴。

国医传世药方

降逆止呃润肺汤

方选源流：《中医治法与方剂》理气方。

中药组成：太子参12克、旋覆花12克、代赭石12克、竹茹12克、橘皮15克、枇杷叶9克、天冬9克、麦冬9克、丁香9克、柿蒂9克、甘草9克。

炮制方法：水煎服。

功能主治：益气养阴，润肺健脾，降逆止呃。适用于寒热错杂，胃气上逆，呃逆声低，下肢欠温，口干舌红，苔薄脉细。

四季药膳养生

太子参烧羊肉

太子参150克，熟羊肋条肉400克，水发香菇、玉兰片各25克，鸡蛋1个，淀粉、调料适量。太子参水煎取浓缩汁5毫升备用；羊肉切成薄片；淀粉、鸡蛋搅成糊，放入肉调匀；香菇、玉兰片皆切成坡刀片，同葱姜丝放在一起，将锅中油烧至五成热时下锅，炸成红黄色出锅；锅内留底油50克，入花椒10余个炸黄捞出，将姜、葱、香菇、玉兰片下锅煸炒，加入清汤400毫升及酱油、精盐、料酒各适量，再将羊肉及太子参浓缩汁放入，烧到汁浓菜烂时，出锅盛盘。▶功效温中补虚，益气生津。适用于脾虚食少，肺虚咳嗽，虚劳瘦弱，心悸自汗，精神疲乏等症。

太子乌梅茶

太子参、乌梅各18克，甘草8克，冰糖适量。前3味水煎，加糖，代茶饮用。▶功效益气生津。适用于耗气伤津，夏季伤暑，多汗，口渴，乏力等症。

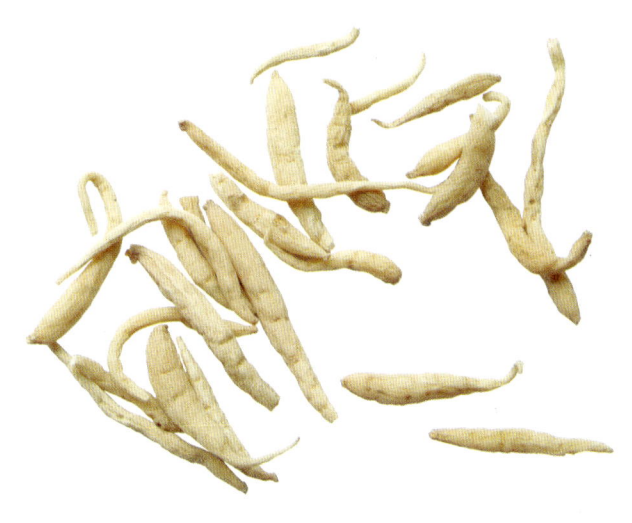

太子参

别名／孩儿参·童参·四叶参·米参

◎《饮片新参》及文献记载太子参：

主治补脾肺元气，止汗生津，定虚悸。

蒙古黄芪

拉丁学名：Astragalus membranaceus (Fisch.) Bge.var.mongholicus (Bge.) Hsiao

科属 豆科植物蒙古黄芪、膜荚黄芪，其干燥根入药。

地理分布 1.蒙古黄芪 生于沟旁、山坡及疏林下。分布于吉林、黑龙江、内蒙古、辽宁、山西、河北、新疆和西藏等地。在东北及河北、内蒙古、山西等地有栽培。

2.膜荚黄芪 生于向阳山坡及灌木丛边缘，或见于河边沙质地。分布于吉林、黑龙江、内蒙古、辽宁、天津、北京、山东、河北、陕西、山西、甘肃、宁夏、青海、四川、西藏等地。在东北及内蒙古、河北、山西等地有栽培。

采收加工 春秋二季采挖，除去须根及根头，晒干。

用法用量 煎服，9～30克。

药理作用 增强机体免疫功能；延缓衰老；抗氧化；抗肿瘤；耐缺氧；抗疲劳；抗菌，抗病毒；抗辐射等。

性味归经 甘，温。归肺、脾经。

功能主治 利尿消肿，补气固表，拔毒排脓，敛疮生肌。用于食少便溏，气虚乏力，中气下陷，泄泻脱肛，表虚自汗，便血崩漏，气虚水肿，痈疽难溃，久溃不敛，内热消渴，血虚萎黄；慢性肾炎蛋白尿，糖尿病。

【黄芪】

别名／黄耆·绵黄耆·绵黄芪·绵芪·箭芪·独根·二人抬

◎《本经》及文献记载黄芪：

主治痈疽久败疮，排脓止痛，大风癞疾，五痔鼠瘘，补虚，小儿百病。妇人子脏风邪气，逐五脏间恶血，补丈夫虚损，五劳羸瘦，止渴，腹痛泄痢，益气，利阴气。主虚喘，肾衰耳聋，疗寒热，治发背，内补。治虚劳自汗，补肺气，泻肺火心火，实皮毛，益胃气，去肌热及诸经之痛。

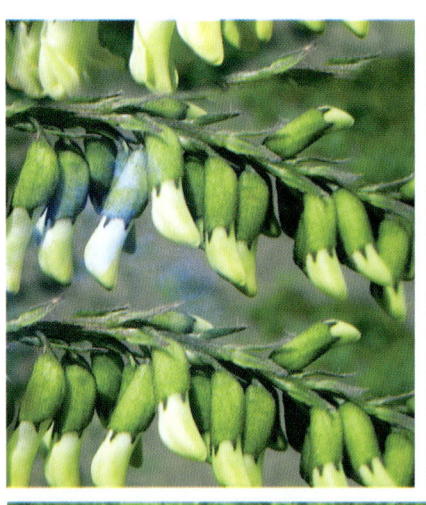
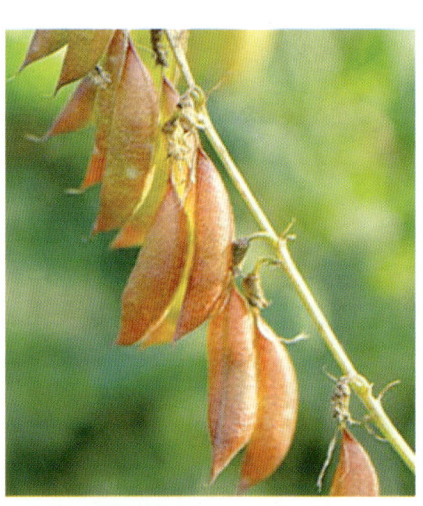
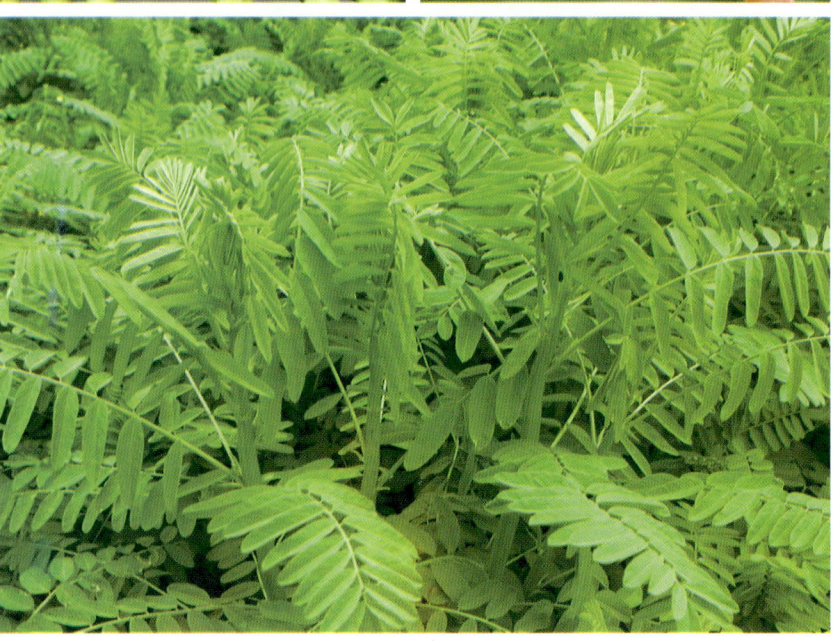

本草纲目附方

胎动不安，伴有胎动不安，下黄汁
用黄耆、川芎各一两，糯米一合，水一升，煎至半升。分次服下。《妇人良方》

尿血沙淋
黄耆、人参各等分，研为末。另用萝卜四五片，加蜜二两，稍稍炙过后，蘸药末食用，以盐水送服。《永类方》

肺痈
用黄芪二两，研细末，每次二钱，半杯水，煎至六分，温服。一天三到四次。《圣惠方》

小便不通
用绵黄耆二钱，加水二碗，煎取一碗，温服。小儿减半。《总微论》

气虚白浊
盐炒黄芪半两，一两茯苓，研成细末。每次服一钱，用开水饮下。《经验良方》

老人秘塞
绵黄耆、陈皮去白各半两，研成细末，每次服三钱，用一合大麻子，研烂，用水滤浆，煎至乳起，加入一匙白蜜，再煎沸，调药，空腹服下，病重的不超过二服。此药不寒不热，常服没有便秘之忧。《和剂局方》

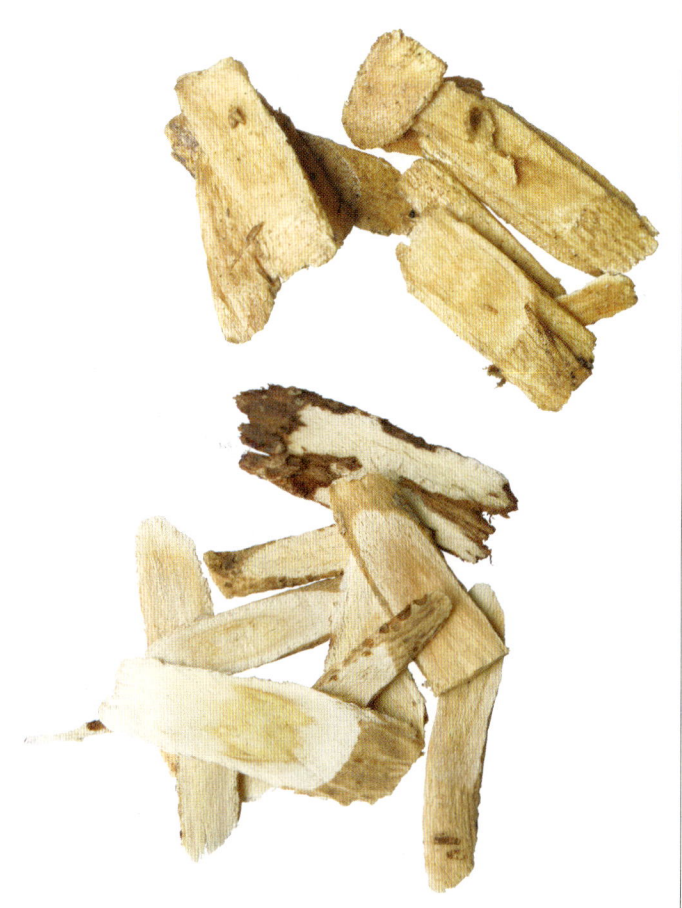

国医传世药方

补中益气汤
方选源流：《脾胃论》补益方。
中药组成：黄芪15~20克、人参10克、当归10克、甘草5克、橘皮6克、白术10克、升麻3克、柴胡3克。
炮制方法：水煎服。丸剂，每服6~9克，日服2~3次，温开水送服。口服液，每服10~15毫升，每日3次。
功能主治：补中益气，升阳归元。适用于脾胃气虚，发热汗出，体倦肢软，少气懒言，大便稀溏，脉洪而虚，舌质淡，苔薄白；气虚下陷，脱肛，子宫下垂，久痢久泻；清阳下陷诸症。

四季药膳养生

黄芪炖乌骨鸡
乌骨鸡1只，黄芪50克，食盐20克。乌骨鸡去毛及内脏，留肝肾，洗净；黄芪纳入鸡腹内，隔水蒸烂，精盐、料酒调味。吃肉喝汤。▶功能益气养血，滋补肝肾。适用于久病虚损，产后失血，肝肾不足，气血亏虚，血虚头晕，气短乏力，痛经等症。

黄芪鳝鱼羹
黄芪30克，黄鳝500克。将黄鳝治净，切丝；然后把黄芪装入纱布袋，和黄鳝加水煮熟，去药袋，加食盐、生姜调味服食。▶功能补气养血，固表。适用于气血不足，体倦乏力，以及气虚不能摄血的出血症等。

保元汤
黄芪20克、人参20克、甘草5克、肉桂8克。加生姜1片，水煎服。▶功能补气温阳。适用于虚损劳怯，元气不足，少气畏寒，倦息乏力；小儿痘疮，阳虚顶陷；血虚萎黄。

白术　　拉丁学名：Atractylodes macrocephala Koidz.

科属　菊科植物白术，其干燥根茎入药。苍术属植物全世界约有7种，分布于亚洲东部。中国约有5种。入药用约有5种。

地理分布　原野生于丘陵地带、山区，野生种在原产地已绝迹。现在多为人工栽培，以浙江产量最多，品质最佳。

采收加工　每年冬季下部叶子枯黄、上部叶子变脆时挖取，除去泥沙后，烘干或晒干，再除去须根。

用法用量　煎服，6~12克。

药理作用　抗肝损伤；增强机体免疫功能；促进胆汁分泌；抗肿瘤；抗氧化；抗菌；抗凝血等。

性味归经　苦、甘，温。归脾、胃经。

功能主治　健脾益气，燥湿利水，止汗，安胎。用于脾虚食少，痰饮眩悸，腹胀泄泻，自汗，水肿，胎动不安。

《白术》

别名／山蓟・山芥・天蓟・山姜・山连・冬白术

◎《医学启源》及文献记载白术：

主治除湿益燥，和中益气。其用有九：温中，一也；去脾胃中湿，二也；除胃热，三也；强脾胃，进饮食，四也；和胃，生津液，五也；主肌热，六也；治四肢倦，目不欲开，怠惰嗜卧，不思饮食，七也；止渴，八也；安胎，九也。

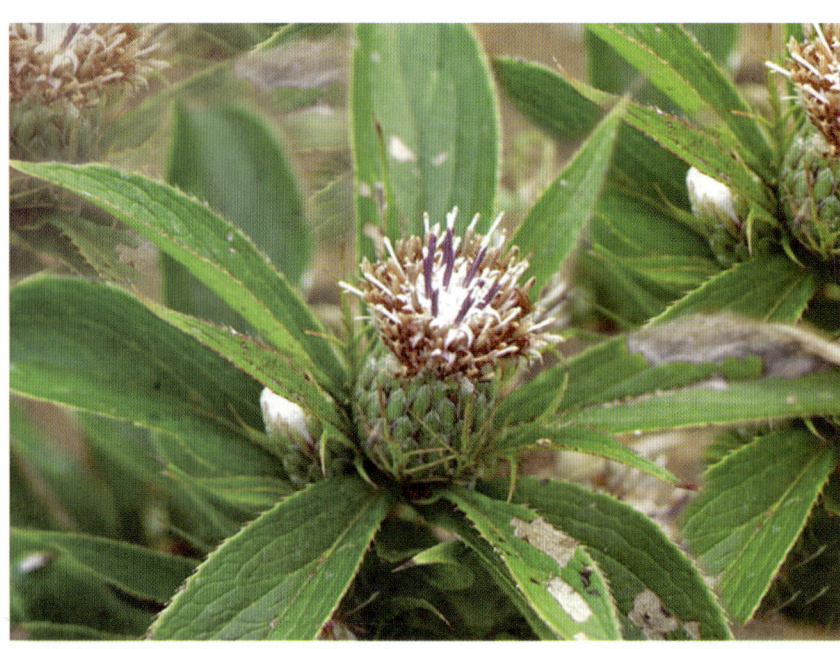

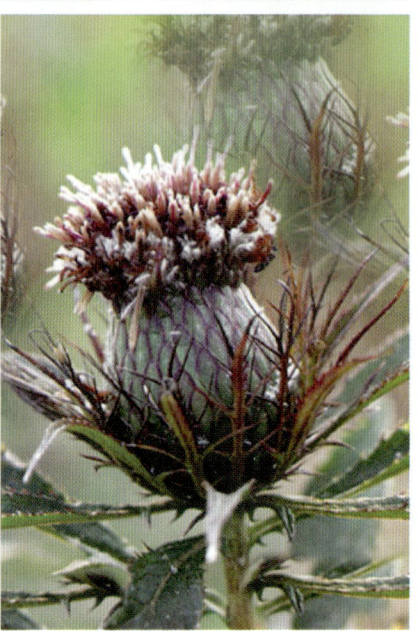

本草纲目附方

泻血姜黄（肠风痔漏，脱肛泻血，长期不愈）
白术一斤，黄土炒过，研细；另用干地黄半斤，在饭上蒸熟。两经捣和，如太干，可加酒少许。做成丸，如梧子大。每次服十五丸，米汤送下。一天服三次。《普济方》

产后呕吐
白术一两二钱、生姜一两五钱，加酒和水各二升，煎取一升，分三次服。《妇人良方》

四肢肿满
白术三两，捣碎，每次半两，一杯半水，加大枣三枚，煎至九分，温服，日服三、四次。《本事方》

参术膏
主治一切脾胃虚损，补益元气。一斤白术，四两人参，切成片，用十五碗长流水浸泡一夜，桑柴文武火煎取浓汁熬成膏，加入炼蜜收好。每次用白开水冲服。《集简方》

中风口噤，不省人事
四两白术，三斤酒，煮取一升，一次服下。《千金方》

中湿骨痛
一两术，三杯酒，煎成一杯，一次服下。不饮酒的患者，用水煎服。《三因良方》

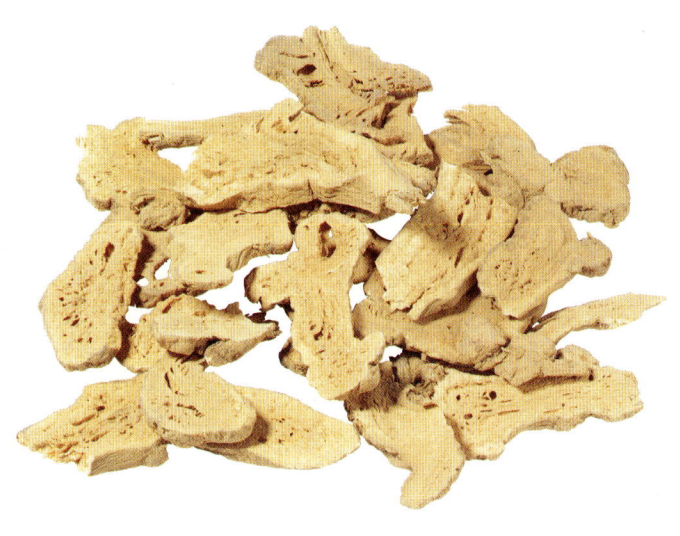

国医传世药方

七味白术健脾和胃散

方选源流：《小儿药证直诀》补益方。

中药组成：白术15克、人参7克、白茯苓15克、甘草3克、木香6克、藿香叶15克、葛根15~30克。

炮制方法：上药均研粗末，每次9克，水煎服。亦可用饮片作汤剂，水煎服。

功能主治：健脾止泻，补气和胃。适用于脾胃久虚，呕吐泄泻；消化不良，腹痛腹泻，乳食少进。

四季药膳养生

白术羊肚汤

白术30克，羊肚1个。二味加水共炖，熟后吃肉饮汤，每天3次。▶功能健脾调中，益气补虚。适用于久病虚弱羸瘦，四肢烦热，饮食减少等症。

白术红枣饼

白术30克，红枣250克，干姜6克，鸡内金15克，面粉500克，适量调料。白术、干姜装纱布袋内，扎口，和红枣一起放入锅内，适量加水，大火烧沸后，用小火煮约1小时，去药包及枣核，枣肉捣泥待用；鸡内金研粉，和面粉混匀，同枣泥一起，加药汁和成面团，分别制成薄饼，小火烙熟。作点心食用。▶功能益气健脾，开胃消食。适用于食后脘闷，饮食无味，大便溏泻等症。

白术叶茶

白术叶5克。将叶揉碎成粗末，放入茶杯内，沸水冲泡。代茶饮用。▶功能健脾益气，燥湿利水。适用于气虚及流汗。

薯蓣

拉丁学名：Dioscorea opposita Thunb.

科属 薯蓣科植物薯蓣，其干燥根茎入药。薯蓣属植物全世界约有600多种，分布于温带和热带地区。中国约有50多种，入药用约有25种。

地理分布 生于山谷林下、山坡、路旁的灌木丛及杂草中、溪边；也可人工栽培。分布于华北、西北、华东和华中地区。

采收加工 每年冬季茎叶枯萎后采挖，切去根头，洗净，除去外皮及须根，用硫黄熏后，干燥，俗称为毛山药；选择肥大顺直的毛山药，放于清水中，浸泡到无干心，闷透，用硫黄熏后，用木板搓成圆柱形，切齐两端后，晒干，打光，即为光山药。

用法用量 煎服，15~30克。

药理作用 降血糖；增强免疫机体功能；耐缺氧等。

性味归经 甘，平。归脾、肺、肾经。

功能主治 补脾养胃，补肾涩精，生津益肺。用于脾虚食少，肺虚喘咳，久泻不止，带下，尿频，肾虚遗精，虚热消渴。

山药

别名／薯蓣·薯蓣·山芋·诸薯·薯豫·怀山药·九黄姜·野白薯

◎《本草纲目》及文献记载山药：

主治伤中，补虚羸，除寒热邪气，补中，益气力，长肌肉，强阴。久服，耳目聪明，轻身不饥延年。主头面游风，头风眼眩，下气，止腰痛，治虚劳羸瘦，充五脏，除烦热，补五劳七伤，去冷风，镇心神，安魂魄，补心气不足，开达心孔，多记事。强筋骨，益肾气，健脾胃，止泻痢，化痰涎，润皮毛。

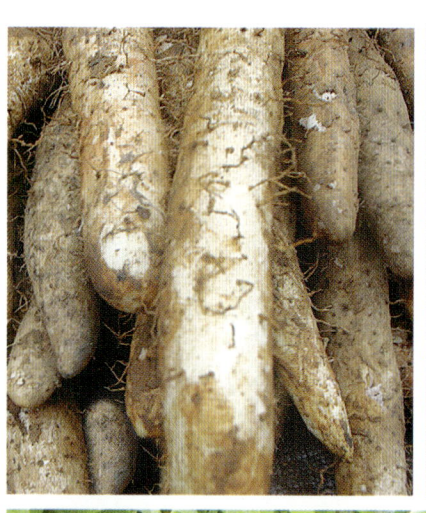
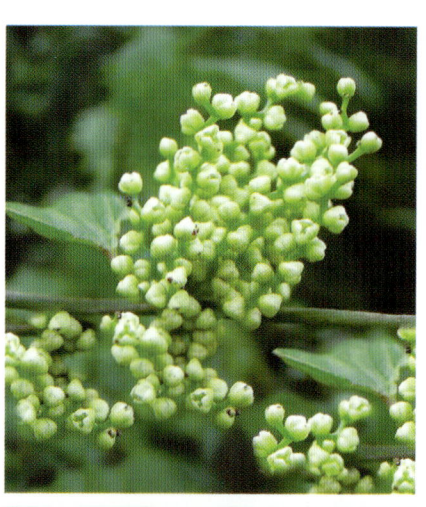
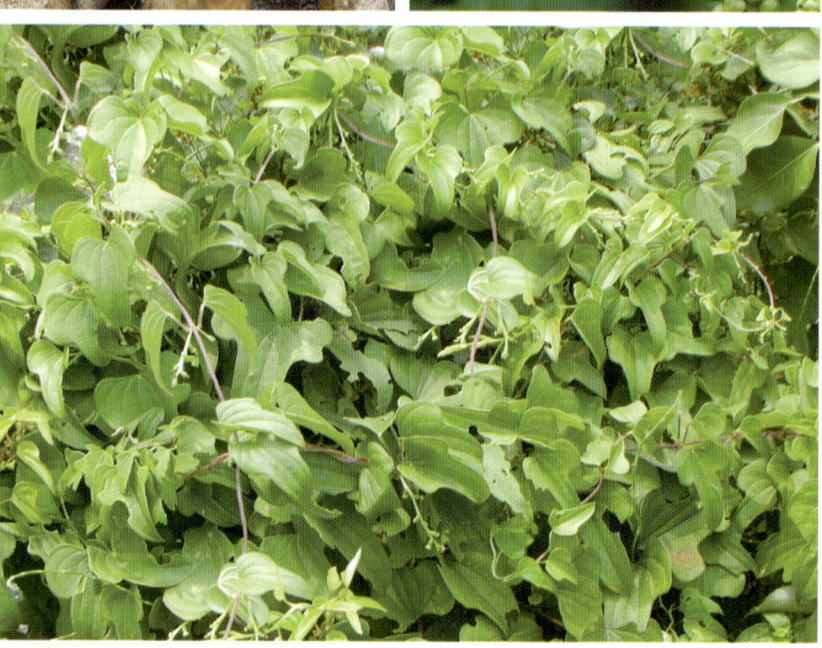

本草纲目附方

心腹虚胀，手足厥逆，不思饮食
将薯蓣半生半炒同研末。每服二钱，米汤送下，日服二次。忌用铁器，忌生冷。《普济方》

小便频数
用薯蓣矾水煮过、白茯苓，等分为末。每服二钱，水送下。《儒门事亲》

痰气喘急
用生山药捣烂半碗，加甘蔗汁半碗，和匀，煨热一次饮服。《简便单方》

脾胃虚弱，不思饮食
用薯蓣、白术各一两，人参七钱半，共研末，加水和糊做成丸子，如小豆大。每服四十至五十丸，米汤送下。《普济方》

下痢噤口
将山药用一半生的、一半炒的，共研为末，每次用米汤送服二钱。《卫生易简方》

肿毒初起
取等分带泥的山药、蓖麻子、糯米，用水浸后研细，敷于肿处就能消散。《普济方》

手脚冻疮
用一截山药磨成泥，敷于疮上。《儒门事亲》

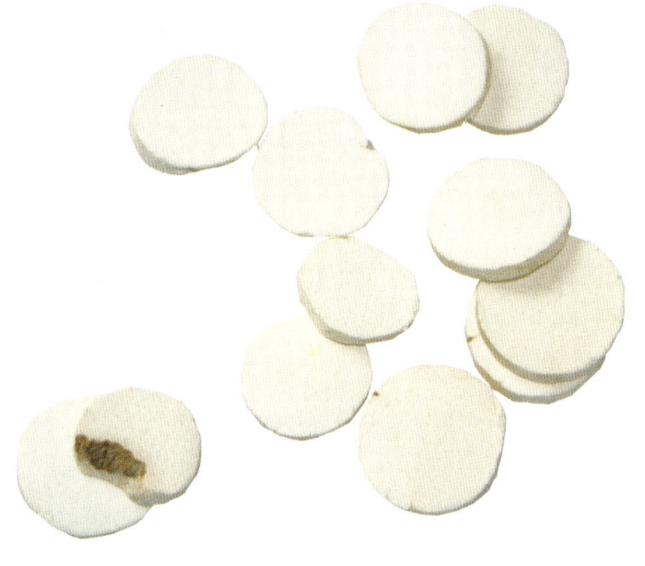

国医传世药方

薯蓣补益丸

方选源流：《金匮要略》补益方。
中药组成：薯蓣（山药）300克，当归、桂枝、神曲、干地黄、大豆各100克，甘草280克，阿胶、人参各70克，白术、川芎、白芍药、麦门冬、杏仁、防风各60克，茯苓、柴胡、桔梗各50克，干姜30克，白蔹20克，大枣100枚。
炮制方法：上药共研细末，炼蜜为丸，每次吞服6～9克，日服1～2次，用酒或温开水送服。
功能主治：补益脾胃，补血行气，祛风除邪。适用于体虚不足，晕眩心悸，身重体乏，少气无力，羸瘦纳减，骨节烦痛，风气百疾，脉沉细无力。

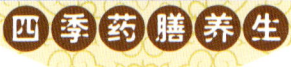

四季药膳养生

山药炖羊肚

山药300克，羊肚300克，调料适量。羊肚洗净，切成3厘米长、2厘米宽的块；山药洗净，切成1厘米厚的片。同置锅内，加盐、水、姜、葱、黄酒，烧沸后转用小火炖熟。早晚空腹温热服食。▶功能滋肺肾，补脾胃。适用于消渴多尿症。

山药粉苡米粥

山药粉40克，苡米30克。将上2味依常法共煮作粥。随意服食。每天2次。▶功能补脾养胃。适用于各类糖尿病。

山药枸杞粥

山药50克，枸杞28克，粳米100克。前2味水煎取汁，与粳米煮成粥。早晚餐食用。▶功能滋补肝肾，益精明目，生津益肺。适用于肝肾不足的虚劳精亏，腰背酸痛，眼花头晕等症。

扁豆　　拉丁学名：Dolichos lablab L.

科属　豆科植物扁豆，其干燥成熟种子入药。扁豆属植物全世界约有2种，分布于亚洲东部和印度。入药用仅有1种。

地理分布　主要分布于中南、华东、西南及辽宁、山西、河北、陕西等地。全国各地都有栽培。

采收加工　每年秋、冬二季采收成熟果实，晒干，取出种子，再晒干。

用法用量　煎服，9～15克。

药理作用　抗菌，抗病毒；增强机体免疫功能。

性味归经　甘，微温。归脾、胃经。

功能主治　和中消暑，健脾化湿。用于脾胃虚弱，食欲不振，白带过多，大便溏泻，胸闷腹胀，暑湿吐泻。

白扁豆

别名／南扁豆・峨眉豆・羊眼豆・膨皮豆・小刀豆・树豆・藤豆・眉豆

◎《本草纲目》及文献记载白扁豆：

主治和中，下气。补五脏，主呕逆。久服头不白。疗霍乱吐利不止，研末和醋服之。行风气，治女子带下，解酒毒、河豚鱼毒。解一切草木毒，生嚼及煮汁饮，取效。止泄痢，消暑，暖脾胃，除湿热，止消渴。

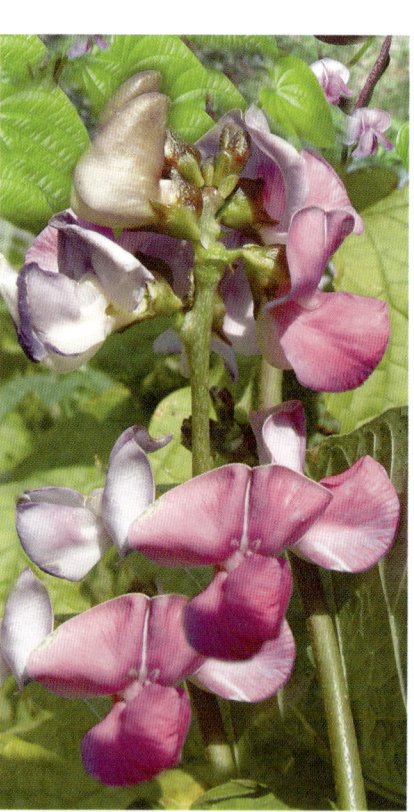
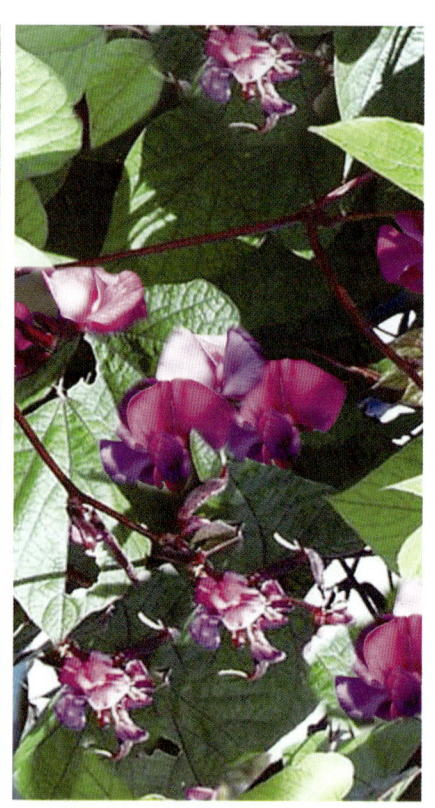
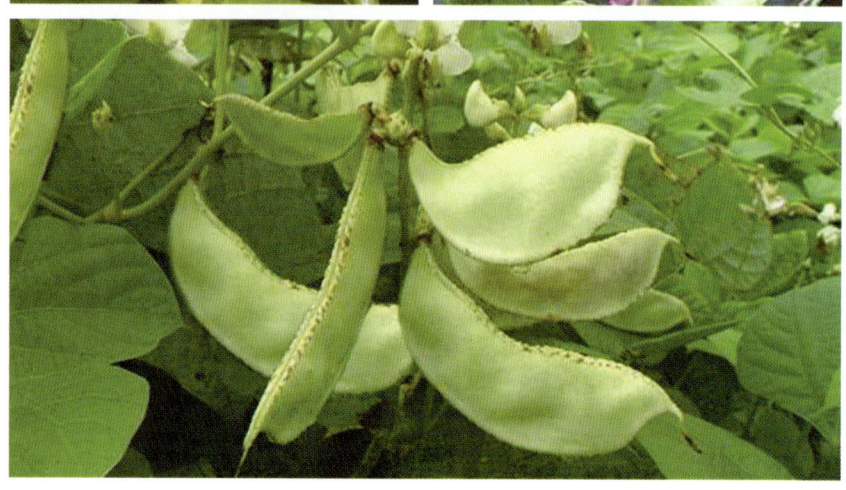

本草纲目附方

赤白带下
白扁豆炒为末，每次服二钱，米汤送下。《永类钤方》

泻痢
白扁豆花焙（正开放者），择取洁净的，勿以水洗，只以滚水烫过后，和猪脊肉一条、葱一根、胡椒七粒，加酱汁一起拌匀，将烫花用的水和面，包成小馄饨，炙熟食用。《必用食治方》

中砒霜毒
将白扁豆生研，加水绞取汁饮服。《永类钤方》

霍乱吐利
用白扁豆、香薷各一升，加水六升，煮取二升，分次服下。《千金方》

霍乱转筋
白扁豆制为末，用醋和服。《普济方》

消渴饮水
金豆丸：用白扁豆浸掉皮，制为末，用天花粉汁同蜜和，作成梧子大的丸，以金箔为衣。每次服下二三十丸，用天花粉汁送服，每天服两次。此外再服用滋肾药。《仁存堂方》

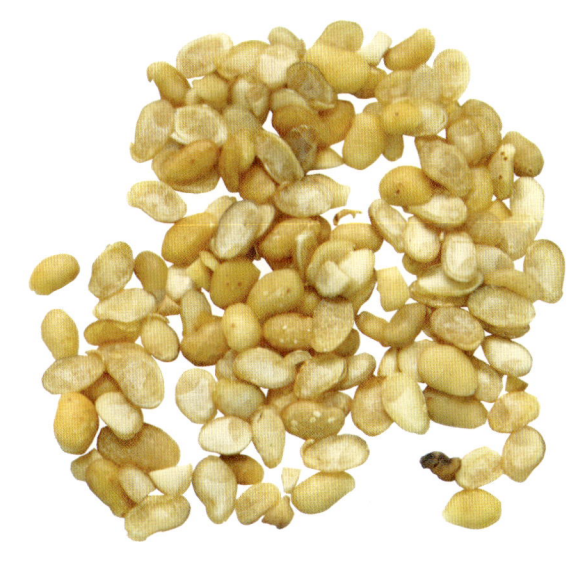

国医传世药方

六神益气健脾散
方选源流：《三因极一病证方论》补益方。
中药组成：人参、炒扁豆、炒山药、茯苓、白术、甘草。
炮制方法：上药各等分，研为粗末，小儿每服3克、成人9克，加生姜2片、大枣7枚，水煎服，日服2次；亦可用饮片作汤散水煎服。
功能主治：益气健脾，行气补中。适用于脾胃气虚，神倦乏力，食少便溏，小儿表热去后，表里俱虚，或又发热者；小儿腹痛肢冷，大便青稀，不乳食欲。

四季药膳养生

白扁豆佛手粳米粥
白扁豆、粳米各60克，佛手20克。先将佛手加水煎汤，去渣后再加入扁豆、粳米煮作粥。每天1剂，连服12剂。▶适用于脾虚湿热所导致的溃疡痛。

白扁豆黄连散
生白扁豆150克，川黄连粉10克，生白扁豆晒干研粉，和黄连粉混合拌匀。每服10克，粳米煮汁送服，每天3次。▶功效清热泻火，和胃止呕。适用于妊娠恶阻，呕吐，脘闷心烦，胁痛嗳气等症。胃脘虚寒性呕吐不宜服用。

白扁豆花北粳粥
白扁豆花20克，北粳米100克，粳米煮稀粥，等粥煮熟时，放入扁豆花，慢火煮到米花粥稠。每天2次，早晚温热食用。▶适用于夏季感受暑湿，胸闷，发热，吐泻及赤白带下等症。

甘草　　拉丁学名：Glycyrrhiza uralensis Fisch.

科属　豆科植物甘草、胀果甘草、光果甘草，其干燥根及根茎入药。甘草属植物全世界约有19种，分布于世界各地。中国约有8种，入药用约有6种。

地理分布　1.甘草　生于向阳干燥的钙质草原、河岸沙质地。分布于华北、东北、西北等地。

2.胀果甘草　常生于盐渍化土壤。内蒙古、甘肃和新疆均有出产。

3.光果甘草　原产于欧洲地中海区域，北非、中亚细亚和西伯利亚也有生长，我国主要分布在新疆，且可生于干旱的盐碱性荒地。

采收加工　春、秋二季采挖，除去须根，晒干即可使用。

用法用量　煎服，1.5~9克。

药理作用　抗炎；抗菌，抗病毒；增强机体免疫功能；镇咳，祛痰；解痉，抗溃疡；促进胰液分泌；促进胆汁分泌；解毒；抗肿瘤等。

性味归经　甘，平。归心、肺、脾、胃经。

功能主治　祛痰止咳，缓急止痛，补脾益气，清热解毒，调和诸药。用于倦怠乏力，脾胃虚弱，心悸气短，咳嗽痰多，四肢挛急疼痛，脘腹虚胀，痈肿疮毒；缓解药物毒性、烈性。

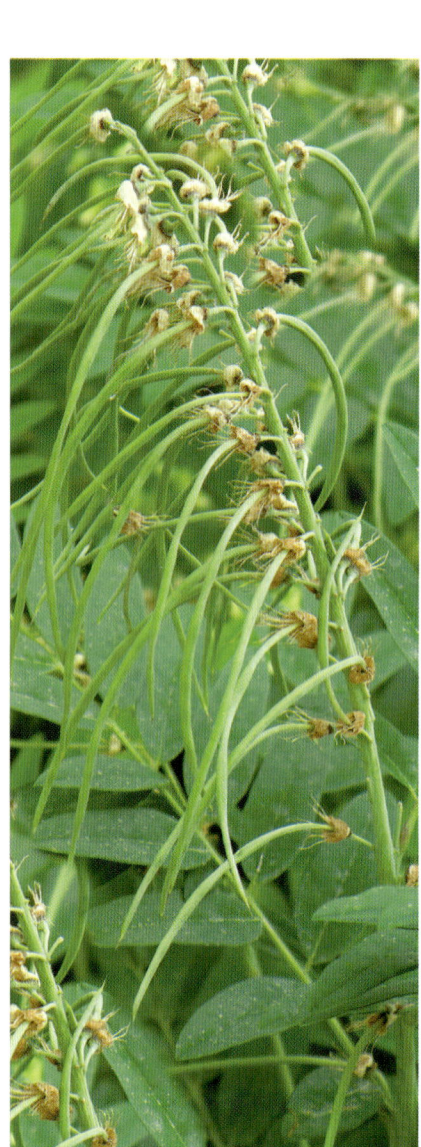
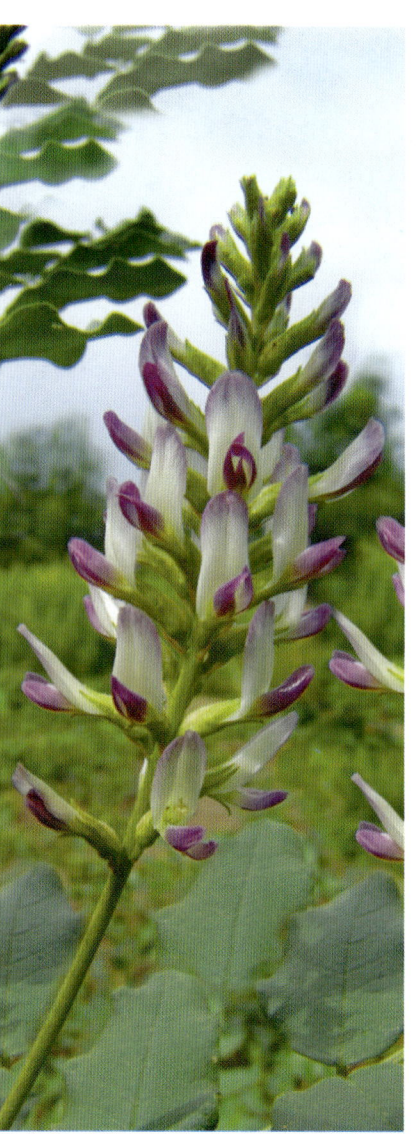

甘草

别名／美草·蜜甘·蜜草·国老·灵通·粉草·甜草·甜根子

◎《名医别录》及文献记载甘草：

主治温中下气，烦满短气，伤脏咳嗽；止渴，通经脉，利血气，解百药毒。为九土中的精华，能安和七十二种石，一千二百种草。用于解小儿胎毒惊痫，降火止痛。

本草纲目附方

伤寒咽痛
用甘草二两，蜜水炙过，加水二升，煮取一升半。每次服五合，一天服两次。《伤寒论》

乳痈初起
用炙甘草二钱，新汲水煎服。再让人吮吸。《直指方》

阴部湿痒
用甘草煎汤，每天洗三到五次。《古今录验》

口疮
用甘草二寸、明矾一块（如粟米大），同放口中细嚼，汁咽下。《保命集》

肺热咳痛，有痰热的患者
二两炒甘草，一两桔梗用淘米水浸泡一夜，每次服五钱，一杯半水，放入半片阿胶，水煎服。《钱乙直诀》

肺痿多涎
肺痿吐唾液，头眩，小便频繁，不咳嗽，这是因为肺中冷，宜用甘草干姜汤温肺复气。四两炙甘草，二两炮干姜，三升水，煮至一升五合。分次服下。《金匮要略》

小儿遗尿
用大甘草头煎汤，每晚饮服。《危氏得效方》

痈疽秘塞
二钱半生甘草，用井水煎服，能够疏导下恶物。《直指方》

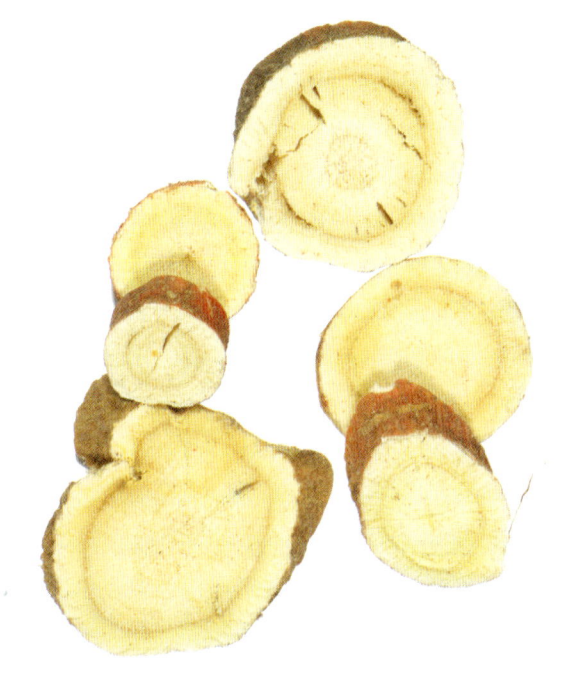

国医传世药方

甘草泻心汤
方选源流：《伤寒论》和解方。
中药组成：炙甘草9克、黄芩6克、半夏9克、人参6克、干姜6克、黄连3克、大枣5枚。
炮制方法：水煎服。
功能主治：益气和胃，消痞止呕。适用于胃气虚弱，气结成痞，干呕心烦，脘腹虚胀，腹鸣下泻，消化不良，失眠，坐卧不安，不思饮食，面目乍赤。

四季药膳养生

甘草生姜黑豆汤
甘草10克，黑豆50克，生姜1片。用水煎服。▶功能缓急止痛，补脾益气，清热解毒。适用于肾虚烦热，小便涩少，色黄等症。

甘草醋茶
甘草6克，醋10克，蜂蜜30克。甘草以沸水冲泡稍凉后再加入醋、蜂蜜。代茶饮，早晚各1次。▶功能祛痰止咳平喘，清热解毒。适用于慢性支气管炎。

甘草干姜汤
炙甘草12克、干姜6克。水煎服。▶功能温中散寒，补脾益气，祛痰止咳。适用于伤寒误汗后，四肢厥冷，咽干不渴，烦躁吐逆，肺痿吐涎沫，心悸气短，咳嗽痰多，遗尿，小便频，头眩。

刺五加 拉丁学名：Acanthopanax senticosus (Rupr.et Maxim.)Harms

科属 五加科植物刺五加，其干燥根及根茎或茎入药。五加属植物全世界约有34种，分布于亚洲。中国约有25种，入药用约有21种。

地理分布 生于海拔500~2000米的落叶阔叶林、针阔混交林下及林缘。分布于河北、山西及东北等地。

采收加工 每年春、秋二季采收，洗净，干燥后使用。

用法用量 煎服，6~15克；或入丸、散、泡酒。

药理作用 镇静；耐缺氧；增强机体免疫功能；抗疲劳；抗应激；解毒；抗辐射；抗菌，抗病毒；抗炎；抗肿瘤；抗衰老等。

性味归经 辛、微苦，温。归脾、肾、心经。

功能主治 补肾安神，益气健脾。用于脾肾阳虚，体虚乏力，食欲不振，失眠多梦，腰膝酸痛。

刺五加

别名／刺拐棒·刺木棒·坎拐棒子

◎《长白山植物药志》及文献记载刺五加：主治神经衰弱，气虚乏力，高血压症，低血压症，冠心病，心绞痛，高血脂症，糖尿病，风湿症，慢性支气管炎，慢性中毒，肿瘤切除后辅助治疗。

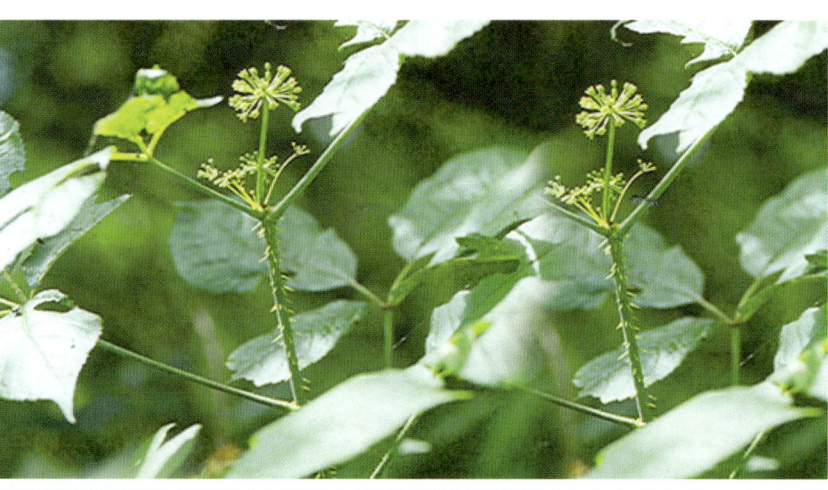

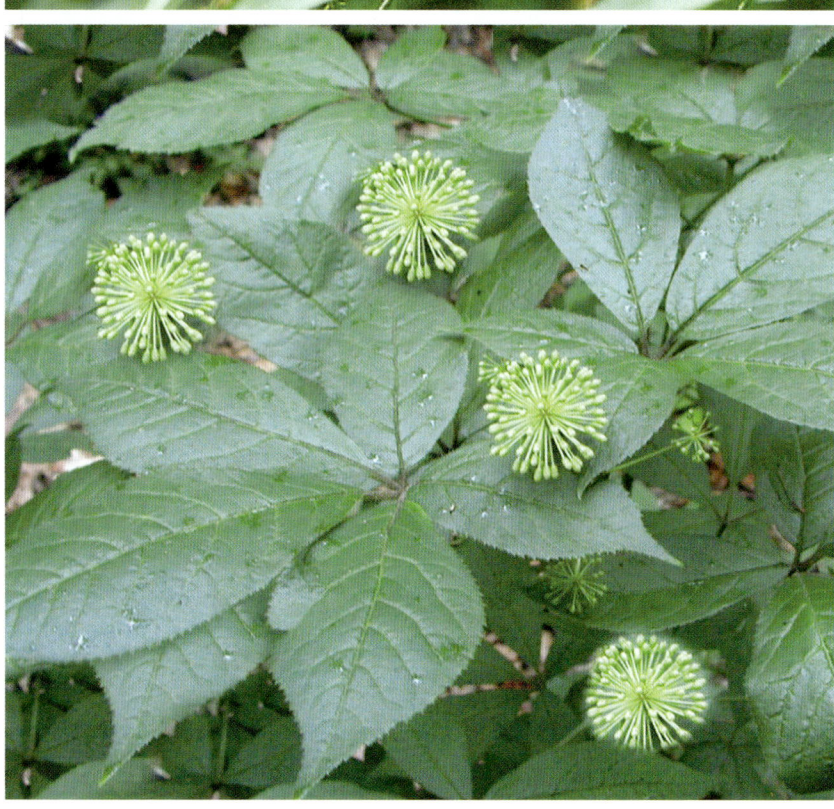

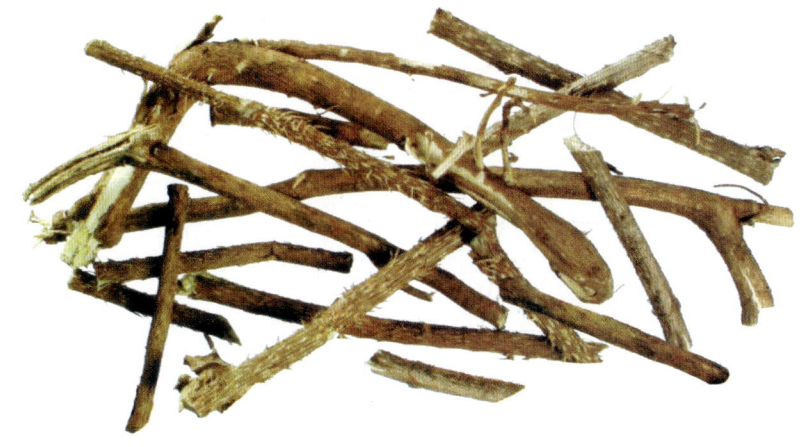

国医传世药方

五加补虚汤

方选源流：《奇方本草》补虚方。

中药组成：刺五加、大枣、黄芪、党参各30克，茯神、五味子各15克，当归、酸枣仁、白术各12克，远志、木香各10克。

炮制方法：加水煎沸15分钟，滤出药液，再加水煎20分钟，去渣，两煎药液调兑均匀，分服，每天1剂。

功能主治：补肾安神，益气健脾。适用于月经来潮前期紧张综合征：心悸失眠、健忘、神疲乏力、面色萎黄、舌淡红、脉弱、苔白等症。

五加安神汤

方选源流：《奇方本草》补虚方。

中药组成：刺五加40克，五味子20克，糖50克。

炮制方法：加水1000毫升，熬至300毫升，每次服用100毫升。

功能主治：补肾安神，益气健脾。适用于神经衰弱。

四季药膳养生

刺五加茉莉花茶

刺五加9克、茉莉花9克、绿茶9克。热开水冲入，多次饮用。▶功能补肾安神，益气健脾。适用于神经衰弱，失眠，多梦，健忘，体质虚弱，肾功能减弱，气短乏力，神疲怠倦。

刺五加明眸茶

刺五加、红枣各9克，麦冬30克，白芷、丹参各3克，洋甘菊3大匙，马鞭草2大匙，适量果糖。洋甘菊及马鞭草除外，其余中药加水2500毫升浸泡半小时。大火煮滚后转小火熬煮约1小时，然后加入洋甘菊及马鞭草，滚后熄火焖约3分钟。过滤后待凉，加入果糖调味即可饮用，可当作日常饮料，3天内喝完。▶功能益气补血、补肾安神，益气健脾、生津止渴。

茉莉龙加茶

刺五加、茉莉花、乌龙茶各5克。先将茉莉花、刺五加放入滤杯中，冲入800毫升的热开水后，泡焖约15分钟后再取出滤杯，加入乌龙茶，再焖泡约10分钟。待茶色变成褐色，去除茶包就可以喝了。▶功能益气补血，可做瘦身茶。

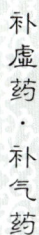

绞股蓝 拉丁学名：Gynostemma pentaphyllum (Thunb.) Makino

科属　葫芦科植物绞股蓝，其干燥全草入药。绞股蓝属植物全世界约有12种，分布于新几内亚岛、马来群岛、日本及亚洲热带地区。中国约有10种，入药用仅1种。

地理分布　生长在海拔100～3200米的山谷密林中、山坡疏林下及灌木丛中。分布于甘肃、陕西和长江以南各地。

采收加工　8～9月结果前割取鲜草，除去杂质，洗净，扎成小把或切成15厘米左右的段，阴干或于50～60℃的温度中烘干。

用法用量　煎服，15～30克；研末，3～6克；或泡茶饮。外用，适量。

药理作用　延缓衰老；镇静；镇痛；增强机体免疫功能；抗肝损伤；抑制血小板聚集；抗炎；抗溃疡；抗肿瘤；降血脂等。

性味归经　甘、微苦，寒。归肺、脾、心、肾经。

功能主治　清肺化痰，补气养阴，养心安神。用于体虚乏力，咳喘痰稠，阴伤口渴，虚劳失精，心悸失眠。

绞股蓝

别名／七叶胆·甘茶蔓·小苦药·落地生·遍地生根

◎《全国中草药汇编》及文献记载绞股蓝：主治慢性支气管炎，传染性肝炎，肾盂炎，胃肠炎。

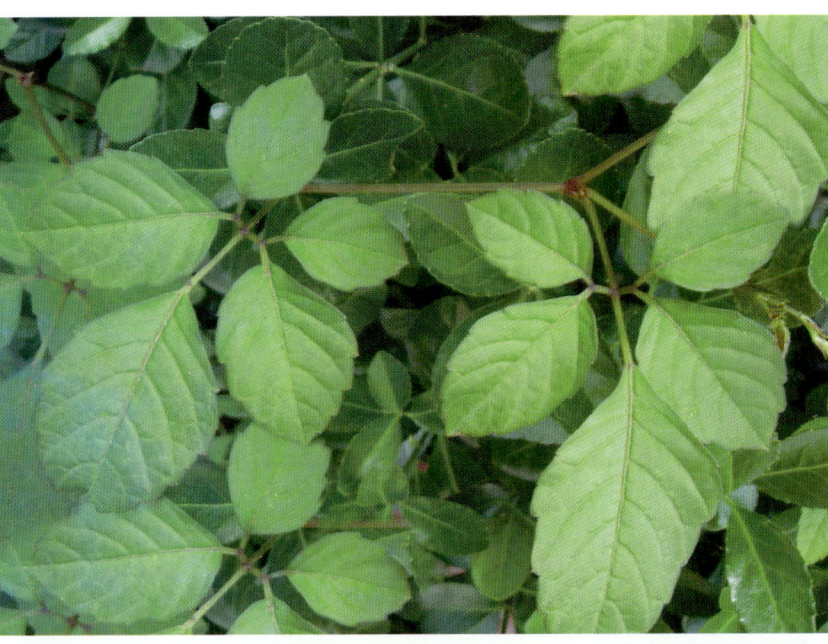

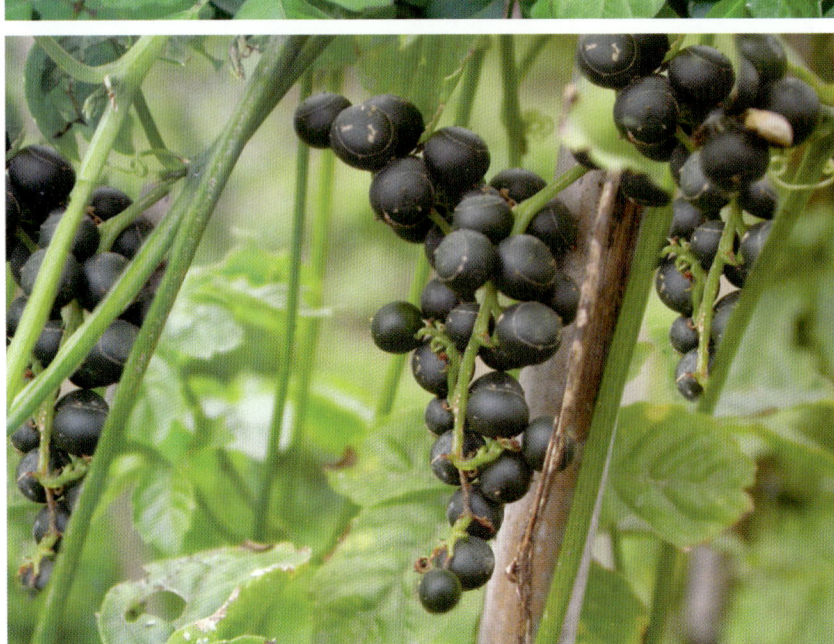

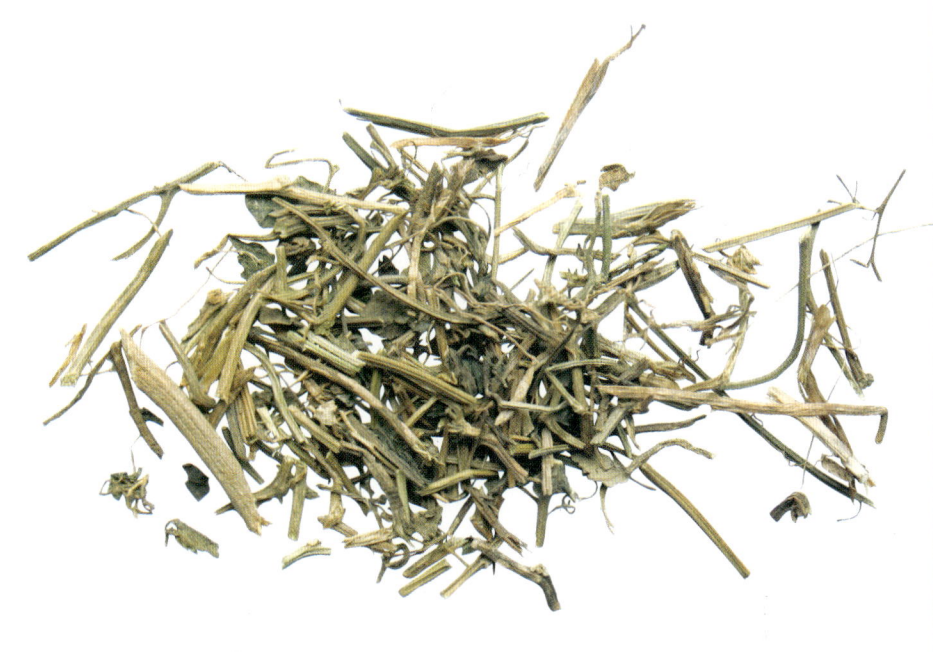

国医传世药方

安神补心汤
方选源流：《奇方本草》补虚方。
中药组成：绞股蓝50克。
炮制方法：将洗净、阴干的绞股蓝放入茶杯中，放入沸水，泡10分钟即可饮用。
功能主治：养心安神，镇静。适用于心悸失眠，虚劳失精，紧张过度。

益智补气方
方选源流：《奇方本草》补虚方。
中药组成：绞股蓝10克，红枣5枚。
炮制方法：两物洗净，同放锅内，加水适量，小火煮至红枣熟。每天1剂，吃红枣，喝汤。
功能主治：健脑益智，补气养阴，养心安神。适用于食欲不振，失眠健忘，夜尿频多。

四季药膳养生

绞股蓝山楂茶
绞股蓝15克，生山楂30克。将绞股蓝晒干，切碎；山楂切片，与绞股蓝同入锅中。加水适量，煎煮30分钟，去渣取汁。代茶频频饮用，当天饮完。▶功能清肺化痰，补气养阴，养心安神。适用于老年脂肪肝。

斑蝥绞股蓝烧鸡蛋
绞股蓝80克，斑蝥1只，鸡蛋1只。斑蝥去头翅足，放在鸡蛋内。先煮绞股蓝，取水再煮斑蝥鸡蛋，用小火烧熟，去斑蝥，吃鸡蛋，每天1只，连服3天，休息3天再服。▶功能清肺化痰，补气养阴，养心安神。适用于肝癌疼痛，肝腹水等症。

大花红景天　　拉丁学名：Rhodiola crenulata (Hook.f.et Thoms.) H.Ohba.

科属　景天科植物大花红景天，其干燥根及根茎入药。红景天属植物全世界约有80多种，分布于北半球寒带地区。中国约有70多种。入药用约有9种。

地理分布　生于海拔2800～5600米的山坡草地、灌木丛中、石缝中。四川、云南、西藏等地均有分布。

采收加工　秋季花茎凋枯后采挖，除去泥土，晒干或在70℃以下烘干。

用法用量　煎服，3～9克；外用，适量研末调敷。

药理作用　抗疲劳；兴奋中枢神经；抗辐射；耐缺氧；抗肿瘤。

性味归经　甘，寒。归脾、肺经。

功能主治　清肺止咳，健脾益气，活血化淤。主治气虚体弱，气短乏力，病后畏寒，肺热咳嗽，咯血，跌打损伤。

红景天

别名／红景天根

◎《西藏常用中草药》及文献记载红景天：主治活血止血，清肺止咳，解热。治咳血，咯血，肺炎咳嗽，妇女白带等症。外用治跌打损伤，烫火伤。

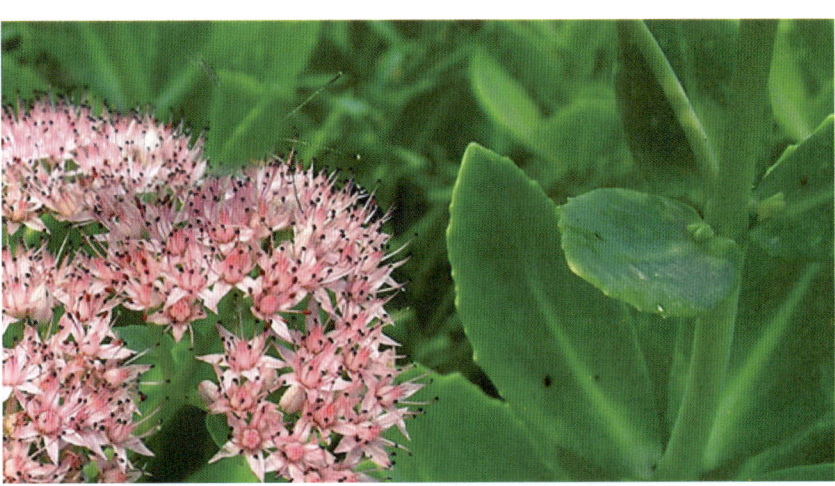

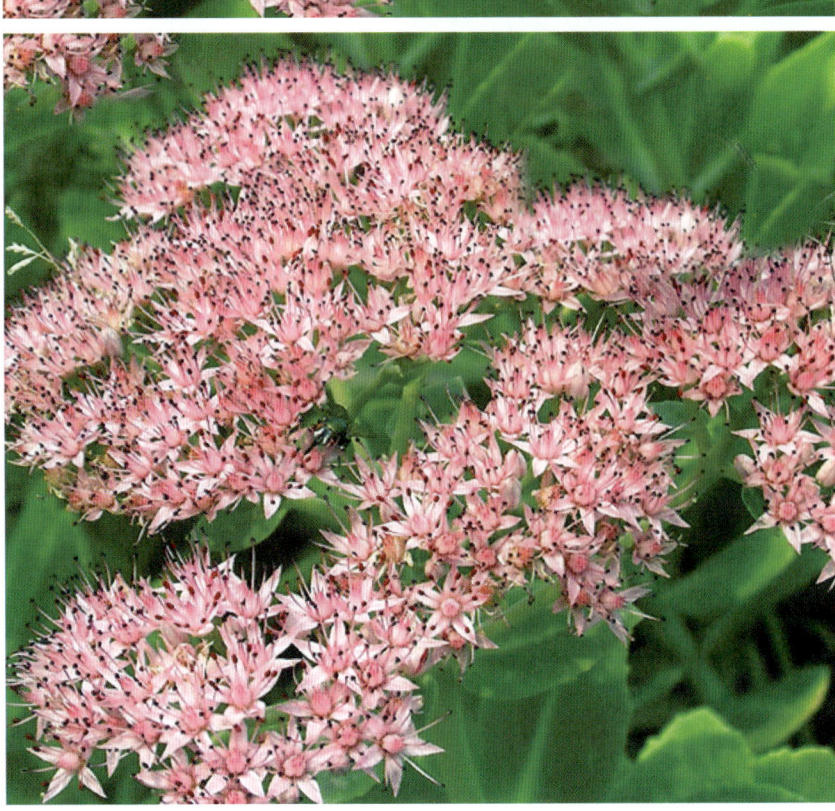

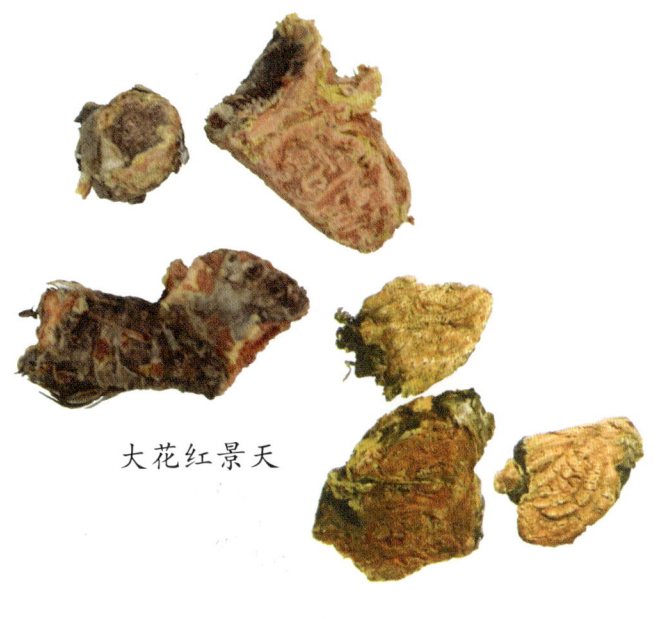

大花红景天

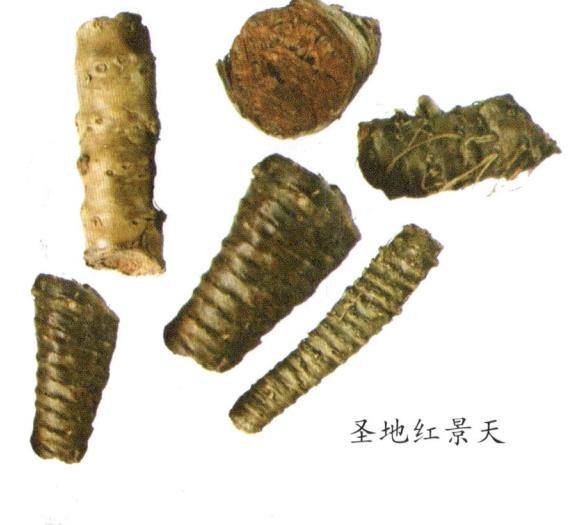

圣地红景天

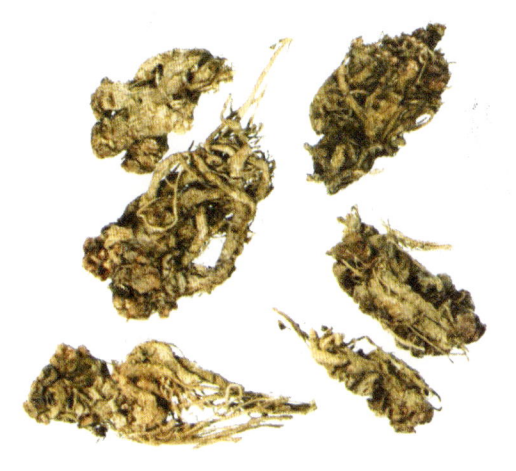

高山红景天

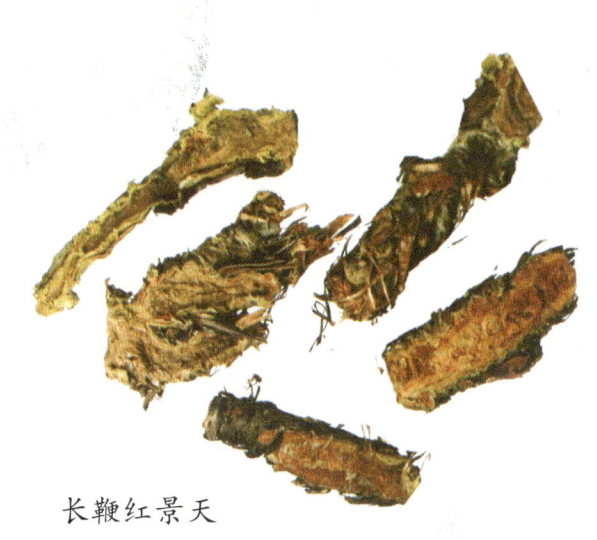

长鞭红景天

国医传世药方

景天补虚方

方选源流：《奇方本草》补虚方。

中药组成：红景天适量。

炮制方法：1.切片开水浸泡，每天3次，每次5克。

2.酒剂：白酒500毫升，红景天20克，浸泡2周后服用，常饮。

功能主治：润肺止咳，活血止痛，抗缺氧，抗心肌缺血，抗疲劳，清热，滋补元气，健脾益气，防癌抗癌，增强人体免疫力，提高机体抗病能力。

四季药膳养生

红景天炖猪肺

红景天15克，猪肺500克，调料适量。红景天切片；猪肺洗净切为小块，以水煮沸去沫，捞出。将红景天片、猪肺块、调料等共入锅中，煮沸后小火炖至猪肺烂熟。吃肺喝汤。▶功能清肺止咳，健脾益气，活血化淤。适用于老年性肺气肿、心悸、胸闷。

沙棘

拉丁学名：Hippophae rhamnoides L.

科属 胡颓子科植物沙棘，其成熟干燥果实入药。沙棘属植物全世界约有4种，分布于欧亚大陆。中国有4种。

地理分布 生于海拔800～3600米的阳坡、沙漠地区、河谷阶地、砾石质的山坡和平坦沙地。我国华北、西北及四川等地均有分布。

采收加工 秋季果实成熟或冬季果实冻硬时采收为宜，除去杂质后，干燥或蒸后干燥。

用法用量 煎服，3～9克。

药理作用 抗肿瘤；增强机体免疫功能；抗血栓形成；抗肝损伤；抗心肌缺血、缺氧；抗胃溃疡；抗炎等。

性味归经 酸、涩，温。归肺、脾、胃、肝经。

功能主治 消食化滞，止咳祛痰，活血散瘀。用于咳嗽痰多，消化不良，瘀血经闭，食积腹痛，跌扑瘀肿。

沙棘

别名／沙枣·醋柳果·醋柳·酸棘·黑棘

◎《西藏常用中草药》及文献记载沙棘：主治活血散瘀，化痰宽胸，补脾健胃。治跌打损伤，瘀肿，咳嗽痰多，呼吸困难，消化不良。

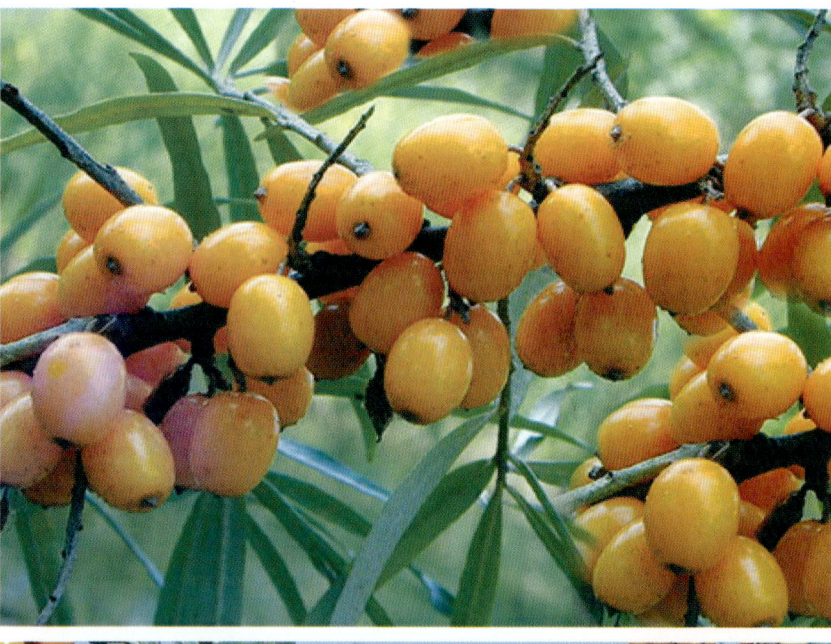

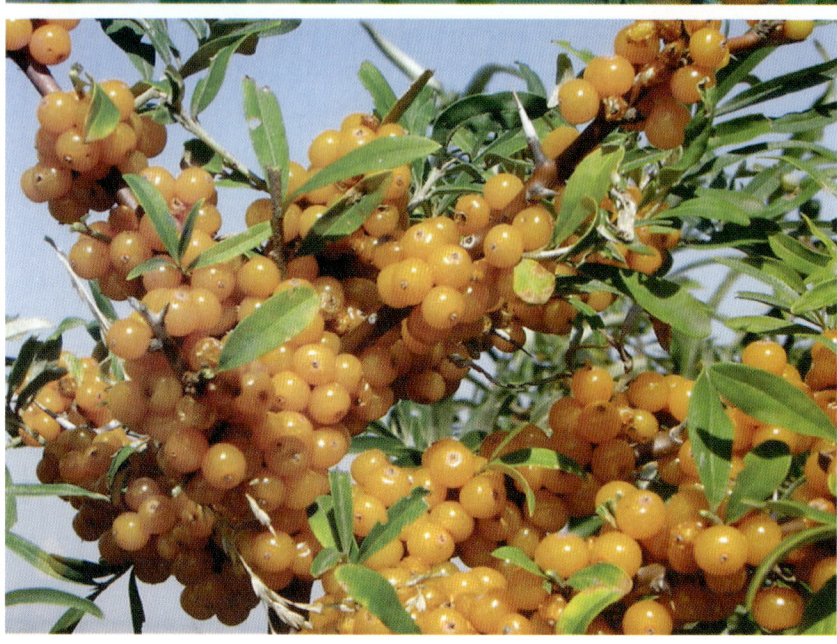

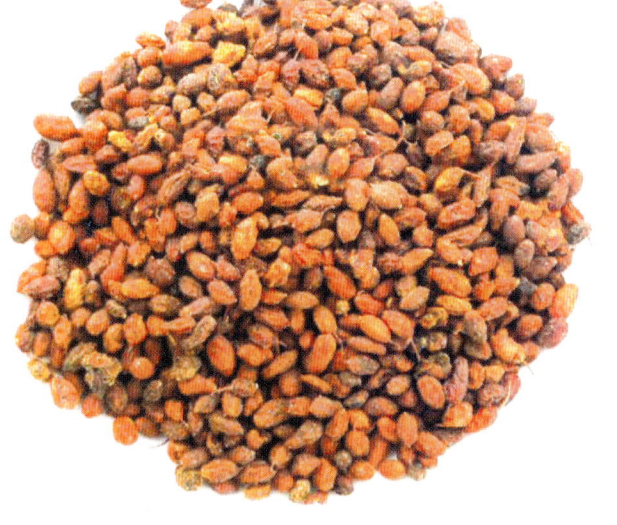

国医传世药方

沙棘活血方
方选源流：《奇方本草》活血方。
中药组成：沙棘果、党参各25克，当归、黄芩、陈皮、荆芥各20克，黄芪30克，艾叶、麻黄各10克，大枣10枚，香附15克，细辛5克。
炮制方法：以上为成人剂量，儿童酌减。水煎服，每天服3次，每次服药量200毫升左右。
功能主治：养血祛风，活血散淤。适用于荨麻疹，丘疹性荨麻疹，皮肤瘙痒症。

沙棘化痰方
方选源流：《奇方本草》化痰方。
中药组成：沙棘果膏、炒莱菔子、余甘子各20克。
炮制方法：先将莱菔子、余甘子共研为细末，过筛，再与沙棘果膏配研为细末，以蜂蜜为丸，每丸重5克。每天2次，每次1丸，噙服。
功能主治：化痰止咳，活血散淤。适用于肺病咳嗽，咳痰不利，喑哑不扬，食后呕吐。

四季药膳养生

沙棘饮料
纯沙棘果实汁加2倍水制为果汁饮料。每天200毫升，分多次服；或每于饭后服100毫升。▶功能消食化滞，止咳祛痰，活血散淤，降血脂。

沙棘果炖排骨
沙棘果35克，排骨1200克，调料少许。将排骨洗净；沙棘果、调料与排骨共同入锅，加冷水没过排骨，慢火炖至熟透。▶功能消食化滞，止咳祛痰，活血散淤。适用于纳食不香之跌扑淤肿者。

枣　　拉丁学名：Ziziphus jujuba Mill.

科属　鼠李科植物枣，其干燥成熟果实入药。枣属植物全世界约有98种，分布于亚洲和美洲的热带、亚热带地区。中国约有12种。入药用约有5种。

地理分布　生于海拔1700米以下的山区、丘陵和平原，全国各地广为栽培，栽培品种很多。原产于我国，现亚洲、欧洲和美洲各地均有种植。

采收加工　秋季果实成熟时采收，晒干。

用法用量　煎服，6~15克。

药理作用　增强肌力；催眠；抗变态反应；抗肝损伤；抗肿瘤等。

性味归经　甘，温。归脾、胃经。

功能主治　安神养血，益气补中。用于脾虚食少，乏力便溏，妇人脏躁。

大枣

别名／干枣・美枣・良枣・红枣・干赤枣・胶枣・南枣・白蒲枣・半官枣・刺枣

◎《本草纲目》及文献记载大枣：

主治心腹邪气，安中，养脾气，平胃气，通九窍，助十二经，补少气，少津液，身中不足，大惊四肢重，和百药。久服轻身延年。补中益气，坚志强力，除烦闷，疗心下悬。补五脏，治虚损。和阴阳。

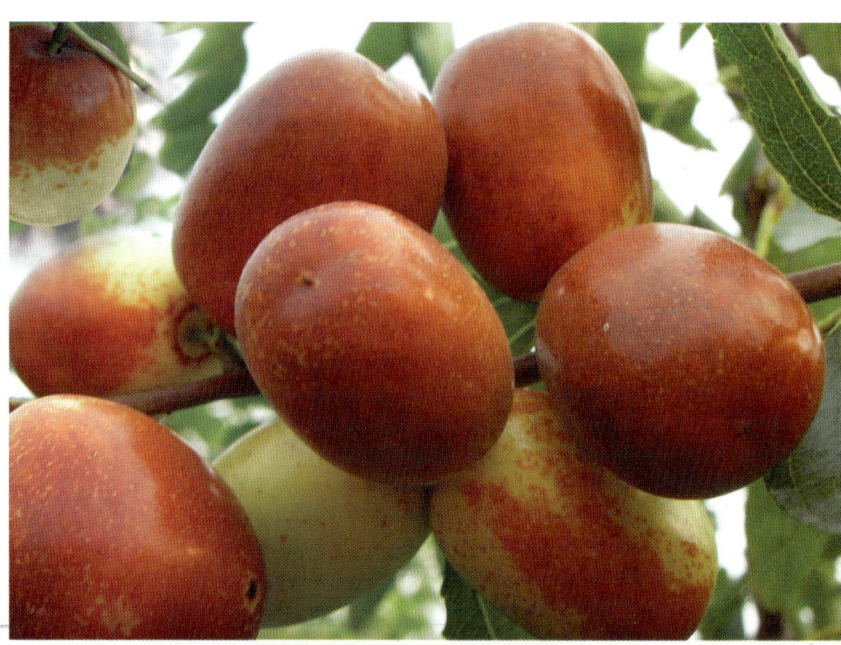

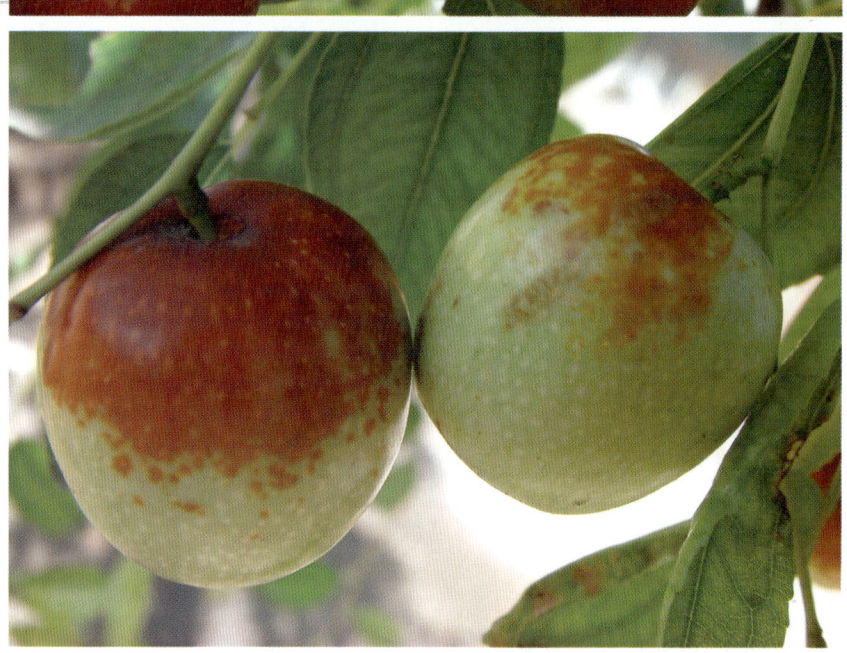

本草纲目附方

调和胃气
干枣去核，缓火烤燥，研为末，加少量生姜末，开水送服。《本草衍义》

反胃吐食
大枣一枚去核，加斑蝥一个（去头翅），一起煨熟，去斑蝥，空腹以开水送下。

大便燥塞
大枣一枚去核，加轻粉半钱入枣中，煨熟服，枣汤送下。《直指方》

烦闷不眠
大枣十四枚、葱白七根，加水三升，煮取一升，一次服下。《千金方》

伤寒热病
在热病后期，口干咽痛嗜睡。把大枣二十颗、乌梅十颗，捣碎后加入蜂蜜做成丸，把杏仁大的一块含在口中，咽下津液，效果很好。《千金方》

诸疮久坏
把三升枣膏，用水煎后频频外洗。《千金方》

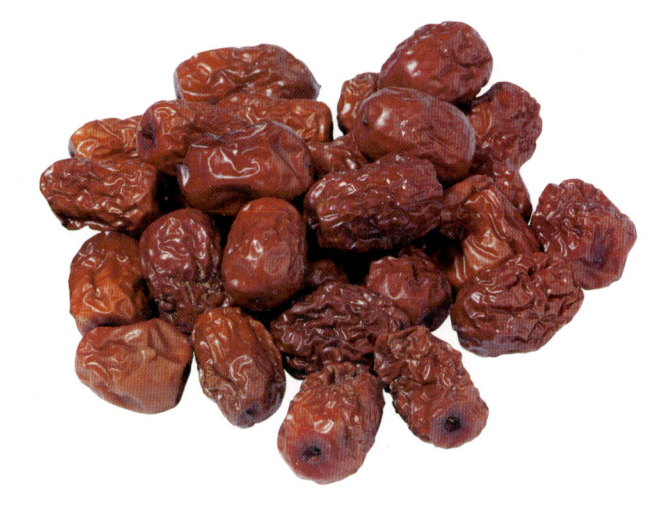

国医传世药方

甘麦大枣安神汤
方选源流：《金匮要略》安神方。
中药组成：大枣10枚、甘草9克、小麦15克。
炮制方法：水煎服。
功能主治：安神养血，益气补中。适用于脏躁。精神恍惚，悲伤欲哭，不能自主，心中烦乱，睡眠不安，言行失常，喜怒不节，呵欠频作，舌红少苔。

大枣葶苈泻肺汤
方选源流：《金匮要略》止咳平喘方。
中药组成：大枣12枚、葶苈子15克。
炮制方法：水煎服。
功能主治：泻肺行水，下气平喘，益气补中。适用于痰涎壅盛，咳喘胸满，不能平卧，面目浮肿，小便短少。

四季药膳养生

大枣汤
大枣20个。洗净浸泡1小时，用慢火炖烂。每服1剂，每天3次，6天为1个疗程。▶功能健脾益气，补中止血。适用于食欲不振，脾虚气弱；气血两虚，脾虚发斑。现多用于过敏性紫癜。

大枣人参汤
大枣8枚，高丽参10克。大枣、人参放炖盅内，隔水炖煮1小时。分2次，温热食。每天2次，6天为1个疗程。▶功能大补元气，固脱生津，养血安神。适用于虚弱，心悸失眠，气短乏力，因大出血引起的虚脱。

大枣陈皮竹叶汤
大枣10枚，陈皮8克，竹叶8克。将三者用水煎取汁。每天1剂，分2次饮服，连用4剂。▶功能健脾益气止涎。适用于小儿流涎症。

中华蜜蜂　　拉丁学名：Apis cerana Fabricius.

科属　蜜蜂科昆虫意大利蜜蜂或中华蜜蜂所酿的蜜入药。
地理分布　湖北、广东、河南、云南、江苏等地盛产，全国大部分地区都有出产。
采收加工　多在春、夏、秋三季采收。
用法用量　煎服或冲服，15～30克；制丸剂、膏剂或栓剂等，随方适量。
药理作用　促进肠蠕动，促进排便；增强机体免疫功能；抗肿瘤；抗菌；解毒；促进生长发育等。
性味归经　甘，平。归肺、脾、大肠经。
功能主治　润燥，补中，止痛，解毒。用于脘腹虚痛，肺燥干咳，肠燥便秘；外治水火烫伤，疮疡不敛。

蜂蜜

别名／石蜜·石饴·食蜜·白蜜·白沙蜜·蜜糖·沙蜜·蜂糖

◎《本草纲目》及文献记载蜂蜜：

主治心腹邪气，安五脏各种不足，益气补中，止痛解毒，消除众病，调和百药。长久服用，强志轻身，不饥不老，延年益寿，赛如神仙，养脾气，除心烦，治饮食不下，肌中疼痛，口疮，明耳目。和营卫，润脏腑，通三焦，调脾胃。

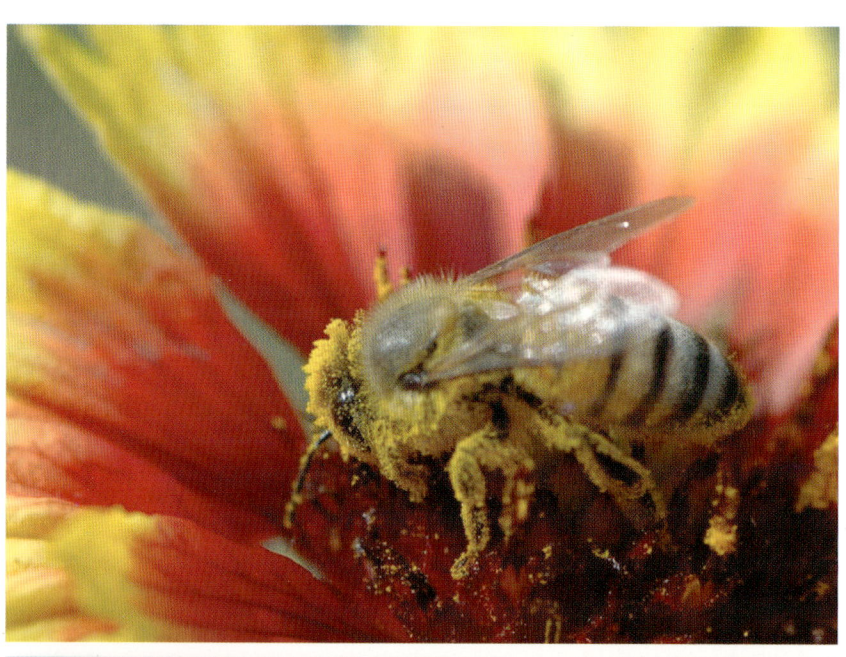

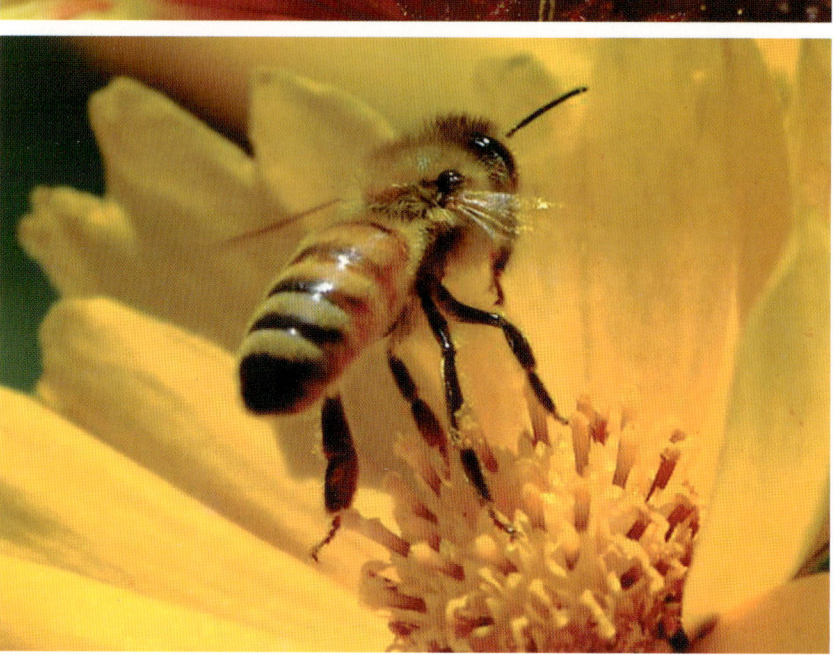

本草纲目附方

隐疹作痒
取蜂蜜不限量，好酒调服。《太平圣惠方》

龟头生疮
用蜂蜜煎甘草涂搽患处。《外台秘要》

热油烫烧
用蜂蜜涂搽患处。《梅师方》

脸上斑点
用白蜜调茯苓末涂搽，七天即可治愈。（孙真人《食忌》）

大便不通
用蜜二合，在铜器中微微煎至饴糖状，趁热捻成挺子，长约一寸半，一端尖细。待冷却变硬后，塞入肛门，不久即可通便。《伤寒杂病论》

产后口渴
用炼制过的蜜，不计多少，用开水调服，可立即止渴。《产书》

难产横生
用蜂蜜、真麻油各半碗，煎至剩余一半，饮服之，可立即产下。《海上方》

各种鱼骨鲠喉
用好蜜慢慢服用可使骨鲠咽下去。（葛氏方）

肛门生疮
肛门是肺所主的部位，肺热会导致肛塞肿缩生疮。用白蜜一升，猪胆汁一枚混合，微火煎至粘稠，做成三寸长的药挺，涂上油后插入肛门，平卧使肛部下重，过一会儿大便就会通泄。《梅师方》

疔肿恶毒
用生蜜与隔年的葱研膏，先把疮疔刺破再涂上蜜膏，数小时后，疔毒就会自行排出，最后用热醋汤洗去。《救急仙方》

拔白生黑，治少年白发
拔去白发，取白蜜涂在毛发孔上，便可生黑发，如果仍不生黑发，再用梧桐子捣汁涂在发孔便可。《梅师方》

国医传世药方

润肺益脾膏

方选源流：《洪氏集验方》治燥方。

中药组成：白蜜5000克、生地黄8000克、白茯苓1500克、人参800克。

炮制方法：上药制成膏。每服6～9克，早晚各1次，米酒或温开水调下。

功能主治：滋阴润肺，益气补脾。适用于肺阴亏损，虚劳干咳，咽燥咯血，肌肉消瘦，气短乏力。

四季药膳养生

蜂蜜蛋

蜂蜜50克，鸡蛋3只，适量黄酒。鸡蛋打成蛋液，倒入烧至五成热的20克菜子油中翻炒，边加入蜂蜜、黄酒。每服3匙，每天3次。▶功效敛肺润燥，补中解毒。适用于小儿久咳不愈，哮喘等。

蜂蜜芝麻膏

蜂蜜200克，黑芝麻30克，黑芝麻研磨成粉状，调入蜂蜜，蒸熟。每天2次当点心食用。▶功效润燥补中，止痛解毒，补虚润肠。适用于半身不遂伴大便秘结者。

蜂蜜香油汤

蜂蜜40克，麻油20克，开水900克。蜂蜜倒入碗内，搅拌到浓密时，加入麻油搅匀，再倒入约60℃的温开水，搅拌均匀。▶功效缓急解毒，润肠通便。适用于肠燥便秘。

蜂王芹汁茶

蜂王浆、蜂蜜各适量，芹菜汁200毫升。混合搅动当茶频频饮服。▶功效行气补虚。适用于性欲低下、阳痿、畏寒肢冷。

饴糖

科属 麦、米、粟或蜀黍等粮食经发酵糖化制成。

地理分布 全国各地均产。

采收加工 以米、高粱、粟、大麦、玉米等淀粉质的粮食为原料，经发酵糖化制成的食品。

用法用量 入汤剂须烊化冲服，每次15～20克；亦可熬膏或入丸剂。

性味归经 甘，温。归脾、胃、肺经。

功能主治 生津润燥，补中缓急。用于劳倦伤脾，里急腹痛，吐血，肺虚燥咳，咽痛，口渴，便秘。

【饴糖】

别名／胶饴·糖稀·软糖

◎《本草纲目》及文献记载饴糖：

主治补虚乏，止渴去血。补虚冷，益气力，止肠鸣咽痛，治唾血，消痰润肺止嗽。健脾胃，补中，治吐血。打损瘀血者，熬焦酒服，能下恶血。又伤寒大毒嗽，于蔓菁、薤汁中煮一沸，顿服之，良。脾弱不思食人少用，能和胃气。亦用和药。解附子、草乌头毒。

本草纲目附方

解草乌头毒及天雄、附子毒
吃饴糖即解。《圣济总录》

服药过剂闷乱者
吃饴糖即可。《千金方》

鱼骨哽咽，不能出来
用饴糖做成鸡蛋黄大的丸吞服，不下再吞。《肘后百一方》

瘭疽毒疮
腊月饴糖，昼夜涂搽患处，数日则愈。《千金方》

误吞钱钗及竹木
取饴糖一斤，渐渐吃尽，钱钗或竹木即从便出。《外台秘要》

国医传世药方

小建中温补汤

方选源流：《伤寒论》温里方。

中药组成：饴糖30克、桂枝9克、芍药18克、炙甘草6克、生姜10克、大枣8枚。

炮制方法：先将后5味水煎2次，去渣取汁，兑入饴糖，分2次温服。

功能主治：温中补虚，健脾胃，消痰润肺。虚劳里急，腹中时痛，温按则痛减，舌淡苔白，脉细弦而缓；心中悸动，虚烦不宁，面色无华；四肢酸麻，手足烦热，咽干口燥。

四季药膳养生

饴糖炖鸡

饴糖100克，母鸡1只，生地30克。鸡去毛及内脏，洗净。把生地及葱、姜、盐放于鸡腹内，再灌入饴糖，缝合切口。将鸡胸朝上放锅内，加适量清水。以武火烧沸后，转用文火炖至鸡熟。

▶功效养阴补虚，生津润燥，补中缓急。适用于久病体虚，低热盗汗等症。

淫羊藿　　拉丁学名：Epimedium brevicornum Maxim.

科属　小檗科植物淫羊藿、箭叶淫羊藿、巫山淫羊藿、朝鲜淫羊藿地、柔毛淫羊藿，其干燥地上部分入药。淫羊藿属植物全世界约有40多种，分布于亚洲东部及意大利、阿尔及利亚。中国约有30多种，入药用约有20种。

地理分布　1.淫羊藿　生于山坡阴湿处或山谷林下。分布于北京、内蒙古、河南、河北、陕西、山西、宁夏、青海、甘肃、安徽、新疆、湖南、湖北、广西、四川等地。
2.箭叶淫羊藿　生于山地、密林、岩石缝中、溪旁阴处潮湿地中。分布于陕西、甘肃、安徽、浙江、四川、江西、台湾、湖北、福建、湖南、广东、广西、贵州等地。
3.巫山淫羊藿　生于溪边、沟谷。分布于陕西、四川、广西、贵州等地。
4.朝鲜淫羊藿　生于多阴的林下或灌木丛间，喜富含腐殖质并较湿润的土壤。分布于辽宁、吉林、黑龙江等地。
5.柔毛淫羊藿　生于山坡、林下草丛中，喜阴湿地带。分布于内蒙古、河南、陕西、河北、甘肃、安徽、浙江、湖北、江西、四川、贵州等地。

采收加工　夏、秋两季茎叶茂盛时采割，除去粗梗及杂质，晒干或阴干。

用法用量　煎服，3～9克。

药理作用　促进下丘脑－垂体－性腺轴功能；促进骨形成；抗衰老；增强机体免疫功能；抗病毒等。

性味归经　辛、甘，温。归肝、肾经。

功能主治　强筋骨，补肾阳，祛风湿。用于阳痿遗精，风湿痹痛，筋骨痿软，麻木拘挛；更年期高血压。

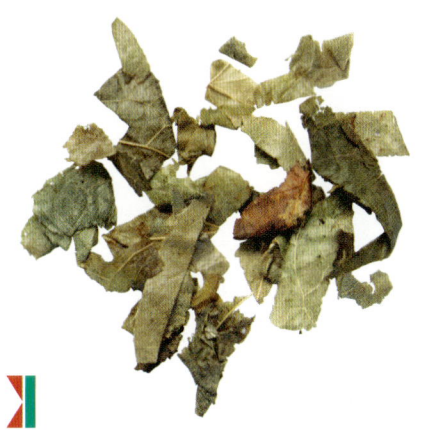

【淫羊藿】

别名／仙灵脾·刚前·羊藿·羊藿叶·黄连祖·牛角花·三叉骨·三角蓬·穷汉腿·乏力草

◎《本草纲目》及文献记载淫羊藿：

主治味甘气香，性温不寒，能益气，乃手足阳明、三焦、命门药也，真阳不足者宜之。

本草纲目附方

小儿雀目
淫羊藿根、晚蚕蛾各半两，炙甘草、射干各二钱半，为末。用羊子肝一枚，切开掺药二钱，扎定，以黑豆一合，米泔一盏，煮熟，分两次吃，以汁送之。《普济方》

牙齿虚痛
淫羊藿研粗末，煎汤频漱，大效。《奇效方》

目昏生翳
淫羊藿、生王瓜（红色小栝楼），等分为末。每服一钱，茶送下。日服两次。《圣济总录》

痘疹入目
淫羊藿、威灵仙等分研末。每服五分，米汤送下。《痘疹便览》

国医传世药方

强骨补肾祛风丹

方选源流：《景岳全书》补益方。

中药组成：淫羊藿、韭子、杜仲、仙茅、巴戟天、山茱萸、肉苁蓉各120克，蛇床子、附子、肉桂各60克，熟地黄、白术各240克，当归、枸杞子各180克。

炮制方法：上药共研细末，炼蜜为丸。每服6～9克，日服1～2次，温开水送服。亦可用饮片作汤剂水煎服，各药用量按原方比例酌减。

功能主治：强筋骨，补肾阳，祛风湿。适用于阳痿精衰，筋骨痿软，精寒不育。

四季药膳养生

淫羊藿苁蓉酒

淫羊藿100克，肉苁蓉50克，65度高粱白酒1000克。药浸酒中，封7日。每次1小杯，每天3次。▶功能强筋骨，补肾阳，祛风湿。适用于肾阳虚，阳痿，腰膝酸痛，宫寒不孕等症。

梅花鹿　　拉丁学名：Cervus nippon Temminck

科属　鹿科动物梅花鹿和马鹿，其雄鹿未骨化密生茸毛的幼角入药。

地理分布　1.梅花鹿　栖息于混交林、山地草原及森林近缘。分布于华北、东北、华东、华南。2.马鹿　栖息于混交林、高山的森林草原。分布于西北、东北及内蒙古等地。

采收加工　每年采收两茬，夏、秋二季锯取鹿茸，头茬茸包括"二杠锯茸"和"三岔锯茸"。传统加工方法为"水煮法"，近年来又研究出"微波及远红外线法"，加工产品也分为"带血茸"和"排血茸"。

用法用量　研末冲服，1～2克。

药理作用　促进生长发育；增强机体免疫功能；性激素样作用；增加冠脉流量；延缓衰老；抗溃疡；促进创伤愈合等。

性味归经　甘、咸，温。归肾、肝经。

功能主治　益精血，壮肾阳，调冲任，强筋骨，托疮毒。用于阳痿滑精，羸瘦，神疲，宫冷不孕，畏寒，眩晕，耳鸣，耳聋，筋骨痿软，腰脊冷痛，崩漏带下，阴疽不敛。

鹿茸

别名／斑龙珠

◎《本草纲目》及文献记载鹿茸：

主治漏下恶血，寒热惊痫，益气强志，生齿不老。疗虚劳，洒洒如疟，羸瘦，四肢酸疼，腰脊痛，小便数利，泄精溺血，破瘀血在腹，散石淋痈肿，骨中热疽，养骨安胎下气，杀鬼精物，久服耐老。补男子腰肾虚冷，脚膝无力，夜梦鬼交，精溢自出，女人崩中漏血，赤白带下，炙末，空心酒服方寸匕。壮筋骨。生精补髓，养血益阳，强健筋骨。治一切虚损，耳聋，目暗，眩晕，虚痢。

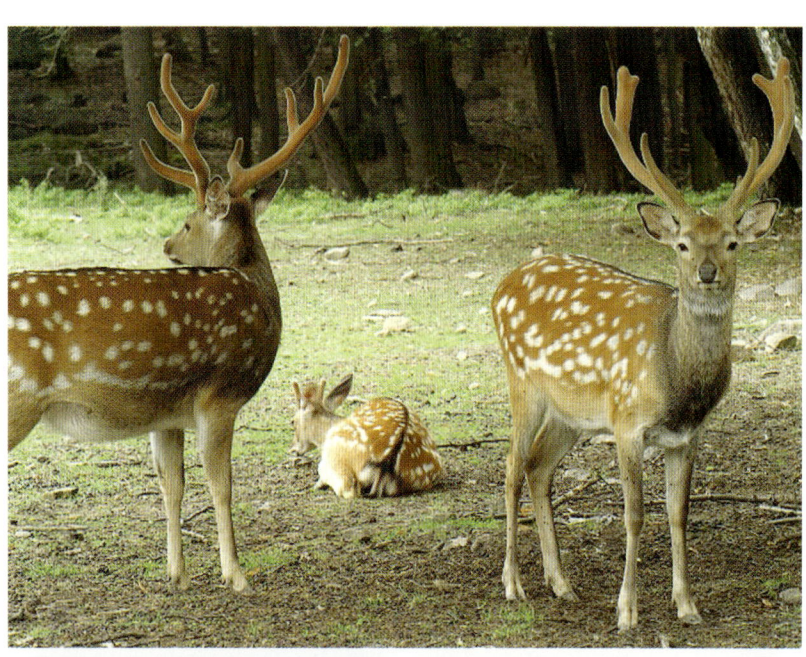

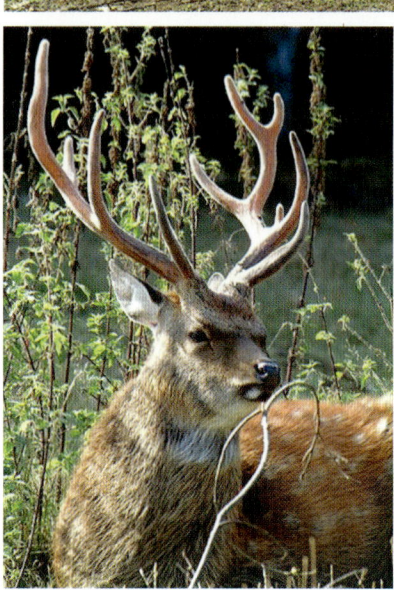

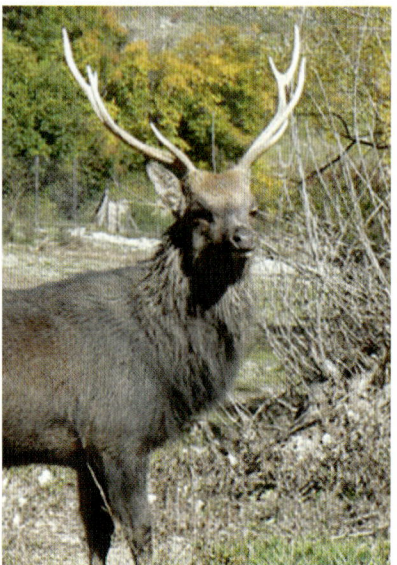

本草纲目附方

腰膝疼痛，外伤所致
将鹿茸切片炙紫，研为末。每次服一钱，温酒送下。《续十全方》

鹿茸酒（治阳痿，小便频数）
嫩鹿茸一两（去毛切片），山药末一两，一同装布袋内，放入酒坛七天，取出开始饮服，每次服一杯。一天服三次。同时将酒中的鹿茸焙干，做成丸服。《普济方》

肾虚腰痛，不能转侧
鹿茸（炙）、菟丝子各一两，茴香半两，共研为末，以羊肾两对，酒泡后煮烂，捣如泥，和成丸，如梧子大。每次服三五十丸，温酒送下。日服三次。《本事方》

精血枯涸，面色黧黑，耳聋眼花，口渴腰痛，脚软乏力，上燥下寒，不受峻补的病人
用鹿茸（酒蒸）、当归（酒浸）各一两焙成粉末，乌梅肉煮成膏捣烂，丸成梧子大。每次米汤送服五十丸。《济生方》

小便不禁
鹿茸一对，用酥油炙成末。每次用温酒服下二钱，一日三次。《郑氏家传方》

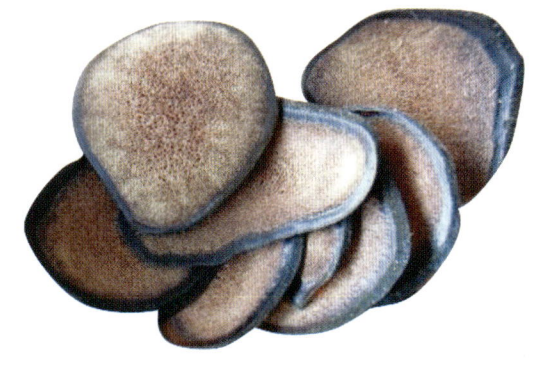

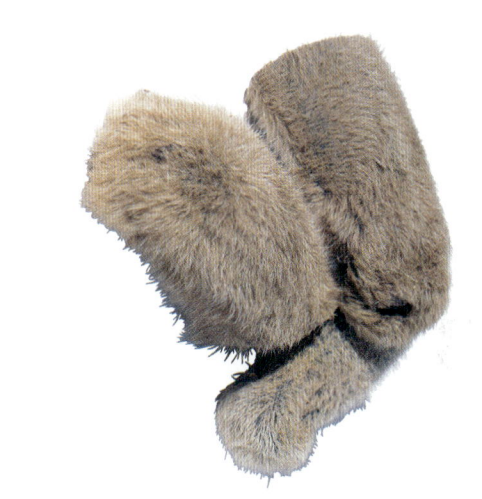

国医传世药方

十补壮肾丸

方选源流：《济生方》补益方。

中药组成：鹿茸30克、五味子60克、熟地黄30克、山药30克、山茱萸30克、牡丹皮30克、泽泻30克、茯苓30克、附子60克、肉桂30克。

炮制方法：上药共研细末，炼蜜为丸，如梧桐子大。每服3～6克，日服2～3次，空腹盐汤或盐酒送服。亦可用饮片作汤剂，水煎服，用量按原方比例酌减。

功能主治：益精血，壮肾阳，调冲任，强筋骨。适用于肾气不足，面色黧黑，肢体羸瘦，神疲眩晕，足膝软弱，足冷足肿，耳鸣耳聋，小便不利，腰脊冷痛。

四季药膳养生

鹿角胶粳米粥

1.鹿角胶30克、粳米150克。煮粥。空腹食用。▶功能益精血，壮肾阳。适用于畏寒肢冷，肝肾阳虚，遗精，阳痿，腰脚酸软，阴疽疮疡，乳痈初起等症。

2.鹿角胶30克，大米150克，生姜10克。大米煮粥，待沸后入鹿角胶、生姜煮稀粥。早晚餐食，连服20天。▶功能益精血，壮肾阳，强筋骨。适用于肾气不固，遗精。

鹿茸猪胞汤

鹿茸8克，白果仁25克，山药30克，猪膀胱1具。猪膀胱洗净，诸药捣碎，纳入膀胱内，扎口，下锅炖烂，入盐调味。汤药同服。▶功能温肾健脾止带，益精血，壮肾阳，调冲任，强筋骨。适用于肾虚带下清冷，小便清长，面色晦暗，腰部酸痛，小腹冷感，舌质淡，脉沉迟等症。

线纹海马　　拉丁学名：Hippocampus kelloggi Jordan et Snyder

科属　海龙科动物线纹海马、三斑海马、刺海马、大海马、小海马(海蛆)，其干燥体入药。

地理分布　1.线纹海马　栖息于近海藻类繁茂处，分布于我国东海和南海。
2.三斑海马　栖息于近海内湾水质澄清，海藻繁茂的低潮区，分布于我国东海及南海。浙江、福建、广东沿海已进行人工养殖。
3.刺海马　分布同线纹海马。
4.大海马　分布于我国广东沿海及海南岛。
5.小海马　我国沿海均有分布。

采收加工　夏、秋二季捕捞，洗净，晒干；或除去皮膜及内脏，晒干。

用法用量　研末服，3~9克。外用适量，研末敷患处。

药理作用　性激素样作用；延缓衰老；抗血栓形成等。

性味归经　甘，温。归肝、肾经。

功能主治　温肾壮阳，散结消肿。用于阳痿，遗尿，肾虚作喘，癥瘕积聚，跌扑损伤；外治痈肿疔疮。

海马

别名／水马·马头鱼·龙落子鱼

◎《本草纲目》及文献记载海马：主治妇人难产，带之于身，甚验。临时烧末饮服，并手握之，即易产。主难产及血气痛。暖水脏，壮阳道，消瘕块，治疗疮肿毒。

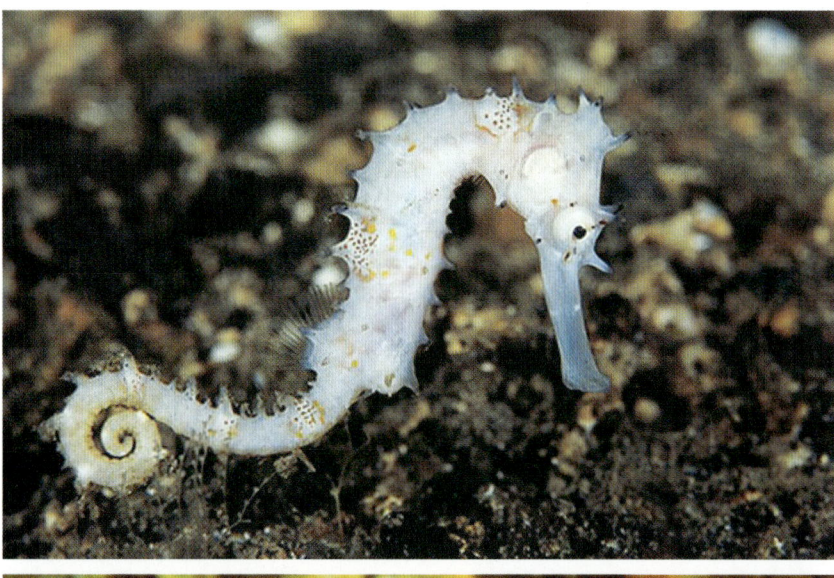

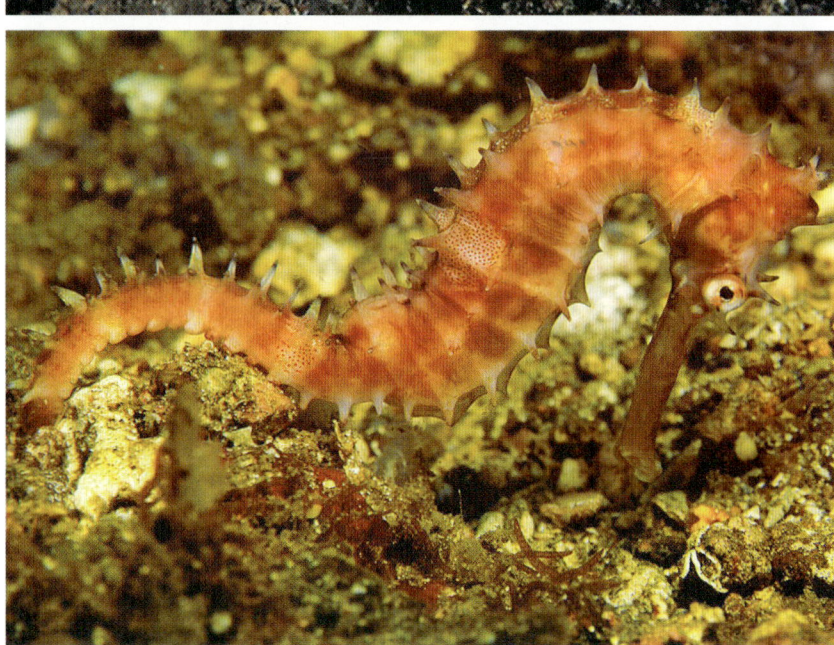

本草纲目附方

多年癥块

海马雌雄一对，木香一两，大黄（炒）、白牵牛（炒）各二两，巴豆四十粒，另取青皮二两，经童便浸软后，包入巴豆再放童便中浸泡七天，取出，用麸炒成黄色，去豆不用，只用青皮，同上各药共研为末。每次服二钱，临睡前以煎沸过几次又放温了的水送下。《圣济总录》

海马拔毒散（治疗疮发背恶疮有奇效）

海马（炙黄）一对，穿山甲（黄土炒）、朱砂、水银各一钱，雄黄三钱，龙脑、麝香各少许，共研为末。每以少许点疮上，一天一次，毒自拔出。《秘传外科》

▲**李时珍说：**

"海马是雌雄成对的，性情温暖，有交感的意思，所以难产以及阳虚、房中方术等方面多用它，如同蛤蚧、郎君子的功效。虾也可以壮阳，药性应该与海马相同。"

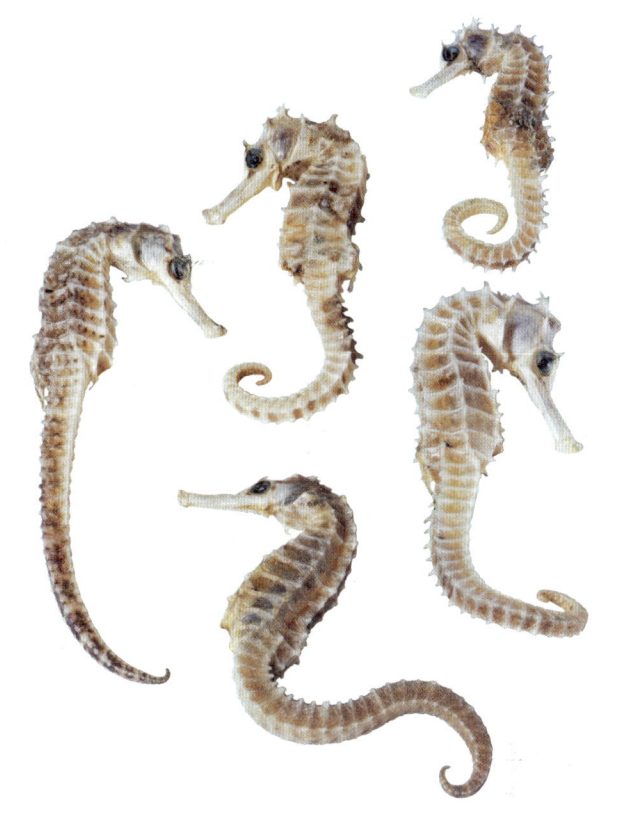

国医传世药方

海马补虚方

方选源流：《奇方本草》补虚方。

中药组成： 海马、蛤蚧、鹿鞭、鹿肾、山药、山茱萸、鹿茸、党参各20克，熟地黄30克，茯苓、牡丹皮、白芍、枸杞子、泽泻、五味子、淫羊藿、菊花、牛膝、鸡血藤、砂仁各10克。

炮制方法： 加水煎沸15分钟，滤出药液，再加水煎20分钟，去渣，两煎药液调兑均匀，分服，每天1剂。也可配制成丸药，用量酌情。

功能主治： 温肾壮阳，收敛固涩，益气补血。适用于肾虚作喘，腰膝酸软，阳痿遗精，短气懒言，精神萎靡，面色苍白，四肢冰冷，自汗，便溏，舌体胖有齿痕。

四季药膳养生

海马酒

海马1对，白酒500克。将海马浸入酒内，封固，两周后饮。每天临睡前饮1小杯。▶功效温肾壮阳，散结消肿。适用于治疗肾阳虚损、命门火衰、阳痿腰膝酸冷。孕妇、阴虚火旺者禁用。

海马童子鸡

海马10个，净仔公鸡1只，水发香菇30克，火腿40克，精盐6克，料酒25克，葱段、姜片各15克，清汤500克。海马用温水洗净；鸡在开水中煮约5分钟取出，剔除骨取肉，连皮切成长方条；火腿、香菇切丁。将鸡条整齐摆在蒸碗里，加入海马、火腿、香菇及调料，上屉蒸1小时取出，拣去葱、姜，调入味精食用。▶功效补肾壮阳。适用于肾阳不足之阳痿、遗精、早泄、尿频；妇女白带清稀、小腹冷感；年老体衰，神倦肢冷等。

紫河车

科属 为健康产妇的干燥胎盘。

采收加工 本品为健康产妇的干燥胎盘。将新鲜胎盘除去羊膜及脐带，反复冲洗至去净血液，蒸或置沸水中略煮后，干燥。

用法用量 煎服，5~15克；研末吞服，2~3克。

药理作用 镇痛；激素样作用；增强机体免疫功能；抗菌，抗病毒等。

性味归经 甘、咸，温。归心、肺、肾经。

功能主治 益气养血，温肾补精。用于骨蒸盗汗，虚劳羸瘦，食少气短，咳嗽气喘，阳痿遗精，不孕少乳。

本草纲目附方

河车丸（治妇人痨疾劳嗽，虚损骨蒸等证）
用紫河车（初生男子者）一具（以长流水中洗净，熟煮擘细，焙干研末），山药二两，人参一两，白茯苓半两，为末，酒糊丸梧子大，麝香养七日。每服三五十丸，温服，盐汤下。《永类铃方》

五劳七伤，吐血虚瘦
用初生胞衣，长流水中洗去恶血，待清汁出乃止，以酒煮烂，捣如泥，入白茯神末和，丸梧子大。每米饮下百丸。忌铁器。《朱氏集验方》

国医传世药方

苁蓉河车丸

方选源流：《奇方本草》补益方。

中药组成：紫河车1具，肉苁蓉、茯神、党参、淫羊藿、续断、桑寄生各30克，菟丝子36克，鹿茸、龟胶各10克，熟地18克。

炮制方法：先将紫河车焙干为末，龟胶烊化，余药均研为细末，炼蜜为丸，如梧桐子大，早晚各服1次，每服6克，空腹送下。亦可用饮片作汤剂，水煎服，用量按原方比例酌减。

功能主治：益气养血，温肾补精，固本培元。适用于虚劳羸瘦，食少气短，咳嗽气喘，阳痿遗精，不孕少乳，月经量少，性欲减退，腰膝酸软，舌质淡，脉沉涩。

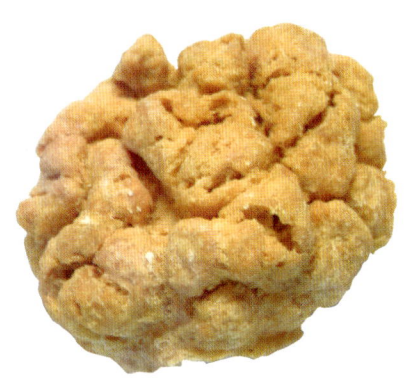

【紫河车】

别名／胞衣·人胞·混元丹·胎衣

◎《本草拾遗》及文献记载紫河车：

主血气羸瘦，妇人劳损，面黯皮黑，腹内诸病渐瘦悴者。

四季药膳养生

紫河车粥

新鲜紫河车1具，小米200克。将胎盘洗净切碎，每次用约100克，与小米同煮粥。每天分2次服。如无新鲜胎盘，可用制紫河车10克研粉，调入小米粥中服食。▶功能养血，补气，益精。适用于气血不足，咳喘，咯血，虚损羸瘦、劳热骨蒸，盗汗、遗精，妇女不孕或乳少。

补骨脂　　拉丁学名：Psoralea corylifolia L.

科属　豆科植物补骨脂，其干燥成熟果实入药。补骨脂属植物全世界约有100多种，分布于欧洲、亚洲的温带地区及非洲南部、澳大利亚和北美洲。中国仅有1种，供入药。

地理分布　栽培或野生。分布于山西、河南、安徽、陕西、江西、浙江、广东、湖北、四川、贵州、云南等地。

采收加工　秋季果实成熟时采收果序，晒干，搓出果实，除去杂质。

用法用量　煎服，6～9克；外用20%～30%酊剂涂患处。

药理作用　扩张冠脉，增加冠脉血流量；雌激素样作用；抗早孕；抗肿瘤；抗病原体。

性味归经　辛、苦，温。归肾、脾经。

功能主治　纳气，温肾助阳，止泻。用于阳痿遗精，遗尿尿频，肾虚作喘，腰膝冷痛，五更泄泻；外用治白癜风，斑秃。

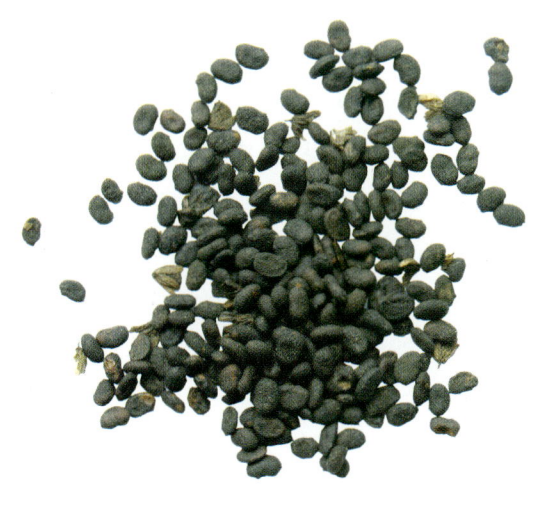

【补骨脂】

别名／婆固脂·破故纸·破故芷·胡韭子

◎《本草纲目》及文献记载补骨脂：

　　主治五劳七伤，风虚冷，骨髓伤败，肾冷精流，及妇人血气堕胎。男子腰疼，膝冷囊湿，逐诸冷痹顽，止小便，利腹中冷。兴阳事，明耳目。治肾泄，通命门，暖丹田，敛精神。

本草纲目附方

虚劳
补骨脂一斤，酒浸一夜后晒干，加黑芝麻一升炒至麻子炸响，簸去麻子，只取补骨脂，研为末，以醋煮面糊制成梧子大丸，每服二三十丸，空腹以温酒盐汤送服。《经验后方》

精气不固
补骨脂、青盐等分，同炒为末。每服二钱，米汤送下。《三因方》

肾虚腰痛
补骨脂一两，炒后研为末。每次服三钱，温酒送下。或加木香一钱亦佳。《经验后方》

国医传世药方

四神温肾丸

方选源流：《内科摘要》固涩方。

中药组成：补骨脂120克、肉豆蔻60克、五味子60克、吴茱萸30克。

炮制方法：为末，生姜240克，红枣100枚，煮熟取枣肉，和末丸如梧桐子大，每服6～9克，空腹或食前白汤送下。

功能主治：温肾助阳，暖脾散寒，涩肠止泻。适用于脾肾虚寒，五更泄泻，不思饮食，腹痛腰酸，四肢冰冷，神疲乏力，遗精，尿频，舌质淡，苔薄白，脉沉迟无力，白癜风。

四季药膳养生

补骨脂鱼鳔汤

　　补骨脂15克，鱼鳔20个。放入锅中一起煮，汤沸50分钟后，调味饮汤食鱼鳔。▶功效补肾壮阳，纳气止泻。适用于腰部酸痛，下元虚冷，夜尿多，尿频，遗尿，遗精等症。

仙茅　　拉丁学名：Curculigo orchioides Gaertn.

科属　石蒜科植物仙茅，其干燥根茎入药。仙茅属植物全世界约有19种，分布于非洲和大洋洲的热带及亚热带地区，以及亚洲。中国约有7种。入药用约有3种。

地理分布　生于海拔1600米以下的林下草地及荒坡上。分布于浙江、江苏、福建、江西、湖南、台湾、四川、贵州、广东、广西、云南等地。

采收加工　在10月倒苗后到春季末发芽前挖采。把根茎全部挖起，抖净泥土，除尽残叶以及须根，晒干。

用法用量　煎服，3~9克。

药理作用　增强下丘脑—垂体—性腺轴功能；有性激素样作用；耐缺氧；抗高温；增强机体免疫功能；镇静，抗惊厥；抗炎；抗菌。

性味归经　辛，热；有毒。归肾、肝、脾经。

功能主治　强筋骨，补肾阳，祛寒湿。用于阳痿精冷，腰膝冷痹，筋骨痿软，阳虚冷泻。

仙茅

别名／独茅根·婆罗门参·独脚仙茅·风苔草·黄茅参·山兰花·仙茅参

◎《开宝本草》及文献记载仙茅：主治心腹冷气不能食，腰膝风冷挛痹不能行，丈夫虚劳，老人失溺，无子，益阳道。久服通神强记，助筋骨，益肌肤，长精神，明目。

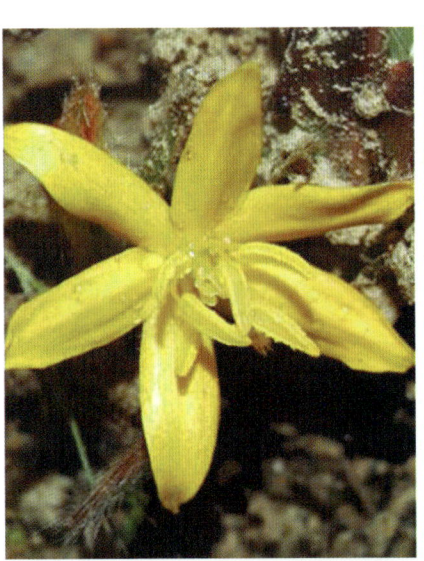
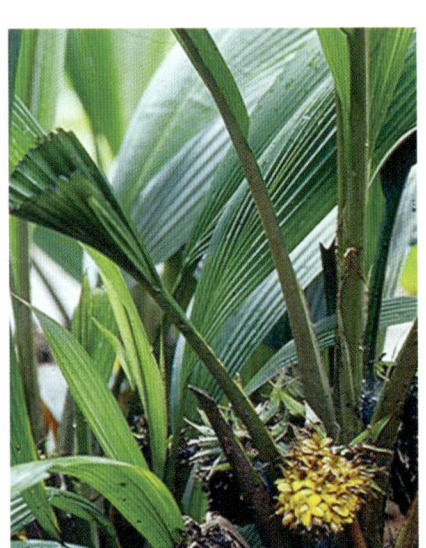
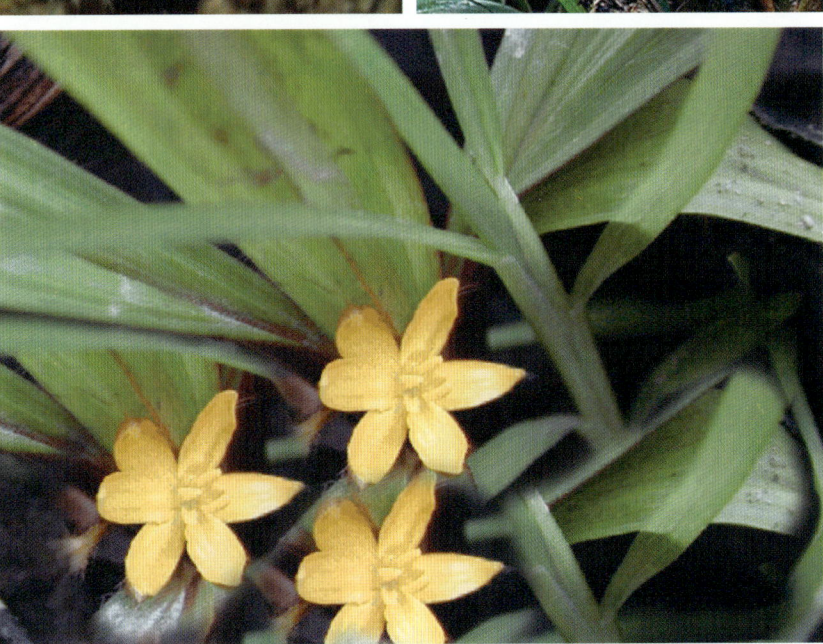

本草纲目附方

阳痿精寒，腰膝风冷，筋骨痿痹等症

仙茅二斤，放入淘糯米水中浸五天，去除红色汁液，夏季浸三天即可，铜刀刮锉、阴干，取一斤。另用苍术二斤，放入淘米水中浸五天，取出刮皮、焙干，取一斤。将制过的仙茅、苍术各一斤，与枸杞子一斤，车前子十二两，白茯苓（去皮）、茴香（炒）、柏子仁（去壳）各八两，生地黄（焙）、熟地黄（焙）各四两一起研细，加酒煮糊做成丸，如梧子大。每次服五十丸，饭前温酒送服。一天服两次。

定喘下气，用于滋补心肾

神秘散：用半两白仙茅，在米泔水中浸泡三晚，晒干后炒；二钱半团参；一两半阿胶，炒过；一两鸡膍胵，烧过；共同制成细末，每次服二钱，用糯米汤空腹送服，每日二次。《三因方》

▲ **苏颂说：**

"五代伪唐筠州刺史王颜著写《续传信方》，由于《国书》中编录了西域婆罗门僧服用仙茅的药方，所以当时很盛行。讲到它用于治五劳七伤，可明目，增加筋力，有宣通和滋补的功能。说十斤乳石比不上一斤仙茅，这是说它的功力强大。这本来是西域道人传授的。开元元年婆罗门僧进献这种药，唐明皇服用后有效，当时封禁药方，不得外传。天宝之乱中，方书散失流传，京都僧人不空三藏最早得到这个药方，传给司徒李勉、尚书路嗣恭、给事刘杭、仆射张健封等人服用，都很有效。路公长期服用金石丹药无效，得到这种药，受益匪浅。齐给事在守缙云的时候，每日体倦乏力，风疹连续发作，服用后就病愈了。八、九月份采集，用竹刀刮去黑皮，切成豆粒大，在米泔水中浸泡两晚，阴干后捣筛，用熟蜜做成梧桐子大的药丸，每天清晨空腹用酒饮下二十丸。禁忌铁器，禁止食用牛乳和黑牛肉，否则会使药力大减。"

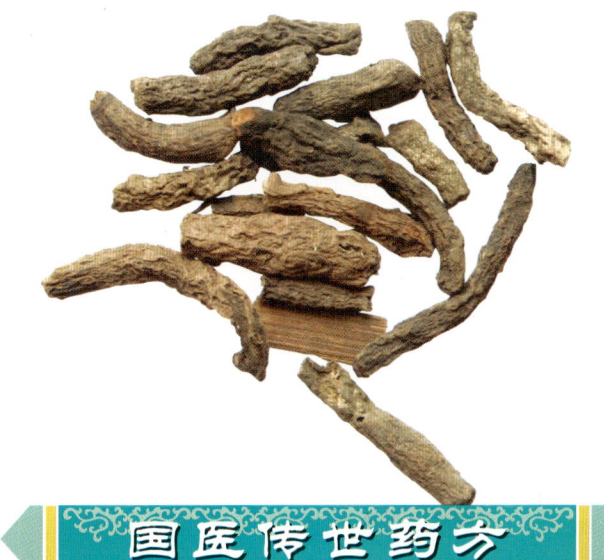

国医传世药方

二仙补阳汤

方选源流：《中医方剂临床手册》补益方。

中药组成：仙茅15克、仙灵脾15克、当归9克、巴戟天9克、黄柏9克、知母9克。

炮制方法：水煎服。

功能主治：补肾阳，祛寒湿，调理阳虚。适用于妇女绝经前后诸症，腰膝冷痹，筋骨痿软，胸闷心烦，头目昏眩，少寐多梦，烘热汗出，焦虑抑郁等。

四季药膳养生

仙茅酒

仙茅120克，白酒500克。将仙茅九蒸九晒后，放入洁净容器中，入酒浸泡封口，6天后饮用。每天早晚各饮20毫升，饭前服。▶功能补肾阳，强筋骨，祛寒湿。适用于阳痿滑精，腰膝冷痛，男子精寒，女子宫冷不孕，老年遗尿，小便余沥等症。相火旺盛者不宜用。

仙茅酒

仙茅(米泔水浸)、淫羊藿、五味皮各150克，龙眼肉100枚，白酒9000毫升。上药切片，装入绢袋，浸于酒中15日后启用。每次饮10毫升，早晚各1次。▶功能补肾阳，强筋骨，祛寒湿。适用于阳痿而兼腰膝酸软，精液清冷，小便清长，手足不温，或见食少，睡眠不足等症。舌苔多白润，脉沉迟。

巴戟天　拉丁学名：Morinda officinalis How.

科属　茜草科植物巴戟天，其干燥根入药。巴戟天属植物全世界约有100多种，分布于温带、亚热带和热带地区。中国约有25种。入药用约有5种。

地理分布　分布于江西、广东、福建、海南、广西等地。生于溪边、山谷、山地疏林下或栽培。

采收加工　在秋冬季采挖，挖出后，摘下肉质根，洗去泥沙，在阳光下晒到五六成干，用木棒轻轻打扁，再晒到全干。

用法用量　煎服，3～9克。

药理作用　促肾上腺皮质激素样作用；抗疲劳。

性味归经　辛、甘，微温。归肾、肝经。

功能主治　强筋骨，补肾阳，祛风湿。用于阳痿遗精，宫冷不孕，少腹冷痛，月经不调，风湿痹痛，筋骨痿软。

巴戟天

别名／巴戟·巴吉天·戟天·巴戟肉·鸡肠风·猫肠筋

◎《本草纲目》及文献记载巴戟天：

主治大风邪气，阴痿不起，强筋骨，安五脏，补中增志益气。疗头面游风，小腹及阴中相引痛，补五劳，益精，利男子。治男子夜梦鬼交精泄，强阴下气，治风癞。治一切风，疗水胀。治脚气，去风疾，补血海。

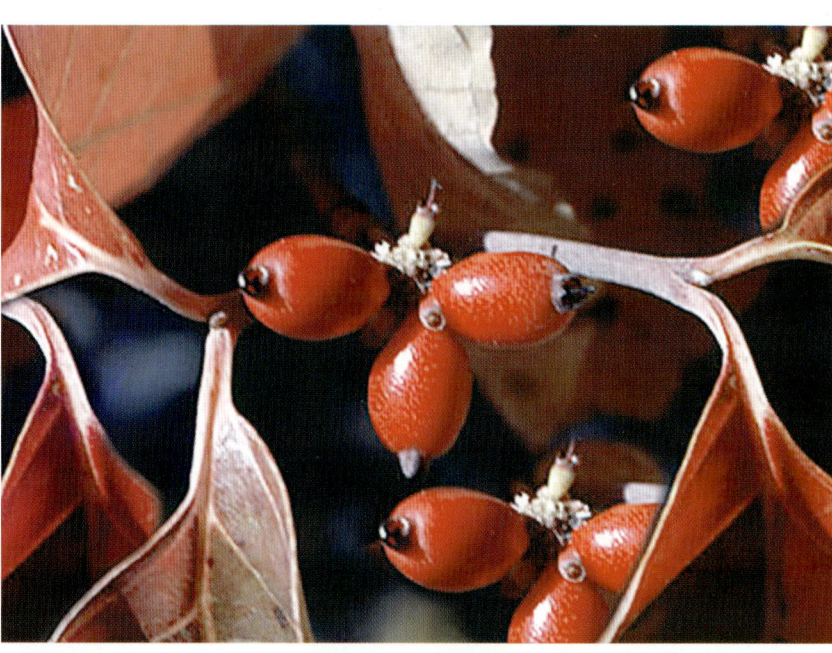

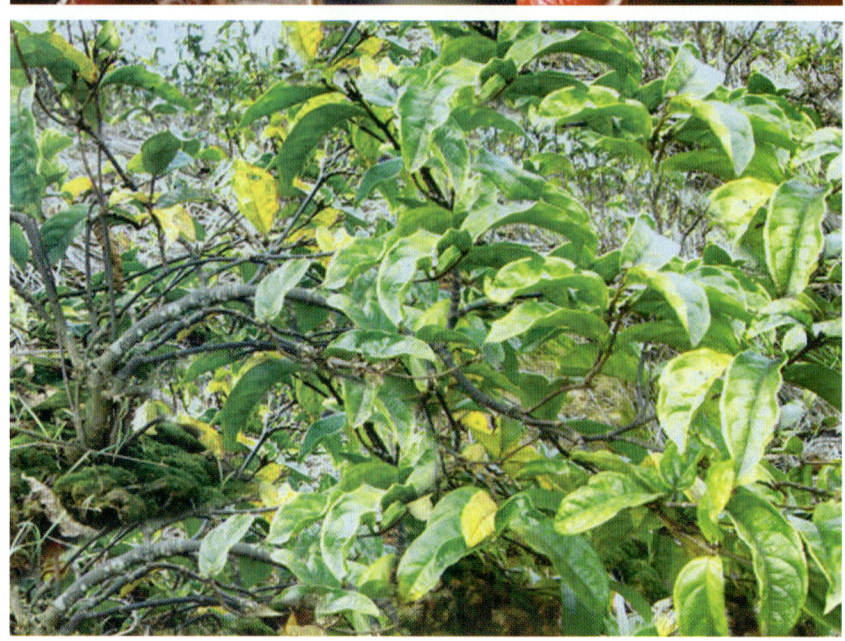

本草纲目附方

▲**李时珍说：**
"如今的制法，只要酒浸泡一夜，切成焙干后入药用。如果要用，仅用温水浸软去掉心即可。"

▲**寇宗奭说：**
"有个人嗜酒，每天必须饮酒五至七杯，后来他患了严重的脚气病。有位医生叫他取半两巴戟天，和糯米同炒，等米稍变色，去掉米；再取一两大黄，切碎，炒后，同巴戟天一起制成细末，用熟蜜制成丸剂，温水服下五十到七十丸，同时要禁酒，最后就治愈了。"

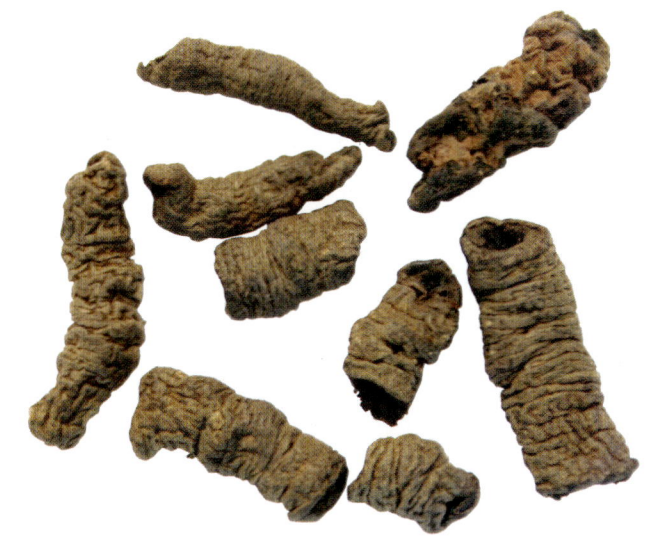

国医传世药方

全鹿补阳丸

方选源流：《景岳全书》补益方。

中药组成： 全鹿1只、人参、白术、茯苓、淮山药、炙甘草、巴戟天、当归、川芎、生地黄、熟地黄、炙黄芪、锁阳、天门冬、麦门冬、枸杞子、杜仲、牛膝、芡实、菟丝子、五味子、肉苁蓉、补骨脂、覆盆子、胡芦巴、秋石、川续断、楮实子、陈皮各500克、川椒、炒茴香、沉香、青盐各250克。

炮制方法： 鹿肉加酒煮熟，焙干为末，和诸药末，炼蜜为丸，如梧桐子大，每服2~3克，日服2~3次；空腹睡前时，用姜汤、盐汤或白开水送服，冬用温酒亦可。

功能主治： 强筋骨，补肾阳，祛风湿，益精血。适用于老年阳衰，精髓空虚，筋骨痿软，神疲形瘦，手脚麻木，阳痿遗尿，舌淡嫩苔薄，脉沉细软。

四季药膳养生

巴戟炖猪大肠

巴戟50克，猪大肠250克，放入适量调料。洗净猪大肠，将巴戟装入猪大肠内，放入瓷碗，加姜、葱、盐及清水适量，隔水炖熟后，再加少许味精拌匀。每天1次，连续服用。▶功能固下元，温肾阳。适用于妇女子宫脱垂。

巴戟胡桃炖猪脬

巴戟天30克，猪脬（猪膀胱）1个，胡桃仁20克。将巴戟天、胡桃仁放入洗净的猪脬内，隔水炖熟后，调味服食。▶功能缩泉止遗，补肾助阳。适用于肾气不足，小便频数，夜甚，面色㿠白，神气怯弱等症。

巴戟熟地酒

巴戟天、甘菊花各60克，枸杞子30克，熟地黄30克，制附子20克，蜀椒30克，白酒1500克。上药一同捣碎，放入干净容器中，用酒浸泡，封口，6天后去渣备用。每次空心温饮2小杯，每天早晚各1次。▶功能强筋骨，补肾阳，祛风湿。适用于阳痿早泄，肾阳久虚，腰膝酸软等症。

胡桃　　拉丁学名：Juglans regia L.

科属　胡桃科植物胡桃，其干燥成熟种子入药。

地理分布　主产于山西、河北、山东。全国各地均有广泛栽培。

采收加工　秋季果实成熟时采收，除去肉质果皮，晒干，再除去核壳以及木质隔膜。

用法用量　煎服，6~9克。

药理作用　抗衰老；抗氧化；抗肿瘤；镇咳。

性味归经　甘，温。归肾、肺、大肠经。

功能主治　温肺，补肾，润肠。用于阳痿遗精，腰膝酸软，大便秘结，虚寒喘嗽。

核桃仁

别名／胡桃肉·胡桃仁·羌桃

◎《本草纲目》及文献记载核桃仁：

主治食之令人肥健，润肌，黑须发。多食利小便，去五痔。捣和胡粉，拔白须发，内孔中，则生黑毛。烧存性，和松脂研，傅瘰疬疮。食之令人能食，通润血脉，骨肉细腻。治损伤，石淋。同破故纸蜜丸服，补下焦。治虚寒喘嗽，腰脚重痛，心腹疝痛，血痢肠风，散肿毒，发痘疮，制铜毒。

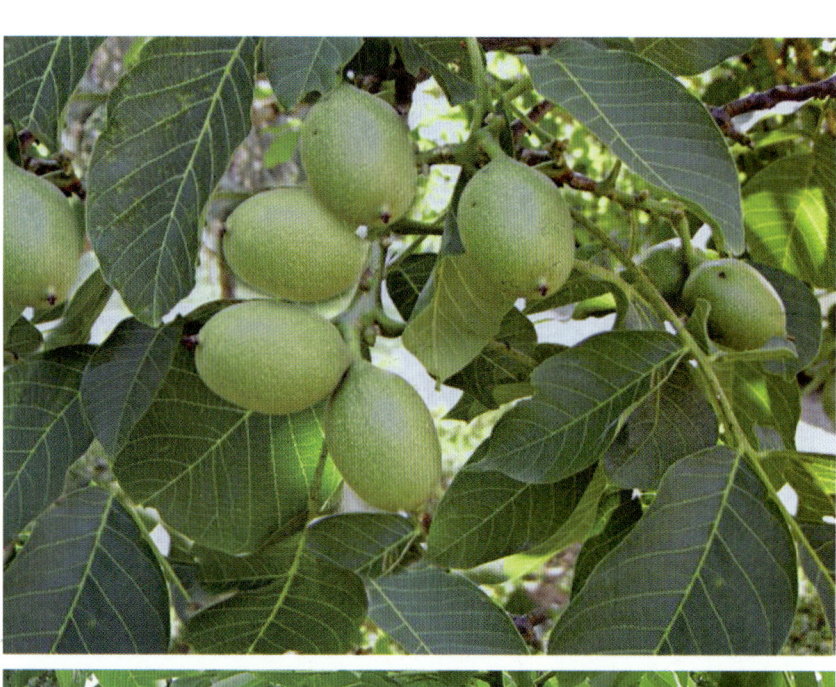

本草纲目附方

多食酸物，齿不着力
细嚼胡桃仁即解。《日华本草》

小便频数
胡桃仁煨熟，临睡前嚼服，温酒送下。

老人喘嗽，醒卧不得
胡桃肉（去皮）、杏仁（去皮尖）、生姜各一两，研为膏，加炼蜜少许，和丸如弹子大。临睡前嚼服一丸，姜汤送下。《普济方》

一切痈肿（未成脓者）
胡桃十个，煨熟去壳，加槐花一两，研末捣匀，热酒调服。《古今录验》

消肾溢精
胡桃丸，可治除肾病。无论因房事过度和服用丹石，或者失意伤肾，导致肾水亏弱，心火亢盛，口干舌燥，遗精，或小便赤黄，大便干燥。用胡桃网、白茯苓各四两、附子一枚去皮切成片，姜汁、蛤粉一同焙干，研为细末，用蜜团成梧子大的丸，每次服三十丸，米汤送服。《普济方》

洁齿乌须
胡桃仁（烧过）、贝母各等分，做成散剂，每天服用。《太平圣惠方》

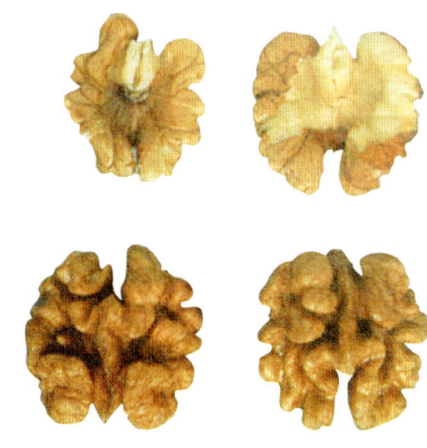

国医传世药方

青娥补阳丸
方选源流：《太平惠民和剂局方》补益方。
中药组成：胡桃仁20个、杜仲500克、补骨脂250克、大蒜120克（熬膏）。
炮制方法：上药共研细末，水泛为丸。每服3~6克，日服2~3次，开水送服。亦可用饮片作汤剂，水煎服，一般去大蒜，各药用量按原方比例酌减。
功能主治：补肾壮腰，强筋骨。适用于肾虚腰痛，转侧艰难，俯仰不利，筋骨无力，舌胖嫩苔薄白，脉沉细。

四季药膳养生

核桃仁糖糊
　　核桃仁150克，白糖适量。核桃仁用食油炸酥，加白糖混合研磨成为糊状。在2天内分次服完(儿童酌减)，连服7天。▶功能温肺，补肾固精。适用于石淋。

核桃仁酒
　　青核桃3000克，白酒5000毫升。青核桃捣碎，浸酒内30天服。每服12毫升，每天3次。▶功能温肺，补肾，润肠。适用于各种胃痛。

核桃仁蛋膏
　　核桃肉、红糖、猪油各250克，鸡蛋500克，黄酒100克。猪油烧到三成热，倒入捣碎的核桃肉、打匀的鸡蛋液、红糖，炒匀后烹入酒，炒到糖溶化，结成膏状。开水冲服。每用3匙，每天2次。▶功能润肺纳气，益肾养血，补虚通乳，增进食欲。适用于老年人肾虚喘咳，食欲不振；妇女产后体虚少乳等。

冬虫夏草菌　　拉丁学名：Cordyceps sinensis (BerK.) Sacc.

科属　麦角菌科真菌冬虫夏草菌寄生在蝙蝠蛾科昆虫幼虫上的子座及幼虫尸体的复合体入药。虫草属真菌全世界约有290多种，分布于欧亚大陆。中国约有59种，入药用约有5种。

地理分布　生于蝙蝠蛾等的幼虫体上，常见于海拔4000米以上的高山上，尤其多见于排水良好的高寒草甸。分布于青海、甘肃、四川、湖北、云南、宁夏、西藏。

采收加工　夏初子座出土、孢子未发散时挖取，晒到六七成干，除去似纤维状的附着物以及杂质，晒干或者低温干燥。

用法用量　煎服，3～9克。

药理作用　抗肿瘤；增强机体免疫功能；扩张支气管，平喘，祛痰；抗炎；抗菌；镇静，抗惊厥等。

性味归经　甘，平。归肺、肾经。

功能主治　止血化痰，补肺益肾。用于久咳虚喘，劳嗽咯血，腰膝酸痛，阳痿遗精。

冬虫夏草

别名／夏草冬虫·虫草·冬虫草

◎《本草从新》及文献记载冬虫夏草：主治保肺益肾，止血化痰，已劳嗽。

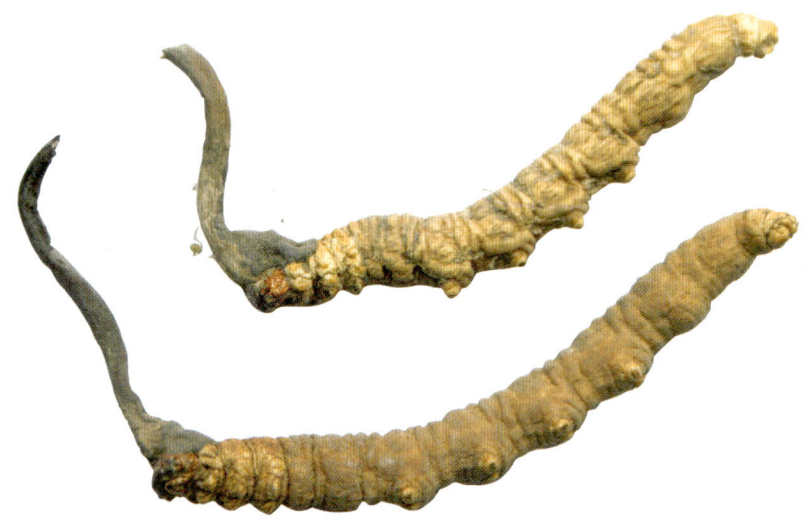

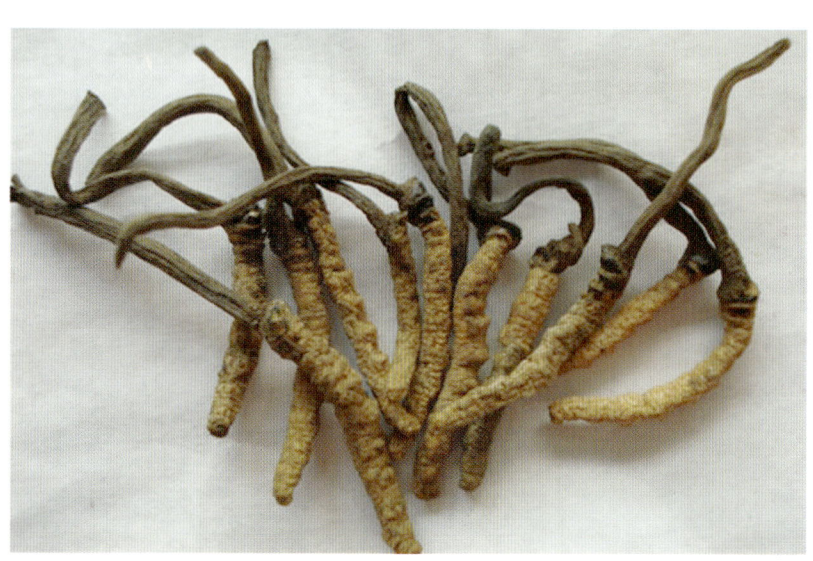

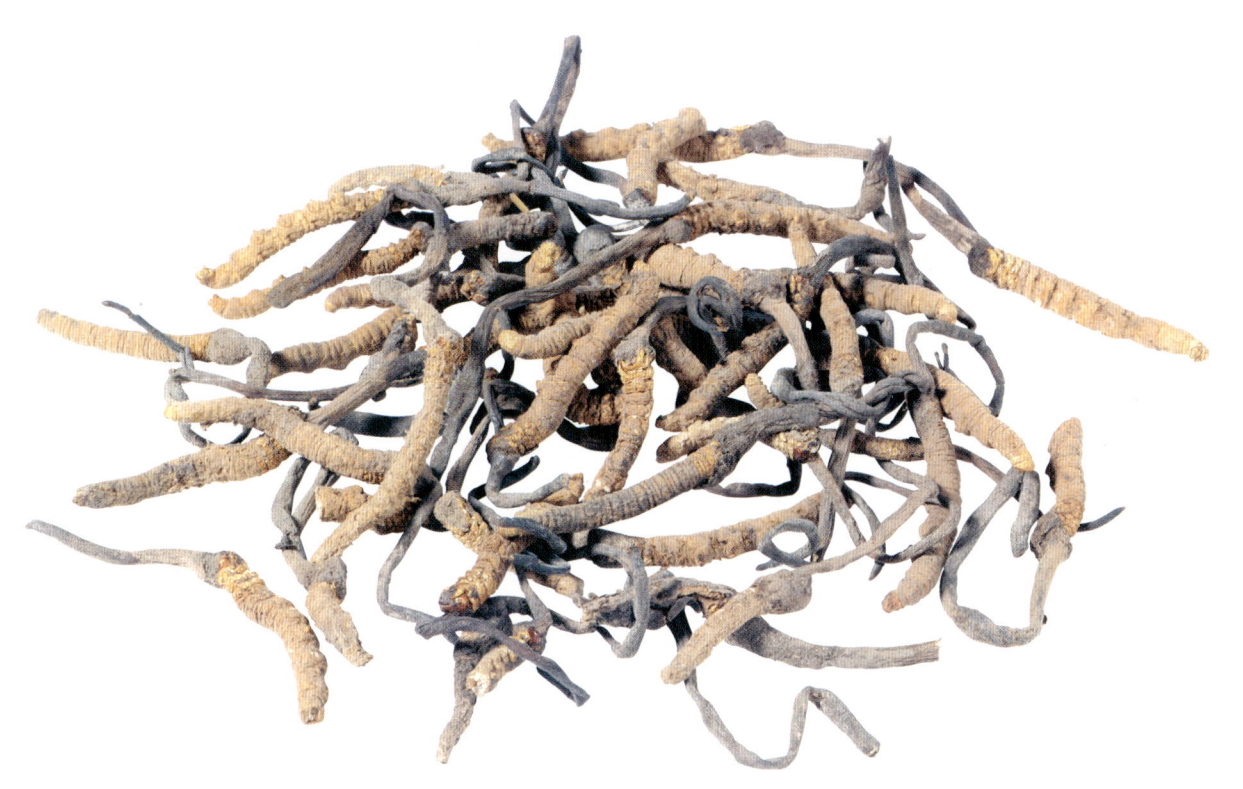

国医传世药方

虫草老鸭补虚汤

方选源流：《本草纲目拾遗》补虚方。

中药组成：冬虫夏草6枚，老雄鸭1只，莲藕60片。

炮制方法：将虫草放于处理干净的鸭腹内，放入莲藕，加水炖熟，少许调味食用。

功能主治：补虚损，益肺肾，止喘咳。适用于久咳虚喘、劳嗽痰血、阳痿、遗精、腰膝酸痛、病后体弱等症。

虫草补虚方

方选源流：《奇方本草》补虚方。

中药组成：冬虫夏草、甘枸杞、熟地黄、潞党参、炒白术、阳起石、净韭菜子各12克，炙鳖甲、生龟板各30克，菟丝子15克，制锁阳、杜仲、当归身、淫羊藿、补骨脂、紫河车、川续断、肉苁蓉、炙甘草各8克。

炮制方法：上药各研磨为细末，均匀调和，炼蜜为丸，如梧桐子大。每次5克，每天3次，1月为1个疗程。

功能主治：补肾益肾。适用于阳痿遗精。

四季药膳养生

冬虫草瘦肉粥

冬虫夏草15克，小米150克，瘦猪肉50克。将冬虫夏草与小米、猪肉切片同煮粥。喝粥吃肉。▶功能益精气，补虚损，润肺补肾。适用于虚喘、肺肾阴虚、咯血、痨嗽、自汗盗汗、腰膝酸痛、阳痿遗精、病后久虚不复等。

虫草紫河炖牛髓

冬虫夏草25克，紫河车30克，牛骨髓300克，生山药260克，蜂蜜200克。上五味放陶罐中，共捣匀放至半小时，入陶罐内，隔水炖25分钟至35分钟。日服2次，每次2汤匙，连服6日。▶功能补肝肾，益精髓，生血液。适用于五劳七伤，阴阳失调，再生障碍性贫血。

虫草沙参

冬虫草10枚，沙参两颗，乌龟1只。将龟宰杀后去内脏，洗净去头足。与虫草、沙参一起加水放至陶罐中炖汤，加盐少许调味。▶功能补肺益肾。适用于咳嗽痰血，虚热。

益智　　拉丁学名：Alpinia axyphylla Miq.

科属　姜科植物益智，其干燥成熟果实入药。山姜属植物全世界约有249种，分布于亚洲热带地区。中国约有45种。入药用约有11种。

地理分布　分布于广东和海南。福建、云南、广西有栽培。生于林下阴湿处。

采收加工　夏、秋间果实由绿变红时采收，晒干或者低温干燥。

用法用量　煎服，3～9克。

药理作用　强心；抗胃损伤。

性味归经　辛，温。归脾、肾经。

功能主治　摄唾涎，温脾止泻，固精缩尿，暖肾。用于脾寒泄泻，口多唾涎，腹中冷痛，肾虚遗尿，小便频数，遗精白浊。

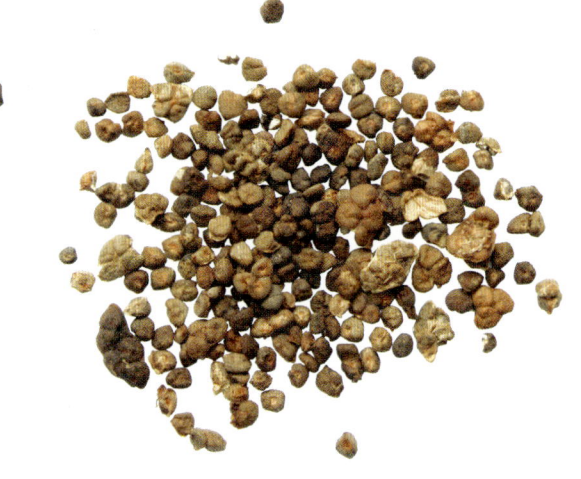

益智仁

别名／益智子・益智

◎《本草纲目》及文献记载益智仁：

主治遗精虚漏，小便余沥，益气安神，补不足，安三焦，调诸气。夜多小便者，取二十四枚碎，入盐同煎服，有奇验。治客寒犯胃，和中益气，及人多唾。益脾胃，理元气，补肾虚滑沥。冷气腹痛，及心气不足，梦泄，赤浊，热伤心系，吐血，血崩。

本草纲目附方

白浊腹满
用益智仁盐水浸、炒，姜汁炒厚朴各等分，加姜三片、枣一枚，水煎服。《永类钤方》

口臭
用益智仁一两、甘草二钱，共碾成粉，常舐含口中。《经验良方》

漏胎下血
用益智仁半两、缩砂仁一两，共研末。每服三钱，空腹服，白开水送下。日服两次。《胡氏济阴方》

心虚尿滑，赤白二浊
用益智仁、白术、白茯苓等分为末，每服三钱，白开水送服。

国医传世药方

缩泉温肾丸
方选源流：《校注妇人良方》固涩方。
中药组成：益智仁、乌药、山药各等分。
炮制方法：为丸，如梧桐子大，每服9克，盐酒或米饮下。
功能主治：温肾祛寒，缩尿止遗，益气安神。适用于下元虚冷，小便频数，肾虚梦泄，及小儿遗尿。

四季药膳养生

益智仁粥
益智仁8克，食盐6克，糯米60克。益智仁研磨成细末；糯米加水煮稀粥，调入益智仁末，加食盐，稍微煮片刻，粥稠停火。早晚温热食。
▶功能摄唾涎，温脾肾，固精。适用于腹中冷痛，脾寒泄泻，遗精阳痿、尿频、夜多小便和多唾流涎等症。阴虚血热者忌服。

蛤蚧　　拉丁学名：Gekko gecko Linnaeus

科属　壁虎科动物蛤蚧，其干燥体入药。
地理分布　多栖息于山岩罅隙和树洞内，也见于人家屋间。以昆虫、小蜥蜴等为食。分布于福建、台湾、广西、广东、云南等地。
采收加工　全年都可捕捉，除去内脏，拭净，用竹片撑开，使全体扁平顺直，低温干燥。
用法用量　3～6克，多入丸散或酒剂。
药理作用　平喘；延缓衰老；提高机体免疫功能；激素样作用；抗炎；抗应激等。
性味归经　咸，平。归肺、肾经。
功能主治　纳气定喘，补肺益肾，助阳益精。用于劳嗽咳血，肾虚气促，阳痿遗精。

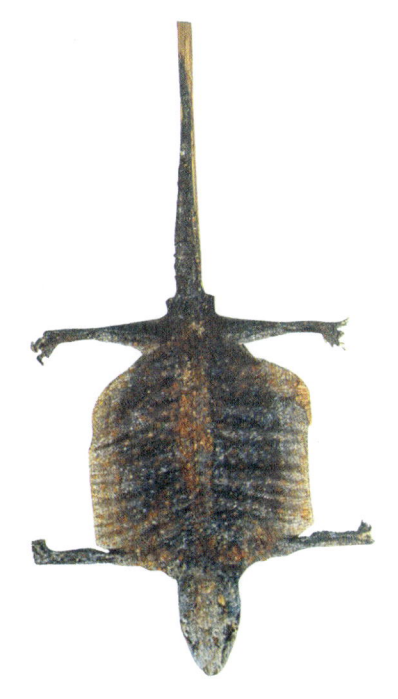

【蛤蚧】

别名／蛤解·蛤蟹·仙蟾·蚧蛇·大壁虎

◎《本草纲目》及文献记载蛤蚧：

主治久咳嗽，肺劳传尸，杀鬼物邪气，下淋沥，通水道。下石淋，通月经，治肺气，疗咳血。肺痿咯血，咳嗽上气，治折伤。补肺气，益精血，定喘止嗽，疗肺痈，消渴，助阳道。

本草纲目附方

久嗽肺痈（久嗽不愈，肺积虚热成痈，咳出脓血，晓夕不止，喉中气塞，胸膈噎痛）
蛤蚧、阿胶、鹿角胶、羚羊角、生犀角各二钱半，用河水三升，银石器内文火熬至半升，滤汁。时时仰卧细呷。日一服。

喘嗽面浮及四肢浮肿
蛤蚧一雌一雄，头尾全者，法酒和蜜涂之，炙熟，紫团人参似人形者，半两为末，化蜡四两，和作六饼。每煮糯米薄粥一盏，投入一饼搅化，细细热呷之。《普济方》

国医传世药方

蛤蚧人参散
方选源流：《奇方本草》止咳平喘方。
中药组成：蛤蚧1对、人参60克、杏仁150克、知母60克、茯苓60克、贝母60克、桑白皮60克、炙甘草100克。
炮制方法：上药研末，每服3～6克，日服2次。亦可作汤剂，蛤蚧研末吞服，各药用量按常规剂量。
功能主治：纳气定喘，补肺益肾，助阳益精，清热化痰。适用于咳久气喘，痰稠色黄，咳吐脓血，胸中烦热，身体羸瘦，面目浮肿，脉浮虚。

四季药膳养生

蛤蚧糯米团
蛤蚧粉25克，糯米250克。糯米洗净焙干为末，与蛤蚧粉混合均匀，加水适量，放入白糖20克，合均揉为面团，上笼蒸熟食之，每天1剂。
▶功能纳气定喘，补肺益肾。适用于支气管哮喘

菟丝子 拉丁学名：Cuscuta chinensis Lam.

科属　旋花科植物菟丝子，其干燥成熟种子入药。菟丝子属植物全世界约有160多种，分布于温带地区。中国约有9种。入药用约有4种。

地理分布　生于路边、田边、荒地、灌木丛中、山坡向阳处。在菊科、豆科、藜科等草本植物上多有寄生。分布于全国大部分地区，以北方地区为主。

采收加工　秋季果实成熟时采收植株，先晒干，然后打下种子，除去杂质。

用法用量　煎服，6～12克。外用适量。

药理作用　增强机体免疫功能；增强性腺功能；抑制血小板聚集；抗肝损伤；抗肿瘤。

性味归经　甘，温。归肝、肾、脾经。

功能主治　固精缩尿，补益肝肾，明目，安胎，止泻。用于阳痿遗精，腰膝酸软，遗尿尿频，尿有余沥，目昏耳鸣，胎动不安，肾虚胎漏，脾肾虚泻；外治白癜风。

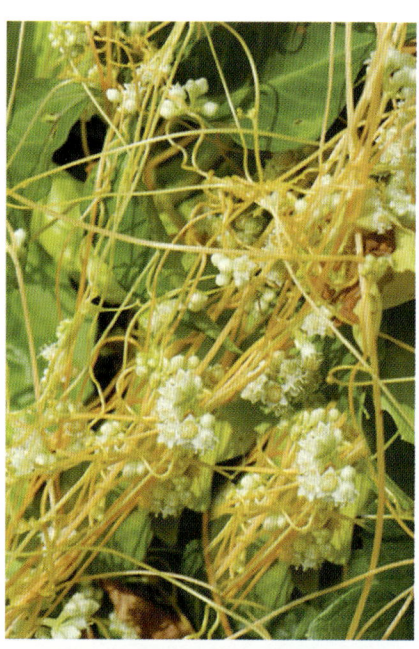
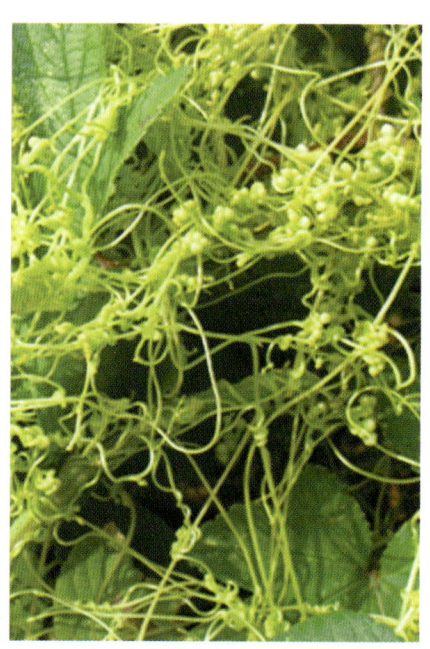
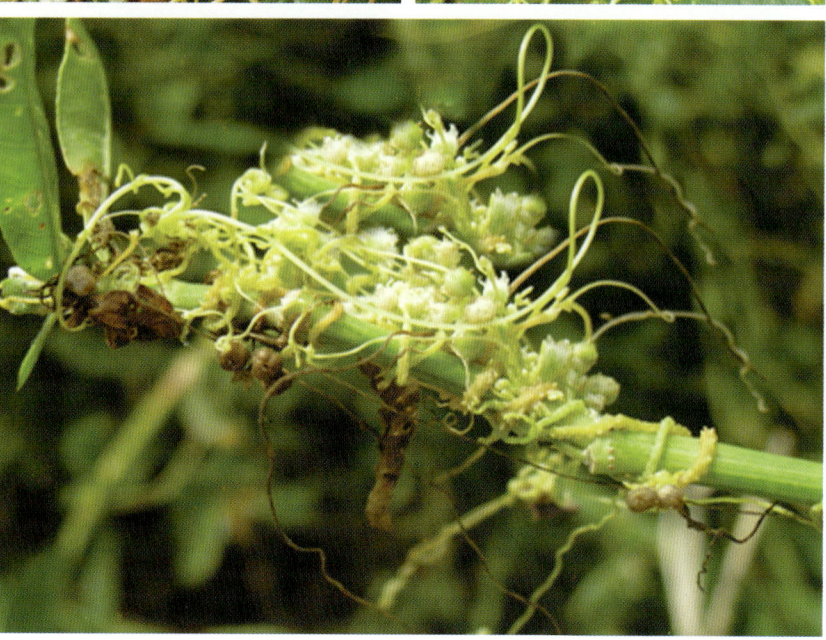

菟丝子

别名／菟丝实·吐丝子·黄藤子·龙须子·豆须子·缠龙子·黄丝子

◎《本草纲目》及文献记载菟丝子：

主治续绝伤，补不足，益气力，肥健人。养肌强阴，坚筋骨，主茎中寒，精自出，溺有余沥，口苦燥渴，寒血为积。久服明目轻身延年。治男女虚冷，添精益髓，去腰疼膝冷，消渴热中。久服去面䵟，悦颜色。补五劳七伤，治鬼交泄精，尿血，润心肺。补肝脏风虚。

本草纲目附方

消渴不止
用菟丝子煎汁随意饮服，以止为度。《事林广记》

小便赤浊（心肾不足，精少血燥，口干烦热，头晕心慌）
菟丝子、麦门冬等分，研为末，炼蜜为丸，如梧子大，每次服七十丸，盐汤送下。

肝伤目暗
菟丝子三两，酒浸三天，取出晾干，研为末，以鸡蛋清和药成丸，如梧子大。每次服二十丸，空腹以温酒送下。《圣惠方》

阳气虚损
1.用菟丝子、熟地黄等分，研末，用酒糊成梧子大的丸，每次服五十丸。气虚，用人参煎汤送服；气逆，用沉香煎汤送服。《简便方》
2.用菟丝子二两，用酒浸泡十天，用水淘，杜仲焙研蜜炙一两，用薯蓣末酒煮糊成梧子大的丸，每次空腹用酒送服五十丸。《经验后方》

腰膝疼痛或顽麻无力
取菟丝子洗一两，牛膝一两，一起放在银器里，用酒浸过一寸浸五天，晒干研末，用原来的酒煮糊成梧子大的丸，每次空腹送服三、二十丸。《经验后方》

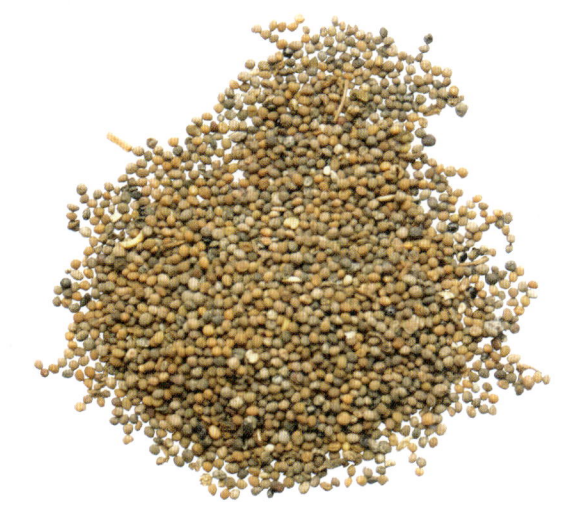

国医传世药方

寿胎补肾丸

方选源流：《医学衷中参西录》补益方。

中药组成：菟丝子120克、川断60克、桑寄生60克、阿胶60克。

炮制方法：前三味研末，用开水烊化阿胶，和末为丸，每丸重0.3克；每服20丸，日服2次，开水送下。亦可作汤剂水煎服，用量按原方比例酌减。

功能主治：补肾固胎。适用于妊妇胎元不固，胎动不安，腰酸腹坠，下血见红；屡有滑胎；胎音微弱。

四季药膳养生

菟丝子粥

菟丝子30克，粳米100克，适量白糖。先煎菟丝子，去渣，后放米煮粥，等到粥熟后，加入白糖。▶功能补肾气，壮阳道，益精髓，养肝明目，固精缩尿，止泻。适用于腰膝酸痛，肾阳不足，尿有余沥，阳痿滑精，目暗不明等症。

菟丝枸杞麻雀

菟丝子、枸杞子各15克，麻雀3只。将麻雀去毛、爪及内脏；二药混匀后放入麻雀腹内，用线缝好，放于沙锅内煮1小时。饮汤食麻雀。▶功能养肝明目，固精缩尿，补益肝肾，安胎，止泻。适用于肾虚阳痿，遗精，早泄，尿频，夜尿多，头晕眼花等症。

菟丝子煎蛋

酒制菟丝子10克，鸡蛋1个。鸡蛋打入碗内；菟丝子研磨成末，调入鸡蛋内搅匀，下锅煎熟。▶功能养肝明目。适用于视物模糊，肝血不足等症。

扁茎黄芪　　拉丁学名：Astragalus complanatus R.Br.

科属　豆科植物扁茎黄芪，其干燥成熟种子入药。

地理分布　生于山野、沟边及荒地。分布于华北、东北以及甘肃、陕西等地。

采收加工　秋末冬初果实成熟还未开裂的时候采割植株，晒干后，打下种子，去除杂质，再晒干。

用法用量　煎服，9~15克。

药理作用　增强机体免疫功能；抗疲劳；抗肝损伤；抗利尿；降血压；解热；抑制血小板聚集；增加脑血流量；镇痛；降血脂。

性味归经　甘，温。归肝、肾经。

功能主治　缩尿，温补肝肾，固精，明目。用于肾虚腰痛，白浊带下，遗精早泄，眩晕目昏，小便余沥。

国医传世药方

金锁固精丸

方选源流：《医方集解》固涩方。

中药组成：沙苑蒺藜60克、莲肉60克、莲须60克、龙骨30克、芡实60克、牡蛎30克。

炮制方法：为细末，莲肉煮粉糊丸，每服9克，空腹盐汤送下。

功能主治：温补肝肾，固肾涩精。适用于精室不固，遗精滑泄，神疲乏力，腰酸耳鸣，眩晕目昏，舌淡苔白，脉细弱。

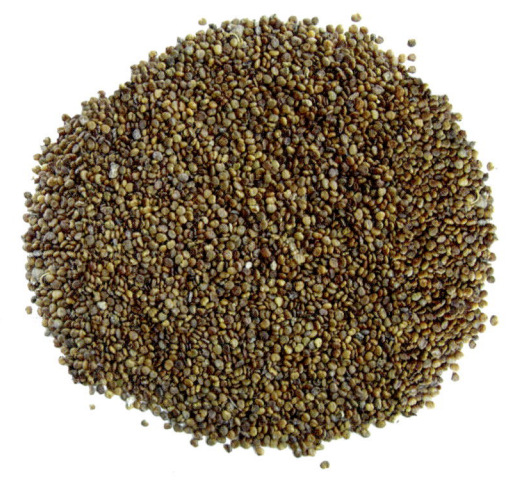

【沙苑子】

别名／沙苑白蒺藜·沙苑蒺藜·沙苑蒺藜子·潼蒺藜·沙蒺藜

◎《本草纲目》及文献记载沙苑子：

　　主治补肾，治腰痛泄精，虚损劳乏。

四季药膳养生

沙苑子茶

沙苑子15克。洗净捣碎，沸水冲泡。代茶饮用。▶功能补肾固精，温补肝肾，久服延年益寿，补肾强腰。适用于虚劳泄精，腰痛等症。

沙苑子炖猪腰

沙苑子30克，猪腰1个。猪腰对剖，去臊腺、脂膜，洗净，和沙苑子加水一起炖。喝汤吃肉。▶功能补肾固精，温补肝肾。适用于肾虚腰痛，遗精早泄，耳鸣目眩等症。

沙苑粳米粥

沙苑子20克，冰糖30克，粳米100克。将沙苑洗净，用纱布包好；米洗净。砂锅放于火上，注入清水1000毫升，放入粳米、药包煮粥，到米烂汤稠，加冰糖再煮5分钟。▶功能补肝肾，益脾胃。适用于肾虚遗精早泄，腰膝酸软，夜尿频数，脾虚食少，饮食不消，腹胀等症。

锁阳   拉丁学名：Cynomorium songaricum Rupr.

科属 锁阳科植物锁阳，其干燥肉质茎入药。锁阳属植物有2种，分布于地中海沿岸及非洲北部、中亚和中国西北部。中国只有1种，可入药。

地理分布 寄生于蒺藜科植物白刺的根上。多生长于干燥多沙地区。分布在西北及内蒙古等干旱地带。

采收加工 春季采挖，除去花序，切段，晒干后使用。

用法用量 煎服，5～9克。

药理作用 促进肠蠕动；增强机体免疫功能；清除自由基；抑制血小板聚集；耐缺氧等。

性味归经 甘，温。归脾、肾、大肠经。

功能主治 益精血，补肾阳，润肠通便。用于阳痿滑精，腰膝痿软，肠燥便秘。

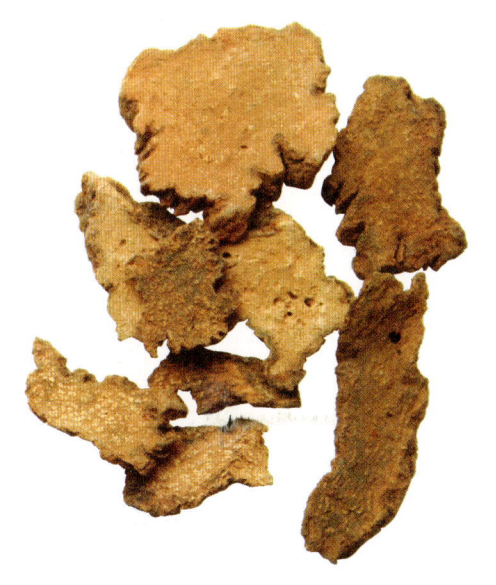

锁阳

别名／琐阳·不老药·锈铁棒·地毛球·黄骨狼

◎《本草纲目》及文献记载锁阳：

> 主治大补阴气，益精血，利大便。虚人大便燥结者，啖之可代苁蓉，煮粥弥佳。不燥结者勿用。润燥养筋，治痿弱。

国医传世药方

龟龄集丹丸

方选源流：《集验良方》补益方。

中药组成：鹿茸、人参、穿山甲各30克，锁阳27克，牛膝、大青盐、砂仁、地骨皮、天门冬、紫梢花、补骨脂各12克，生地黄、当归、熟地黄各15克，枸杞子、麻雀脑、附子各9克，石燕1对，海马1对，杜仲、急性子、丁香、朱砂各7.5克，淫羊藿、细辛各3克，蚕蛾2.7克，肉苁蓉27克，甘菊花4.5克，红蜻蜓10对，甘草1.8克。

炮制方法：上药共研细末，每服1克，日服1～2次，温开水送服。

功能主治：益精血，补肾阳。适用于阳痿遗精，阴寒腹痛，腰膝酸软，记忆力减退，头晕耳鸣，四肢无力。

四季药膳养生

锁阳鸡

锁阳20克，党参、金樱子、山药各15克，五味子10克，小公鸡1只。鸡治净，去双脚，切块，头颈也切开；各味药放入纱布袋中加水煎煮，水沸后，放入鸡肉，炖2小时左右，去药袋，调味。1天内分3次服完。每隔3天服1次。▶功能固肾涩精，益气壮阳。适用于遗精、肾虚阳痿等症。

锁阳酒

锁阳40克，高粱白酒800克。锁阳切成薄片，泡酒中6天。每次1小杯，每天2次。▶功能补肾壮阳。适用于性功能减退，肾虚阳痿。

锁阳煲米粥

锁阳30克，大米500克。用锁阳、大米及清水适量，煮粥，调味服食，锁阳可不吃。▶功能补肾润肠。适用于早泄，阳痿，肾虚遗精，老年气弱阴虚大便燥结等症。

胡芦巴

拉丁学名：Trigonella foenum-graecum L.

科属 豆科植物胡芦巴，其干燥成熟种子入药。胡芦巴属植物全世界约有68种，分布于大洋洲、亚洲中部和南部、非洲南部和北部及中欧、地中海沿岸。中国约有9种，入药用约有5种。

地理分布 分布于东北、西南以及河北、陕西、河南、新疆、甘肃、江苏、山东、浙江、安徽、湖北、广西等地。

采收加工 夏季果实成熟时采割植株，晒干后，打下种子，再除去杂质。

用法用量 煎服，4.5~9克。

药理作用 抗雄激素作用；抗生育；降血压；抗肿瘤；抑制肠管、气管平滑肌等。

性味归经 苦，温。归肾经。

功能主治 祛寒，温肾，止痛。用于小腹冷痛，肾脏虚冷，寒湿脚气，小肠疝气。

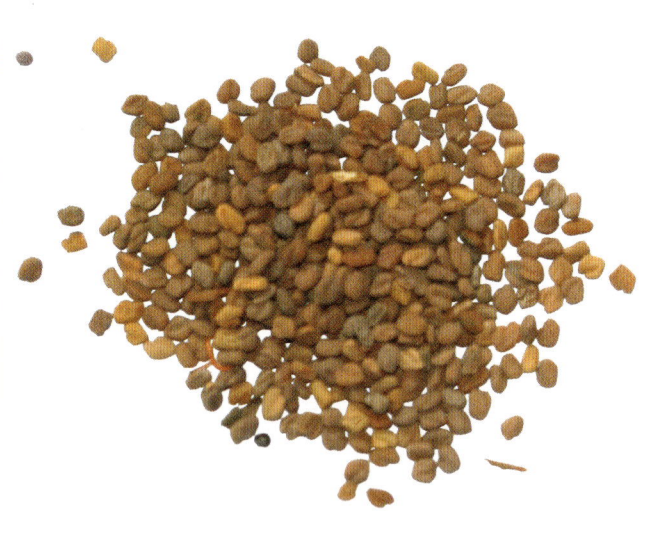

胡芦巴

别名／胡卢巴·苦豆·芦巴子·季豆·小木夏·香豆子

◎《本草纲目》及文献记载胡卢巴：

主治元脏虚冷气。得附子、硫黄，治肾虚冷，腹胁胀满，面色青黑。治冷气疝瘕，寒湿脚气；益肾，暖丹田。

本草纲目附方

肾脏虚冷，腹胁胀满

胡卢巴炒二两，熟附子、硫黄各七钱五分，共研为末，加酒煎曲糊为丸，如梧子大。每服三四十丸，盐汤送下。《圣济总录》

疝瘕

胡卢巴酒浸晒干，荞麦炒过研面，各四两，小茴香一两，为末，酒糊成丸，如梧子大。每服五十丸，空腹盐汤或盐酒送服。服至两月，大便出白脓，则除根。《方广心法附余》

国医传世药方

黑锡补阳丹

方选源流：《太平惠民和剂局方》温里方。

中药组成：胡芦巴、金铃子、木香、沉香、茴香、附子、肉豆蔻、破故纸、阳起石各30克，肉桂15克，黑锡、硫黄各60克。

炮制方法：上药共研细末，酒糊丸如梧桐子大。成人每服5克，小儿每服2~3克，温开水送下，急救可用至9克。

功能主治：温壮下元，镇纳浮阳。真阳不足，肾脏虚冷，浊阴上泛，上盛下虚，痰壅胸中，上气喘促，四肢厥逆，冷汗不止，舌淡苔白，脉沉微；奔豚，气从小腹上冲胸，胸胁脘腹胀痛，寒疝腹痛，肠鸣滑泄，男子阳痿精冷，女子虚寒，月经不调，带下清稀，不孕等症。

四季药膳养生

雀盒香

胡芦巴、小茴香各15克，干姜6克，肉豆蔻20克，麻雀数只，将前四味用干净纱布包，同麻雀共煮至熟，趁热服食。▶功能温脾肾、降逆气。适用于老年脾肾阳虚所致呃逆。

肉苁蓉　　拉丁学名：Cistanche deserticola Y.C.Ma

科属　列当科植物肉苁蓉，其干燥带鳞叶的肉质茎入药。肉苁蓉属植物全世界约有19种，分布于亚洲、欧洲西部及非洲。中国约有5种。入药用约有4种。

地理分布　生于海拔225～1150米的荒漠中，寄生在藜科植物梭梭、白梭梭等的根上。分布于内蒙古、甘肃、青海、陕西、宁夏、新疆。

采收加工　大多在春季苗未出土或刚出土时采挖，除去花序，切段，晒干后使用。

用法用量　煎服，6～9克。

药理作用　增强下丘脑-垂体-卵巢促黄体功能；缓泻；延缓衰老；增强机体免疫功能等。

性味归经　甘、咸，温。归肾、大肠经。

功能主治　润肠通便，补肾阳，益精血。用于不孕，阳痿，筋骨无力，腰膝酸软，肠燥便秘。

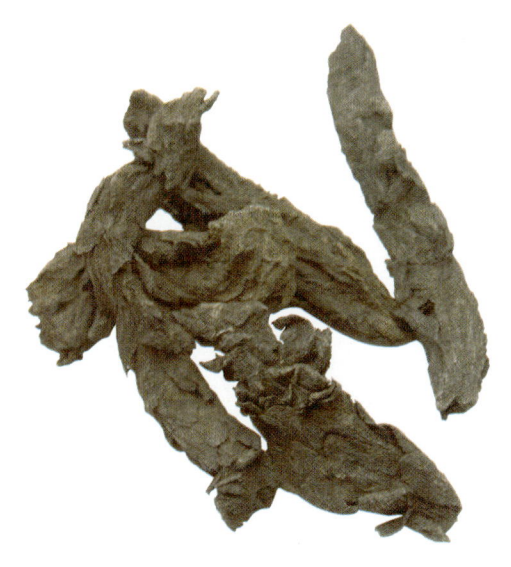

【肉苁蓉】

别名／苁蓉·大芸·肉松蓉·纵蓉·地精·金笋·寸芸

◎《本草纲目》及文献记载肉苁蓉：

主治暖腰膝，健骨肉，滋肾肝精血，润肠胃结燥。

本草纲目附方

补益劳伤（精败面黑）

取肉苁蓉四两，水煮烂，切薄研细，同与精羊肉、米煮粥，空腹食用。《药性论》

肾虚白浊

肉苁蓉、山药、白茯苓、鹿茸等分，研细末，加米糊做成丸，如梧子大，每次服三十丸，枣汤送下。《圣济总录》

汗多便秘（年老体虚的病人）

肉苁蓉酒浸焙二两，沉香末一两，共研末。加麻子仁汁打糊做成丸，如梧子大。每次服七十丸，开水送服。《济生方》

国医传世药方

苁蓉菟丝子丸

方选源流：《医宗金鉴》补益方。

中药组成：肉苁蓉、覆盆子、蛇床子、当归、白芍各9克，牡蛎、乌贼骨、菟丝子各12克，川芎、五味子、防风、黄芩各6克，艾叶3克。

炮制方法：上药共研细末，炼蜜为丸，每服6克，早晚各服1次，盐汤送下。亦可用饮片作汤剂，水煎服。

功能主治：补肾阳，益精血。适用于肾精不足，冲任虚损，筋骨无力，婚久不孕，月经不调，月经稀发，闭经，赤白带下。

四季药膳养生

肉苁蓉羊肉粥

肉苁蓉30克，羊肉200克，大米40克，食盐10克。将羊肉洗净切片，放锅中加水煮熟，加大米、苁蓉煮粥，食盐、味精调味后服用。▶功效补肾益精，温里壮阳。适用于腰膝冷痛、阳痿遗精、肾虚面色灰暗等症。

韭菜　　拉丁学名：Allium tuberosum Rottl.

科属　百合科植物韭菜，其干燥成熟种子入药。葱属植物全世界约有490多种，分布于北半球。中国约有109种。可入药用约有12种。

地理分布　全国各地都有出产。

采收加工　秋季果实成熟时采收果序，晒干，搓出种子，除去杂质。

用法用量　煎服，3~9克。

药理作用　抗菌；祛痰等。

性味归经　辛、甘、温。归肝、肾经。

功能主治　壮阳固精，温补肝肾。用于腰膝酸痛，阳痿遗精，遗尿尿频，白浊带下。

《韭菜子》

别名／韭子·韭菜仁

◎《本草纲目》及文献记载韭菜子：主治梦中泄精，溺白。暖腰膝，治鬼交，甚效。补肝及命门，治小便频数、遗尿，女人白淫、白带。

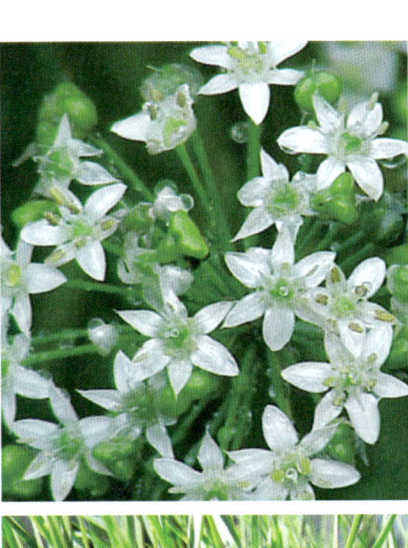
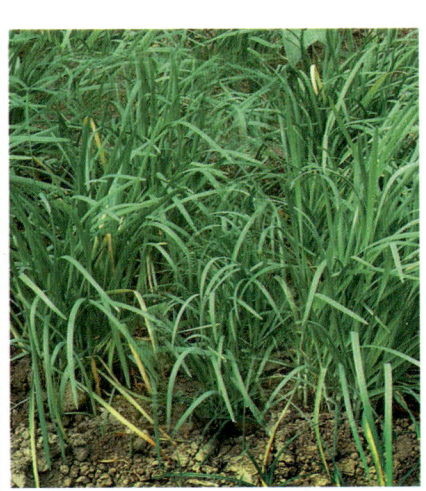
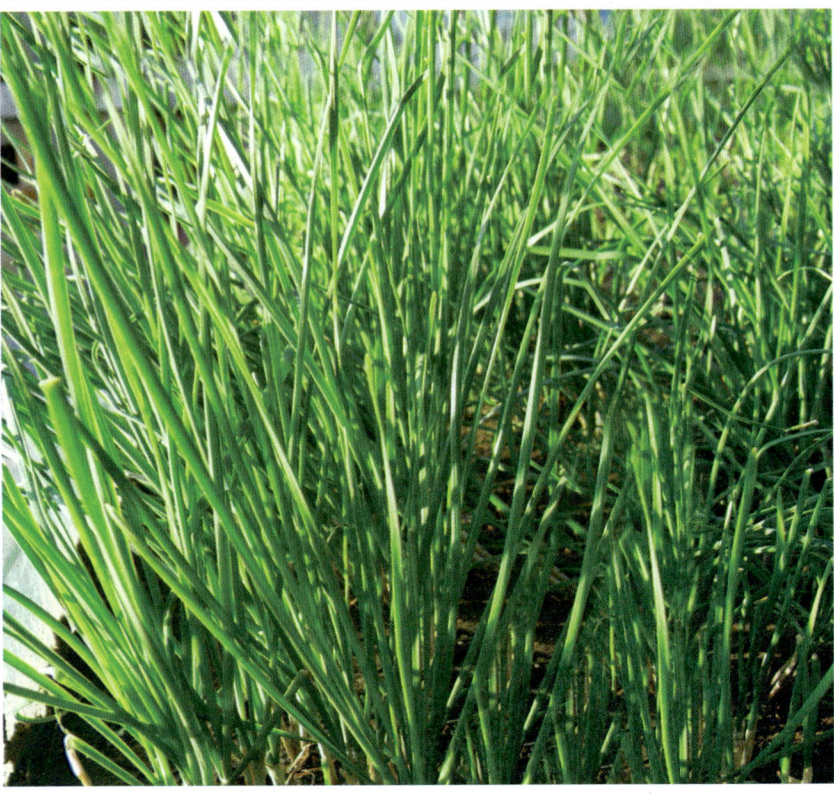

本草纲目附方

梦遗尿白

每天在空腹时生吞韭子一二十粒，用盐汤送服。（陈藏器）

治虚劳伤肾，梦中遗精时，把韭子二两微炒后研成细末，在饭前用温酒服下二钱匕。《太平圣惠方》

阴茎强中

阴茎坚硬，不能痿软，精液流泄不能止住，常常有针刺般的疼痛感，稍一触捏就极痛，这种病就叫强中。这是肾气滞漏而导致的疾患。把韭子、破故纸各一两研成细末，每次服下三钱，用一盏水煎服。每日三次就能止住。《夏子益奇方》

女人带下，以及男子肾气虚冷，梦中遗精

把韭子七升用醋煮上千沸，然后焙干研成细末，用炼蜜制成梧子大的丸，每次三十丸，空腹温酒服服。《千金方》

梦泄遗尿

把韭子二升、稻米三升，用一斗七升水煮成粥，取六升粥汁分作三次服下。《千金方》

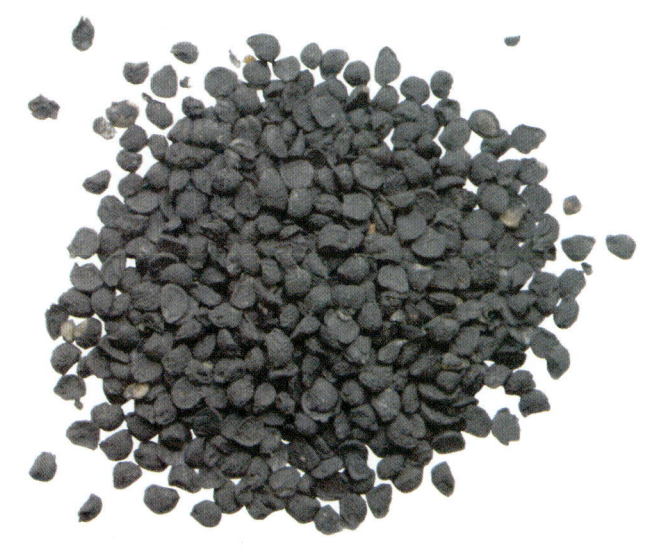

国医传世药方

韭子固肾丸

方选源流：《千金要方》固涩方。

中药组成：韭子500克，甘草、桂心、紫石英、禹余粮、远志、山茱萸、当归、天雄、僵蚕、附子、石斛、紫菀、薯蓣、天门冬、细辛、茯苓、菖蒲、人参、杜仲、白术、干姜、川芎各45克，蛇床子、苁蓉、黄芪、菟丝子、干地黄各60克，干漆、牛髓各120克，大枣50枚。

炮制方法：为末，牛髓合白蜜枣膏捣三千杵，丸如梧子大，空腹服9克，日2次。

功能主治：温肾壮阳，补气养血，固肾涩精。适用于房劳过度，精滑不禁，气血亏虚，腰膝无力，食不生肌，两腿软弱。

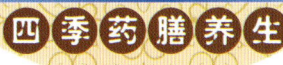

四季药膳养生

韭菜子面饼

韭菜子9克，面粉适量。韭菜子研磨成粉末，调入面粉和匀，制成饼，然后蒸熟。每天分2次服用，连服4天。▶功能补肺健脾，温补肝肾，缩泉止遗。适用于小儿脾肺气虚，遗尿，食欲不振，自汗面白，肌肤不丰等症。

韭菜炒羊肝

韭菜150克，羊肝200克，调料适量。韭菜洗净，切成约2.5厘米长的段；羊肝洗净，切成薄片；油烧到九成热时，放肝片翻炒到变色时，立即将韭菜下锅，并放姜、葱、盐各适量，再翻炒片刻，放味精炒匀。▶功能补肝明目，温肾固精。适用于男子阳痿、遗精；妇女月经不调，经漏带下；病后视蒙以及食欲不振，盗汗等症。

韭菜根汁

韭菜根25克，洗净后放入干净纱布中绞汁。煮开温服。每天2次，连服10天。▶功能温肾壮阳。适用于小儿遗尿等症。

杜仲　　拉丁学名：Eucommia ulmoides Oliv.

科属　杜仲科植物杜仲，其干燥树皮入药。杜仲属植物全世界仅有1种，中国特有。

地理分布　生于海拔300～500米的谷地、低山及疏林中。分布于陕西、河南、浙江、甘肃、湖北、贵州、四川、云南等地。现各地广泛栽种。

采收加工　4～6月剥取，刮去粗皮，堆置"发汗"至内皮呈紫褐色，晒干后使用。

用法用量　煎服，6～9克。

药理作用　调节细胞免疫功能；降血压；抑制子宫；利尿；兴奋垂体—肾上腺皮质系统等。

性味归经　甘，温。归肝、肾经。

功能主治　强筋骨，补肝肾，安胎。用于肾虚腰痛，筋骨无力，胎动不安，妊娠漏血；高血压。

【杜仲】

别名／思仙·思仲·木绵·石思仙·扯丝皮·丝连皮·棉皮·玉丝皮·丝棉皮

◎《玉楸药解》及文献记载杜仲：

主治益肝肾，养筋骨，去关节湿淫。治腰膝酸痛，腿足拘挛。

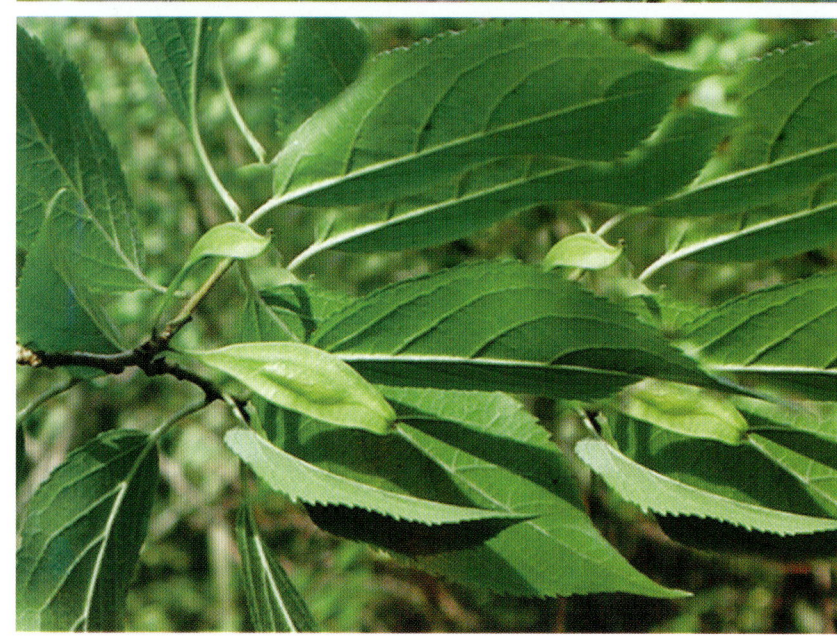

本草纲目附方

肾虚腰痛
杜仲去皮,炙黄,取一大斤(约现在的600克),分作十剂。每夜取一剂,在水一升中浸至五更,煎取三分之二,去渣留汁,放入羊肾三四片,煮沸几次,加入椒盐调味作羹,空腹一次服下。《海上集验方》此方中再加薤白七根。《太平圣惠方》加五味子半斤亦可。(箧中方)

产后诸疾及胎体不安
杜仲去皮,置瓦上用火焙干,捣为末,煮枣肉调末为丸,如弹子大。每次服一丸,糯米汤送下。一天服两次。《胜金方》

风冷伤肾,腰背虚痛
1.杜仲一斤切后炒,酒二斤,浸渍十天,每天服此酒三合。(陶隐居《得效方》)
2.杜仲皮研末,每早用温酒服二钱。《三因方》

病后虚汗及目中流泪
杜仲、牡蛎等分,研末,睡时用水服五七,虚汗不止更服。《肘后方》

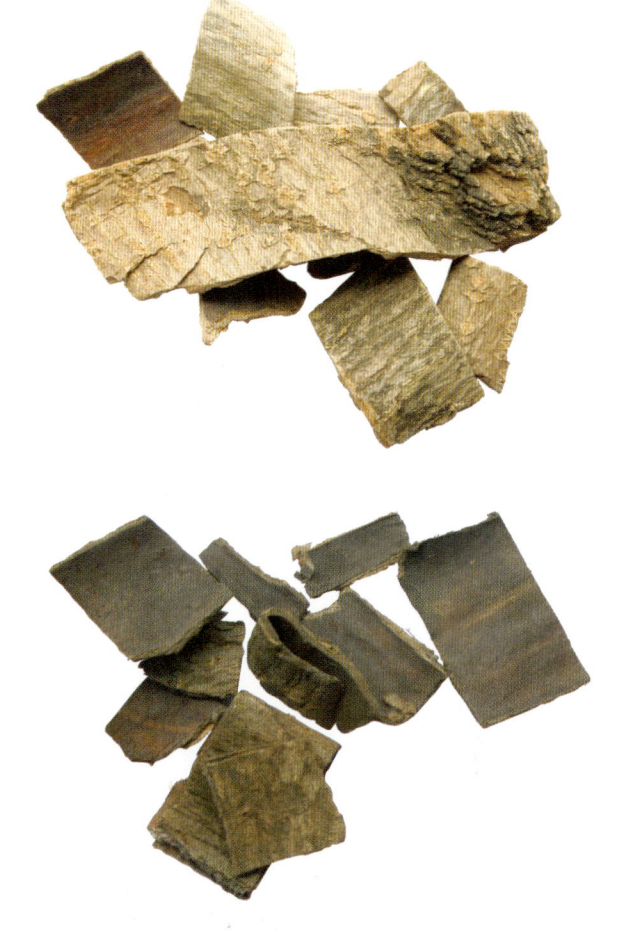

国医传世药方

滋阴补阳丹
方选源流:《景岳全书》补益方。
中药组成:血余、熟地各240克,枸杞、当归、杜仲、巴戟、小茴香、鹿角胶、菟丝子、白茯苓、肉苁蓉、胡桃肉、何首乌各120克,人参60克。
炮制方法:上药研末,炼蜜为丸,食前开水送服6~10克;亦可水煎服,用量按原方比例酌减。
功能主治:滋阴补阳,养发乌发。适用于肾阴肾阳俱虚,身体消瘦,腰腿疼痛,脚软无力,头发脱落,早白,小便清长,男子性欲减退,女子虚寒不育等。

四季药膳养生

杜仲煲猪肚
杜仲50克,猪肚200克。猪肚用盐水里外搓洗干净,切块,和杜仲加水炖汤,到猪肚烂熟,调味食用。▶功效强筋骨,补肝肾,益精血,健脾胃。适用于腰膝酸痛,肝肾不足,小便频数清长,遗精阳痿,慢性腰肌劳损等症。

杜仲杞鹑汤
鹌鹑2只,枸杞子35克,杜仲20克。三味水煎取汁。饮汤吃鹑。▶功效补肝肾,强筋骨,强腰膝。适用于肝肾虚弱,腰膝酸软或疼痛等。

杜仲龟肉汤
杜仲15克,龟肉100克。先水煎杜仲,去渣取汁,放入龟肉煮熟。饮汤食肉。▶功效补肝肾,强筋骨。适用于肝肾不足,腰膝酸痛,眩晕,乏力,小便频数等症。

川续断

拉丁学名：Dipsacus asperoides C.Y.Cheng et T.M.Ai

科属 川续断科植物川续断，其干燥根入药，又名和尚头。川续断属植物全世界约有19种，分布于亚洲、欧洲及非洲北部。中国约有8种。

地理分布 分布于四川、江西、广西、贵州、湖北、湖南、云南、西藏等地。生于土壤肥沃、潮湿的山坡、草地。

采收加工 秋季采挖，除去根头以及须根，用微火烘到半干，堆置"发汗"到内部变为绿色时，再烘干。

用法用量 煎服，9~15克。

药理作用 正性肌力；抗炎；抗菌；降血压。

性味归经 苦、辛，微温。归肝、肾经。

功能主治 强筋骨，补肝肾，止崩漏，续折伤。用于腰膝酸软，风湿痹痛，崩漏，胎漏，胎动不安，跌打损伤，筋伤骨折。

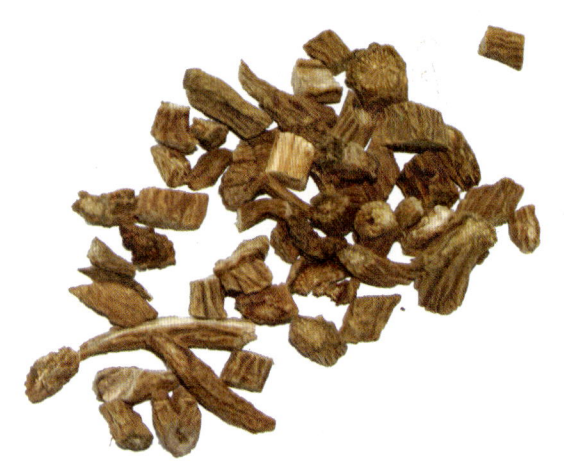

【续断】

别名／龙豆·接骨·接骨草·鼓槌草·川断·马蓟·小续断

◎《本草纲目》及文献记载续断：

主治伤寒，补不足，金疮痈疡折跌，续筋骨，妇人乳难。久服益气力。妇人崩中漏血，金疮血内漏，止痛生肌肉。去诸温毒，通宣血脉。妇人产前后一切病，胎漏，子宫冷，面黄虚肿，缩小便，止泄精尿血。

本草纲目附方

妊娠胎动（两三月堕，预宜服此）
川续断酒浸，杜仲姜汁炒去丝，各二两，为末，枣肉煮烂杵和丸梧子大。每服三十丸，米汤送服。

产后诸疾（血晕，心闷烦热，厌厌气欲绝，心头硬，乍寒乍暖）
续断皮一把，水三升，煎至二升，分三次服下。如人行一里，再服。无所忌。此药救产后垂死。《子母秘录》

跌打损伤
接骨草叶捣烂敷之即可。《卫生易简方》

国医传世药方

千金保孕丸

方选源流：《千金方》补益方。

中药组成：续断12克、杜仲12克、山药12克。

炮制方法：前二味研末，山药煮糊和丸，每服6克，日服2次。亦可用饮片作汤剂，水煎服。

功能主治：补脾益肾，固摄胎元。适用于妇人妊娠期腰背酸楚，阴道出血，腹坠腹痛，惯于小产痛；舌淡苔白，脉沉滑。

四季药膳养生

续断牛筋汤

川续断、杜仲各8克，牛筋50克，鸡血藤30克。将3味药装入纱布袋内，扎口，和牛筋加水一起炖熟。吃肉饮汤。▶功能强筋骨，补肝肾。适用于筋骨痿软乏力。

续断炖猪腰

续断15克，猪腰子1个。猪腰子对剖，除去脂膜臊腺，洗净，和续断加水同炖熟。食肉喝汤。▶功能补肝肾，强筋骨。适用于腰膝酸痛，肾虚浮肿等症。

芍药　　拉丁学名：Paeonia lactiflora Pall.

科属　毛茛科植物芍药，其干燥根入药。芍药属植物全世界约有34种，分布于欧亚大陆温带地区，中国约有10种，均可入药。

地理分布　分布于华北、东北以及陕西、甘肃等地。各城市和村镇多有栽培。

采收加工　夏、秋二季采挖，洗净，除去头尾及细根，放于沸水中煮后，除去外皮或去皮后再煮，晒干即可。

用法用量　煎服，6～15克。

药理作用　解除胃、肠、子宫、气管平滑肌痉挛；镇痛；抑制血小板聚集；抗肝损伤；扩张血管；抗诱变；解毒；抗菌；抗肿瘤。

性味归经　苦、酸，微寒。归肝、脾经。

功能主治　养血调经，平肝止痛，敛阴止汗。用于头痛眩晕，四肢挛痛，胁痛，腹痛，月经不调，血虚萎黄，自汗，盗汗。

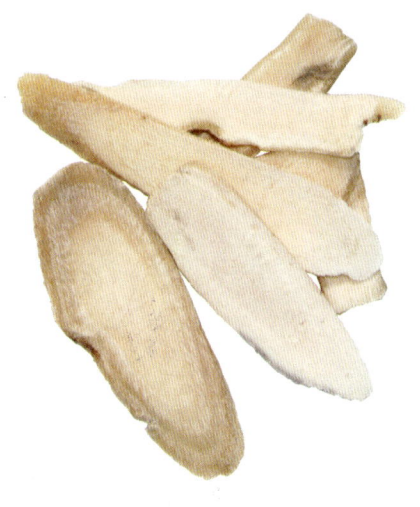

【白芍】

别名／白芍药·金芍药

◎《本草纲目》及文献记载白芍：

主治邪气腹痛，除血痹，破坚积，寒热疝瘕，止痛，利小便，益气。通顺血脉，缓中，散恶血，逐贼血，去水气，利膀胱大小肠，消痈肿，时行寒热，中恶腹痛腰痛。泻肝，安脾肺，收胃气，止泻利，固腠理，和血脉，收阴气，敛逆气。止下痢腹痛后重。

本草纲目附方

腹中虚痛
白芍药三钱、炙甘草一钱，加水二碗，煎取一碗温服。夏天再加黄芩五分，恶寒者加肉桂一钱，冬天大寒再加肉桂一钱。《用药法象》

鱼骨鲠喉
白芍药嚼细咽汁。《事林广记》

月经不停
白芍药、香附子、熟艾叶各一钱半，水煎服。《熊氏补遗》

赤白带下，长期不愈
白芍药三两，干姜半两，锉熬令黄，捣末。每服二匙，空腹水送下。日服两次。《广济方》

国医传世药方

乌鸡白凤丸

方选源流：《中药手册》补益方。

中药组成：净乌鸡640克，白芍药、人参、山药、鹿角胶、香附、丹参各128克，熟地黄250克，当归144克，黄芪、甘草各32克，鳖甲、芡实、天门冬、川芎各64克，桑螵蛸、煅牡蛎、鹿角霜各48克，银柴胡20克。

炮制方法：上药研末，炼蜜为丸，每丸约重9克。每服1丸，日服2次，温开水送下。

功能主治：益气养血，调经止带。适用于妇女体虚，月经不调，经行腹痛，崩漏带下，腰腿酸痛。

四季药膳养生

白芍灵芝饮

白芍、灵芝各15克，适量白糖。白芍、灵芝煎水取汁后，加白糖调味饮服。▶功能抑阳敛阴，平肝止痛，健胃安神。适用于失眠健忘，神经衰弱，食欲不振等症。

地黄

拉丁学名：Rehmannia glutinosa Libosch.

科属 玄参科植物地黄，其炮制加工品入药。地黄属植物全世界约有6种，主要分布于中国大部分省区。入药用约1种。

地理分布 主要为栽培，也野生于海拔50～1100米的山坡及路旁荒地等处。辽宁、河北、内蒙古、河南、山东、山西、陕西、安徽、江苏、湖北、浙江、湖南、四川等地多有分布。

采收加工 取干地黄加黄酒，拌和，放入蒸器中，蒸至内外黑润，取出晒干即成。或取干地黄放于蒸器中蒸8小时后，闷1夜，第二天翻过再蒸4～8小时，再闷1夜，取出，晒到八成干，切成片后，再晒干。

用法用量 煎服，9～15克。

药理作用 增强骨髓造血系统功能；调节机体免疫功能；抗血栓形成；抗氧化；降血压；调节异常的甲状腺功能。

性味归经 甘，微温。归肝、肾经。

功能主治 益精填髓，滋阴补血。用于肝肾阴虚，腰膝酸软，盗汗遗精，骨蒸潮热，内热消渴，血虚萎黄，月经不调，心悸怔忡，眩晕，耳鸣，崩漏下血，须发早白。

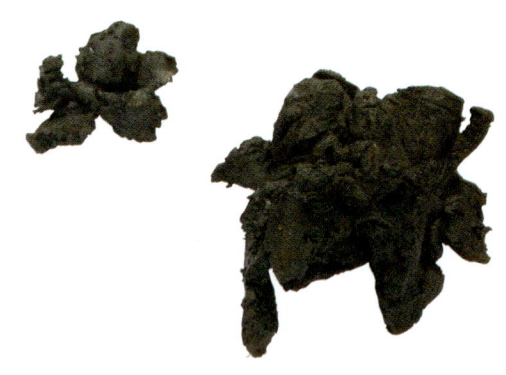

熟地黄

别名／大熟地·熟地

◎《本草纲目》及文献记载熟地黄：

主治填骨髓，长肌肉，生精血。补五脏内伤不足，通血脉，利耳目，黑须发，男子五劳七伤，女子伤中胞漏，经候不调，胎产百病。

本草纲目附方

产后血痛

熟地黄一斤、陈生姜半斤，同炒干为末。每服二钱，温酒调下。《妇人良方》

月经不调，久不受孕

熟地黄半斤、当归二两、黄连一两，在酒中泡一夜，取出焙干研细为末，炼蜜为丸，如梧子大。每服七十丸，米汤或温酒送服。《禹讲师方》

病后虚汗，口干心躁

熟地黄五两，加水三碗煎成一碗半，分三次服，日服完。《圣惠方》

国医传世药方

养精滋阴汤

方选源流：《傅青主女科》补益方。

中药组成：熟地15克、山萸肉9克、当归12克、白芍9克。

炮制方法：水煎服。

功能主治：益精填髓，滋阴补血。适用于精血不足，月经量少，身瘦不孕，心悸失眠，头晕目眩，面色暗黄，舌淡脉细。

四季药膳养生

熟地黄粥

熟地黄片30克，南粳米60克，陈皮末20克。将熟地黄片用纱布包，加水浸泡片刻，用小火先煮，数沸后，见药汁呈棕黄色，药香喷鼻，渐转为慢火。微沸腾时，放入粳米、陈皮末烹煮，待米仁开花，药汁浸入米仁内形成粥糜。每日空腹趁热服食1次，12天为1疗程。▶功效益精填髓，滋阴补血。适用于面色萎黄，骨蒸潮热，眩晕心悸，遗精盗汗，腰膝酸疼，月经不调及消渴症。脾胃素虚以及痰湿素盛者忌服。

何首乌　　拉丁学名：Polygonum multiflorum Thunb.

科属　蓼科植物何首乌，其干燥块根入药。蓼属植物全世界约有228种，分布于世界各地。中国约有119种。入药用约有80种。

地理分布　生于路边、草坡、山坡石隙以及灌木丛中。分布于中南以及河北、华东、陕西、山西、甘肃、台湾、贵州、四川、云南等地。

采收加工　秋、冬二季叶枯萎时采挖，削去两端后洗净，切块，晾干。

用法用量　煎服，6～12克。

药理作用　延缓衰老；抗肝损伤；抗动脉粥样硬化；增强机体免疫功能；降血脂；抗菌等。

性味归经　苦、甘、涩，温。归肝、心、肾经。

功能主治　解毒，补益精血，截疟，消痈，润肠通便。用于精血亏虚，须发早白，头晕眼花，腰膝酸软，瘰疬疮痈，风疹瘙痒，肠燥便秘；高血脂。

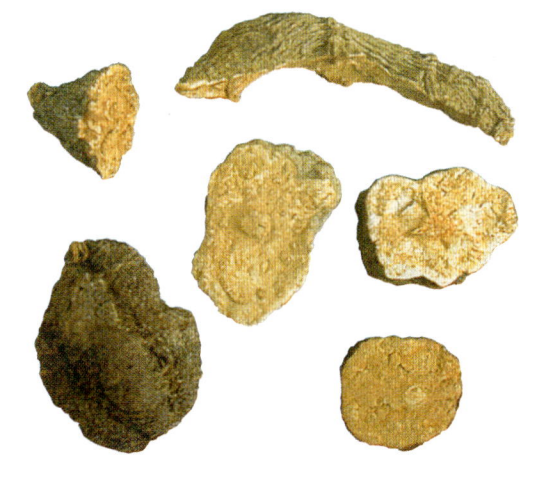

【何首乌】

别名／首乌·地精·赤敛·山翁·山精·夜交藤根·赤首乌

◎《本草纲目》及文献记载何首乌：

　　主治养血益肝，固精益肾，健筋骨，乌髭发，为滋补良药。不寒不燥，功在地黄、天门冬诸药之上。

本草纲目附方

大风疠疾
何首乌大而有花文者一斤，米泔浸一七，九蒸九晒，胡麻四两，九蒸九晒，为末。每酒服二钱，每日二次。《圣惠方》

疥癣满身
何首乌、艾叶等分，水煎浓汤洗浴。甚能解痛，生肌肉。（王玠《博济方》）

破伤出血
何首乌末，敷之，即止，神效。《笔峰杂兴方》

骨软风疾，腰膝疼，行步不得，全身瘙痒
用何首乌大而有花纹者，同牛膝各一斤，以好酒一升，浸七宿，曝干，木臼杵末，枣肉和丸，梧子大。每服三五十丸，空腹酒下。《经验方》

皮里作痛
不论是身体哪个地方，将何首乌捣为碎末，用姜汁调和成膏，涂擦在痛处，以绢帛包扎好，用火炙鞋底来熨患处。《经验方》

自汗不出
将何首乌研捣成末，用唾液调和，封面肚脐中。《集简方》

国医传世药方

首乌延寿丹

方选源流：《世补斋医书》补益方。

中药组成：制何首乌（黑豆同蒸熟）2160克，桑葚、旱莲草、豨莶草、黑芝麻、金樱子、菟丝子各300克，杜仲、牛膝、女贞子、桑叶各150克，金银藤、生地黄各75克。

炮制方法：共为细末，炼蜜为丸，每服10克，日服2次，温开水送服；亦可用饮片作汤剂，水煎服，用量按原方比例酌减。

功能主治：补肝益肾，补血养精。适用于肝虚肾虚，四肢酸麻，腰膝无力，头晕目眩，耳鸣，夜尿频多，须发早白。

当归　　拉丁学名：Angelica sinensis (Oliv.) Diels

科属　伞形科植物当归，其干燥根入药。当归属植物全世界约有79种。中国约有25种，入药用约有16种。

地理分布　栽培于甘肃、陕西、四川、湖北、云南、贵州等地。

采收加工　秋末采挖，除去须根及泥沙，待水分稍蒸发后，捆成小把，上棚，用烟火慢慢熏干。

用法用量　煎服，6～12克。

药理作用　促进血红蛋白、红细胞生成；抑制血小板聚集；对子宫有双向调节作用；抗血栓形成；抗心律失常；抑制心脏；降低心肌耗氧量；增加冠脉流量；降血压；扩张血管；抗动脉粥样硬化；降血脂；促进胃肠蠕动；抗肝损伤；抗变态反应；抗氧化等。

性味归经　甘、辛，温。归肝、心、脾经。

功能主治　调经止痛，补血活血，润肠通便。用于血虚萎黄，眩晕心悸，经闭痛经，跌扑损伤，月经不调，虚寒腹痛，风湿痹痛，肠燥便秘，痈疽疮疡。

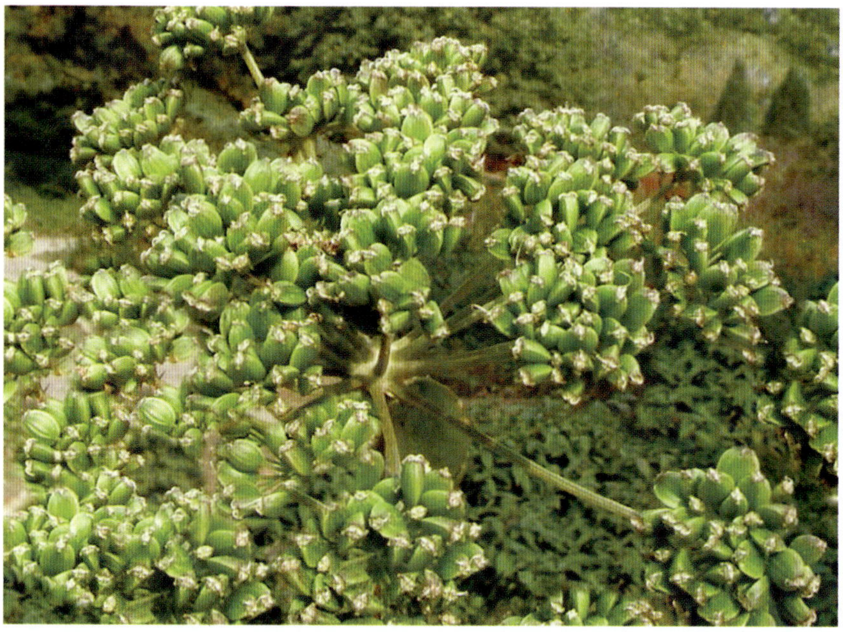

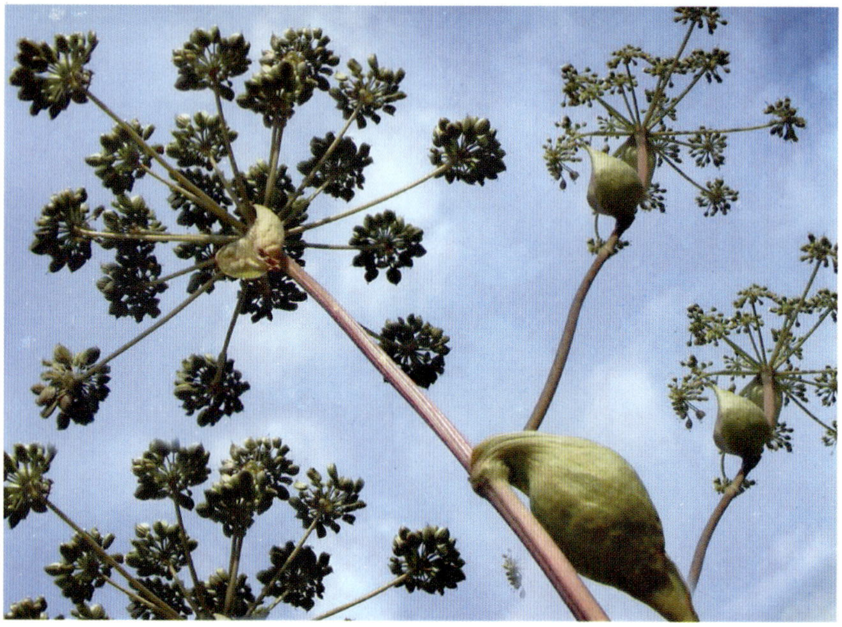

当归

别名／干归·马尾当归·秦归·马尾归·云归·西当归

◎《本草纲目》及文献记载当归：

主治咳逆上气，温疟寒热洗洗在皮肤中，妇人漏下绝子，诸恶疮疡金疮，煮汁饮之。温中止痛，除客血内塞，中风痉汗不出，湿痹中恶，客气虚冷，补五脏，生肌肉。治一切风，一切血，补一切劳，破恶血，养新血，及癥癖，肠胃冷。治头痛、心腹诸痛，润肠胃、筋骨、皮肤。治痈疽，排脓止痛，和血补血。

本草纲目附方

失血眩晕
凡是伤胎失血，产后失血，崩中失血，金疮失血，拔牙失血，一切失血过多，心烦眩晕，气闷绝，不省人事。当归二两、川芎一两，每用五钱，加水七分、酒三分，煎取七成趁热服下，一天服两次。《妇人良方》

头痛欲裂
当归二两，加酒一升，煮取六合饮下。一天服两次。《外台秘要》

妇女百病（诸虚不足症）
当归四两、地黄二两，共研细，炼蜜为丸，如梧子大。每次服十五丸，饭前米汤送下。（太医支法存方）

少女闭经
当归尾、没药各一钱，共研为末。红花泡酒送下，一天服一次。《普济方》

产后中风（不省人事，口吐涎沫，手足抽搐）
等量当归、荆芥穗，制成细末，每次服二钱，用盏水，少量酒，少量童尿，煎至七分，灌下，如果下咽就有了生还的希望，疗效神奇。《圣惠方》

温疟不止
一两当归，水煎服，每日一剂。《圣济总录》

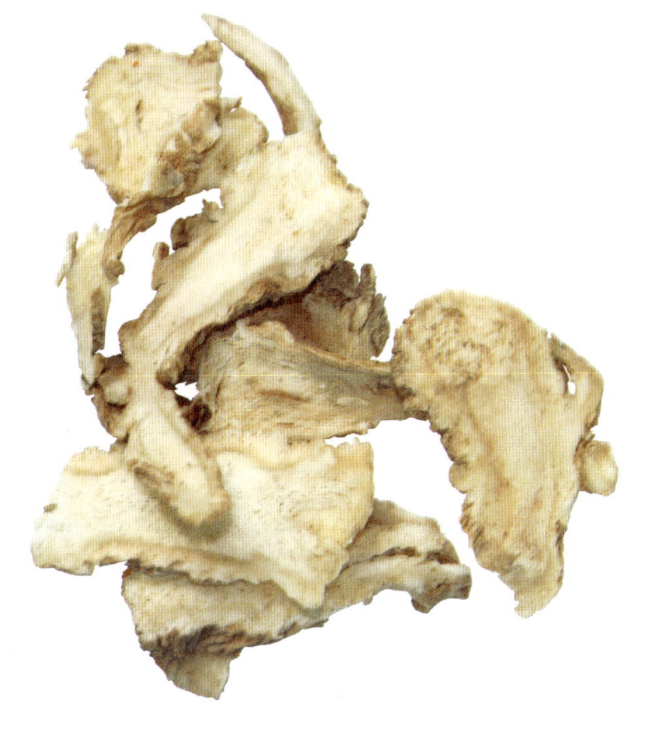

国医传世药方

当归安胎散
方选源流：《金匮要略》补益方。
中药组成：当归500克、芍药500克、川芎500克、白术250克、黄芩500克。
炮制方法：上方共研粗末，每服1.5克，日服2次，酒或温开水送下。亦可用饮片作汤剂，水煎服，用量按原方比例酌情增减。
功能主治：养血安胎，调经止痛。适用于妊娠期血虚血热，胎动不安，难产及月经前期腹痛；产后虚弱，恶露不行。

四季药膳养生

当归生地煲羊肉
当归30克，生地30克，羊肉300克，一起煮到肉烂，加盐调味。食肉喝汤。▶功能益气养血，和血止血。适用于经血过多，崩漏等症。

当归炖母鸡
当归30克，母鸡1只，醪糟汁60克。将鸡去毛并内脏洗净。当归洗去浮灰。将鸡放入沙锅内，同时加水、醪糟汁、当归、姜、葱、盐，锅口盖严，先在旺火上烧开，再用小火炖3小时。出锅时撒胡椒面食用。▶功能补气养血，润肠，补血活血。适用于气血不足、眼花头昏、心悸耳鸣、盗汗无力等，妇女月经不调、痛经、老人及产后便秘。健康人食用能益寿延年，防治贫血。

当归煮鸡蛋
当归10克，鸡蛋2个。当归加水3碗。放入煮熟去壳、用针刺10多个孔的鸡蛋，煮汤到1碗。吃蛋饮汤。每天2次。▶功能益气养血，补气调经。适用于血虚气滞的经闭。

驴　　拉丁学名：Equus asinus L.

科属　马科动物驴的干燥皮或鲜皮经煎煮浓缩制成的固体胶，又称驴皮胶。

地理分布　中国北部地区都有饲养。

采收加工　10月至第二年5月为生产季节。先将驴皮放到容器中，用水浸软，除去驴毛，剁成小块，再用水浸泡使其白净，然后再放入沸水中，皮蜷缩时捞出，再放入熬胶锅内熬炼，胶出尽后捞去驴皮，浓缩，倒入容器内，凝固后切成小块，晾干。

用法用量　烊化兑服，3～9克。

药理作用　止血；耐缺氧；促进造血功能；抗寒冷；抗疲劳；抗休克；利尿；增强机体免疫功能；抗辐射等。

性味归经　甘，平。归肺、肝、肾经。

功能主治　润燥，补血滋阴，止血。用于血虚萎黄，眩晕心悸，虚风内动，心烦不眠，肺燥咳嗽，劳嗽咯血，便血，崩漏，吐血，尿血，妊娠胎漏。

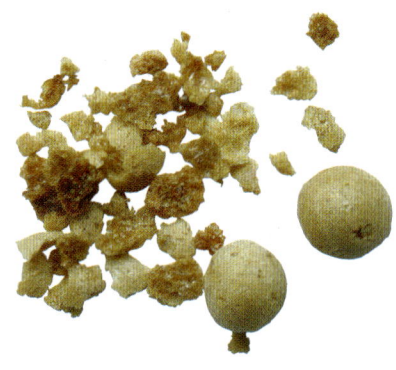

【阿胶】

别名／傅致胶·盆覆胶·驴皮胶

◎《本草纲目》及文献记载阿胶：

主治疗吐血、衄血、血淋、尿血、肠风下痢。女人血痛、血枯、经水不调、无子、崩中、带下、胎前产后诸疾。男子一切风病，骨节疼痛，水气浮肿，虚劳咳嗽喘急，肺痿唾脓血，及痈疽肿毒。和血滋阴，除风润燥，化痰清肺，利小便，调大肠。

本草纲目附方

老人虚秘

阿胶（炒）二钱，葱白三根，水煎化，入蜜二匙，温服。

肺损呕血

用阿胶(炒)三钱，木香一钱，糯米一合半，为末。每服一钱，百沸汤点服，每日一次。《普济方》

大衄不止（口耳俱出）

用阿胶（炙）半两，蒲黄一两，每服二钱，水一盏，入生地黄汁一合，煎至六分，温服。急以帛系两乳。《太平圣惠方》

国医传世药方

阿胶补益丸

方选源流：《妇人大全良方》固涩方。

中药组成：阿胶45克，赤石脂40克，续断、当归、甘草、丹参、川芎各30克，龙骨、鹿茸、乌贼骨、鳖甲各60克。

炮制方法：上药研末，炼蜜为丸，如梧桐子大。空腹时用温酒送下9克。

功能主治：补益精血，固崩止血。适用于产后出血过多，虚羸无力，血虚萎黄，眩晕心悸，心烦不眠。

四季药膳养生

阿胶羹

阿胶、冰糖各250克，红枣500克，黄酒150克，桂圆肉、黑芝麻、核桃肉各150克，红枣去核，和桂圆、芝麻、核桃肉一起研磨为粉；阿胶浸于黄酒中泡10天，放入搪瓷容器内隔水蒸到阿胶全部溶化时，将红枣等药粉、冰糖加入搅匀，蒸至冰糖溶化，冷却。每晨2匙，开水冲化食用。▶功效润燥，补血滋阴。适用于健身，润肤，中老年妇女可加人参适量，在冬至前后服用。

龙眼   拉丁学名：Dimocarpus longan Lour.

科属　无患子科植物龙眼，其假种皮入药。龙眼属植物全世界约有19种，分布于亚洲地区。中国约有4种，仅本种可入药。

地理分布　我国西南部至东南部以福建、台湾栽培最广，广东也有栽培，多植在堤岸和园圃，广东、广西南部及云南也见野生或半野生于疏林中。

采收加工　夏、秋二季采收成熟的果实，干燥，除壳、核，晒到干爽不粘即可。

用法用量　煎服，9～15克。

药理作用　抗肿瘤；抗衰老；促进智力发育；增强机体免疫功能等。

性味归经　甘，温。归心、脾经。

功能主治　养血安神，补益心脾。用于心悸怔忡，气血不足，血虚萎黄，健忘失眠。

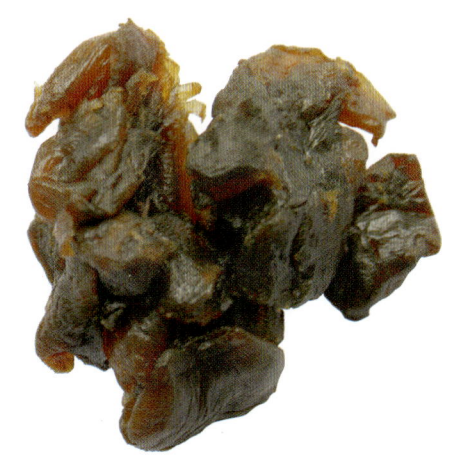

【龙眼肉】

别名／龙眼·益智·桂圆·荔枝奴·亚荔枝·圆眼·元眼肉·龙眼干

◎《本草纲目》及文献记载龙眼肉：

主治五脏邪气，安志厌食。除蛊毒，去三虫。久服强魂聪明，轻身不老，通神明。开胃益脾，补虚长智。

本草纲目附方

归脾汤（思虑过度，劳伤心脾，健忘怔忡，虚烦不眠，自汗惊悸）

用龙眼肉、酸枣仁（炒）、黄芪（炙）、白术（焙）、茯神各一两，木香、人参各半两，炙甘草二钱半，切细。每服五钱，姜三片，枣一枚，水二钟，煎一钟，温服。《济生方》

国医传世药方

调气养神汤

方选源流：《医学衷中参西录》安神方。

中药组成：龙眼肉24克、柏子仁15克、甘草5克、生牡蛎15克、生地黄18克、天门冬12克、生龙骨15克、生麦芽9克、朱砂0.9克、菖蒲4.5克、远志6克、甘松6克。

炮制方法：铁锈浓水煎服。

功能主治：养血安神，补益心脾，理气养肝。适用于思虑过度，暗生内热，心肝之血，消耗日久，以致肝火上升，神经紊乱，心烦意乱，心悸怔忡，健忘失眠。

四季药膳养生

龙眼丹参远志汤

桂圆肉30克，远志、丹参各15克，红糖适量。三药水煎，加红糖调服，每天2次。▶功效活血化瘀，补益心脾。适用于心脾两虚，心悸气短，气滞血瘀，食少便溏，胸痛头晕，面唇青紫等症。慢性冠心病，慢性心功能不全者。

构树　　拉丁学名：Broussonetia papyrifera (L.) L ert.ex Vent.

科属　桑科植物构树，其干燥成熟果实入药。构属植物全世界约有4种，分布于亚洲东部、太平洋岛屿。中国约有3种，入药用仅1种。

地理分布　生于山坡林缘及村寨道旁。分布于华南、华东、西南及河北、山西、甘肃、陕西、湖北、湖南等地。

采收加工　秋季果实成熟时采收，先洗净，后晒干，最后除去灰白色膜状宿萼以及杂质。

用法用量　煎服，6～12克。

药理作用　抗菌；加强学习记忆能力。

性味归经　甘，寒。归肝、肾经。

功能主治　明目，补肾，清肝，利尿。用于腰膝酸软，虚劳骨蒸，目生翳膜，头晕目昏，水肿胀满。

楮实子

别名／楮实米·楮实·构树子·角树子·野杨梅子

◎《本草汇言》及文献记载楮实子：主阳亢阴痿，水涸目蒙，及脾热水肿，腰膝痿弱，筋骨乏力诸证。主治健脾益肾，补虚劳，明目。

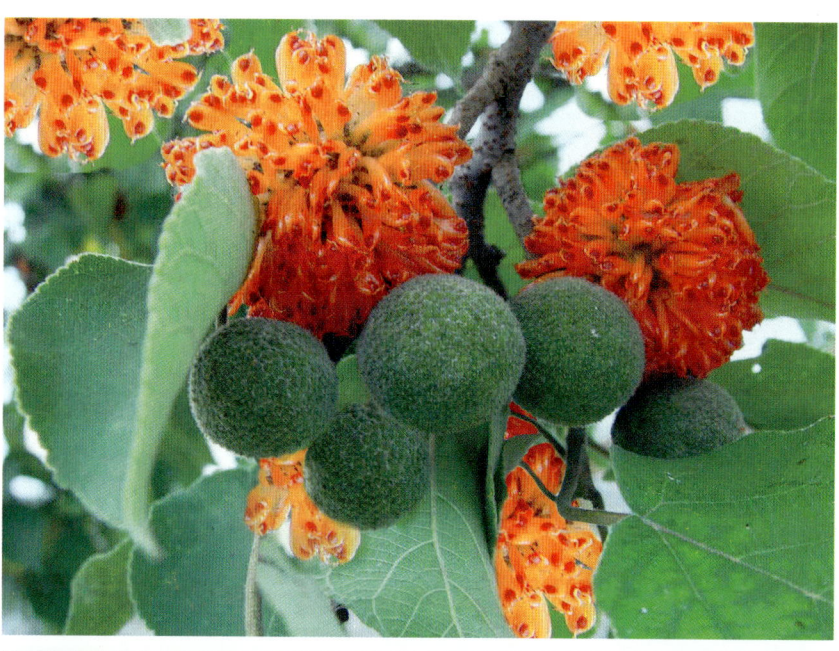

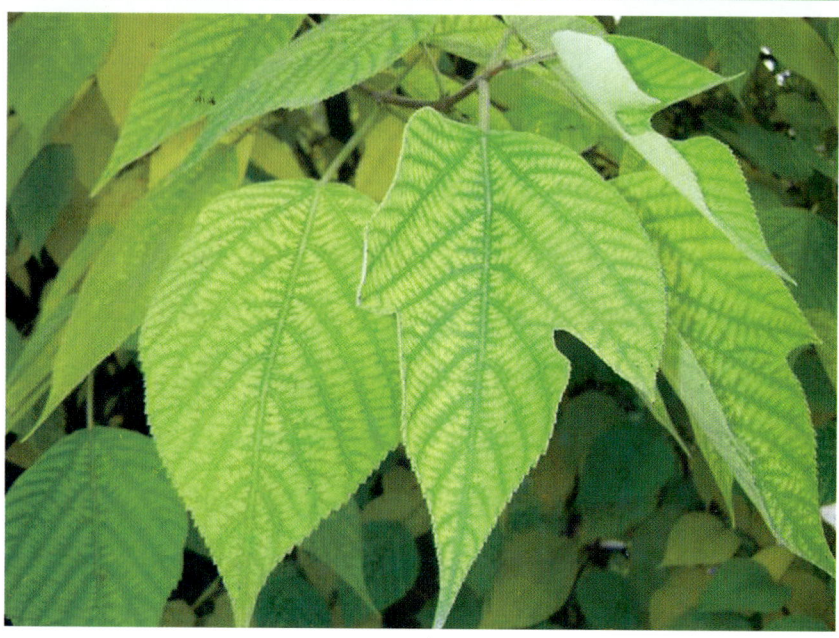

本草纲目附方

肝热生翳
用楮实子研细,饭后以蜜汤送服一钱。一天服两次。《直指方》

目昏难视
用楮实、荆芥穗各五百枚,共研末,炼蜜为丸,如弹子大。每嚼服一丸,饭后服,薄荷汤送服,一天服三次。《卫生易简方》

水气蛊胀
用楮实一斗、水二斗,熬成膏;另以茯苓三两、白丁香一两半,共研末,将膏和末调成梧桐子大的丸子。从少到多,服到小便清利、腹胀减轻为度,后服"治中汤"续治。忌食甘苦峻补药物及发物。(张洁古《活法机要》)

喉痹喉风
五月五日采楮桃阴干备用,每次用一个研末,用井华水送服。病重者用两个。《集简方》

身面石疽(形状象痤疖而皮厚)
把楮实子捣碎,外敷。《外台秘要》

金疮出血
楮实子捣烂,敷在伤口上。《外台秘要》

▲**李时珍说:**
"《名医别录》记载楮实的功能为大补益;而《修真秘旨书》记载久服楮实,会使人成为骨软之痿;《济生秘览》上治骨哽,用楮实煎汤药服用。这岂不是楮实能软化骨头的证明吗?按照《南唐书》上说:烈祖吃饴糖,而喉中噎住,朝中的医生都不能治愈,惟有吴廷绍让他服了楮实汤,仅服了一次就好了。但群医以后采用这个方法都不灵验,就请教廷绍。他回答说:喉噎因为甘而发作,所以用它治疗。我认为这乃是治骨鲠软坚的意思罢了,大多数医生却用此法去治疗其他噎堵之病,所以都不灵验。"

▲**陶弘景说:**
"仙方里把它采来捣取汁液和丹药同服,也可干服,使人通神见鬼。"

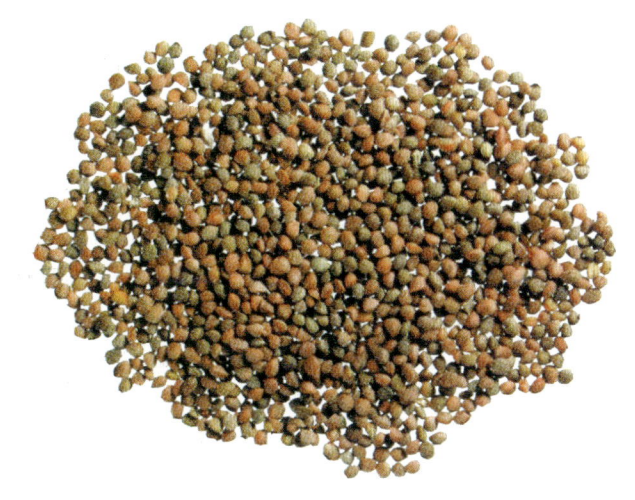

国医传世药方

楮实子补益丸

方选源流:《普济方》固涩方。

中药组成:楮实子90克、川牛膝60克、川草30克、白姜30克、山药30克、川芎30克。

炮制方法:为细末,丸如梧桐子大,每服9克,日3次。

功能主治:补肾健脾,祛湿止带。适用于妇人忧思伤脾,水湿不化,赤白带下,腰膝酸软,不思饮食,心神烦乱,舌淡苔白腻,脉沉细。

四季药膳养生

楮实助阳酒

楮实子(微炒)90克,鹿茸(涂酥炙去毛)10克,巴戟天、制附子、川牛膝、石斛各60克,炮姜、肉桂(去粗皮)各30克,大枣60克,65度高粱白酒2500毫升。上药捣碎细,纱布包酒浸封口8天后去渣备用。每次空腹温饮10毫升,每天早晚各1次。▶功效明目,补肾清肝。适用于肾阳虚损,脾胃虚寒,阳痿滑泄。

楮实西瓜汁

鲜楮实子25枚,西瓜瓤500克。共绞为汁,小量频服。▶功效补肾清肝,明目清暑、醒神益智。适用于暑热劳倦,头脑不清。

环草石斛　　拉丁学名：Dendrobium loddigesii Rolfe.

科属　兰科植物环草石斛、马鞭石斛、黄草斛、铁皮石斛、金钗石斛，其新鲜或干燥茎入药。石斛属植物全世界约有900多种，分布于亚洲南部和大洋洲。中国约有73种。入药用约有7种。

地理分布　1.环草石斛　附生于树上和林岩石上。分布于广西、广东、贵州、云南等地。
2.马鞭石斛　附生于树上和山谷岩石上。分布于云南、广西等地。
3.黄草石斛　附生于树上和岩石上。分布于广西、贵州、云南、西藏等地。
4.铁皮石斛　附生于树上。分布于贵州、广西、云南等地。
5.金钗石斛　附生于高山岩石上和林中树干上。分布于台湾、湖北、广西、广东、贵州、四川、云南等地。

采收加工　全年都可采收。鲜用者除去根以及泥沙；干用者采收后，除去杂质，烘软或用开水略烫，再边搓边烘晒，到叶梢搓净，干燥。铁皮石斛剪去部分须根后，边炒边扭成螺旋形或者弹簧状，烘干后，习称"耳环石斛"。

用法用量　煎服，6～12克，鲜品15～30克，入复方宜先煎，单用可久煎。

药理作用　减弱心肌收缩力；增强机体免疫功能；延缓衰老；双向调节肠道平滑肌等。

性味归经　甘，微寒。归胃、肾经。

功能主治　滋阴清热，益胃生津。用于口干烦渴，阴伤津亏，病后虚热，食少干呕，目暗不明。

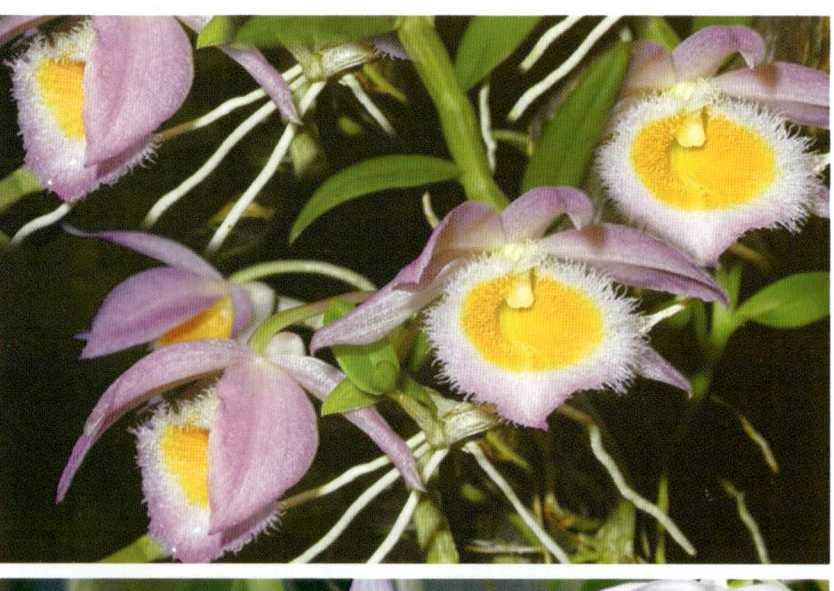

【石斛】

别名／林兰·杜兰·悬竹·吊兰花·千年竹

◎《本草纲目》及文献记载石斛：

主治伤中，除痹下气，补五脏虚劳羸瘦，强阴益精。久服，厚肠胃，补内绝不足，平胃气，长肌肉，逐皮肤邪热痱气，脚膝疼冷痹弱，定志除惊。轻身延年。益气除热，治男子腰脚软弱，健阳，逐皮肌风痹，骨中久冷，补肾益力。壮筋骨，暖水脏，益智清气。治发热自汗，痈疽排脓内塞。

本草纲目附方

睫毛倒入

取川石斛、川芎各等份,研为末。口内含水,随口中水左右噙鼻,每天两次。《袖珍方》

飞虫入耳

取石斛几条,除去根如同竹筒,将一头放入耳孔中,四周用蜡封闭,用火烧石斛另一头,将要烧完时停止,这样用石斛烟熏右耳,则耳中虫从左边出来,如果没有出来,就再熏一次。《圣济总录》

▲**李时珍说**:

"石斛气平,味甘、淡、微咸,属阴药中之阳药,降药。是足太阴脾经,足少阴经右肾的药物。深师说:男子阴囊湿精少,小便余沥的病症,应该加量服用。一种方法为每次用二钱石斛,内加一片生姜,用水煎汤、当作茶饮用,很有清肺补脾的功效。"

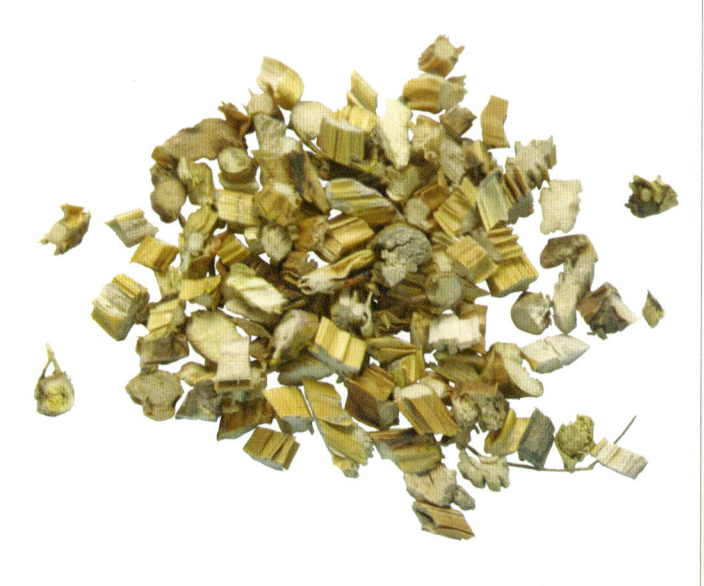

国医传世药方

石斛补益丸

方选源流:《原机启微》补益方。

中药组成:石斛15克、天门冬60克、麦门冬30克、熟地黄30克、生地黄30克、五味子23克、菟丝子23克、枸杞子23克、牛膝23克、山药23克、肉苁蓉15克、人参60克、茯苓60克、炙甘草15克、枳壳15克、川芎15克、甘菊花23克、草决明23克、杏仁23克、防风15克、川黄连15克、犀角15克、羚羊角15克、蒺藜15克、青葙子15克。

炮制方法:上药研为细末,炼蜜和丸,每丸重10克,早晚各服1丸,淡盐汤送服。

功能主治:平肝息风,滋阴明目。适用于肝肾不足,阴虚火旺,瞳神散大,视物昏花,羞明流泪,头晕目眩;内障。

四季药膳养生

石斛茶

石斛5克。用水煎后去渣,取汁。代茶涂涂饮。▶**功效**滋阴清热,益胃生津。适用于肺胃虚弱,舌红口干,或者干咳无痰,呼吸短促等症。

石斛粥

鲜石斛30克,北粳米50克,冰糖适量。鲜石斛水煮取汁(石斛久煮才有效),和粳米、冰糖一起放入沙锅内煮粥。每天2次,稍温顿服。▶**功效**滋阴清热,益胃生津。适用于热病津伤,心烦口渴;虚热不退,病后津亏;胃虚隐痛兼有干呕,舌光苔少等症。

珊瑚菜   拉丁学名：Glehnia littoralis Fr.Schmidt ex Miq.

科属　伞形科植物珊瑚菜，其干燥根入药。珊瑚菜属植物全世界有2种，分布于北美洲和亚洲东部。中国仅有1种，可入药。

地理分布　分布于河北、辽宁、江苏、山东、福建、浙江、台湾、广东等地。生于沙滩、海岩沙地，或栽培于肥沃疏松的沙质土壤。

采收加工　夏、秋二季采挖，除去须根，洗净，稍晾，放于沸水中烫后，除去外皮，晾干。或者洗净直接干燥。

用法用量　煎服，4.5~9克。

药理作用　解热；调节机体免疫功能；镇痛。

性味归经　甘、微苦，微寒。归肺、胃经。

功能主治　益胃生津，养阴清肺。用于肺热燥咳，热病津伤口渴，劳嗽痰血。

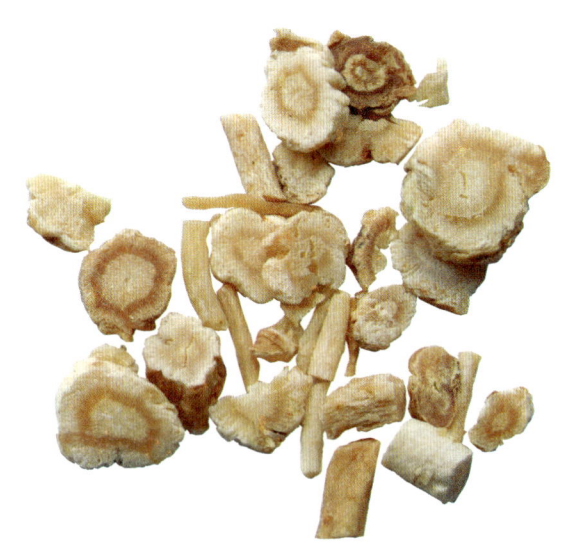

【北沙参】

别名／沙参·海沙参·银条参·莱阳参·辽沙参·珊瑚菜

◎《饮片新参》及文献记载北沙参：

主治养肺胃阴，治劳咳痰血。

国医传世药方

益胃养阴煎

方选源流：《柳州医话》补益方。

中药组成：北沙参10克、麦冬10克、当归身10克、甘杞子12克、川楝子5克、生地黄30克。

炮制方法：水煎服。

功能主治：滋阴疏肝。适用于肝肾阴虚，气郁血热，胸脘胁痛，吞酸吐苦，咽干舌燥，津伤口渴，脉细弱；疝气瘕聚。

沙参清肺丸

方选源流：《奇方本草》补益方。

中药组成：北沙参、麦门冬各12克，玉蝴蝶8克，络石藤、紫菀、柿霜、诃子、南薄荷、白僵蚕、北杏仁、炙甘草各5克，桔梗4克。

炮制方法：除柿霜外煎3次，浓缩收膏，入净糯米粉、柿霜，炼蜜为丸，每丸重3克，用朱砂作成衣。每次服2丸，每天2次，放入口中待融化。

功能主治：养阴清肺，生津止咳。适用于肺热燥咳，慢性咽炎。

四季药膳养生

石斛甘蔗茶

鲜石斛、北沙参各15克，玉竹、麦冬各15克，山药10克，甘蔗汁250克。前5味水煎取汁，和甘蔗汁搅匀。代茶饮用。▶功能益胃生津，养阴清肺。适用于口干，热病伤津，食少，恶心，舌绛少津等症。

玉竹乌梅饮

北沙参、玉竹、石斛、麦冬各8克，乌梅4枚，冰糖适量。煎汤，饮用。▶功能清热养阴，生津止渴。适用于热病后期，阴液伤损，口渴烦热，或者夏季炎热多汗口渴等症。

明党参

拉丁学名：Changium smyrnioides Wolff

科属 为伞形科植物明党参的干燥根。

地理分布 在山地稀疏灌林下土壤肥厚处或山坡岩石缝隙中多有生长。分布于安徽、江苏、江西、浙江以及湖北等地。

采收加工 每年4～5月间采挖，除去须根后，洗净，放于沸水中煮到无白心，取出，刮出外皮，漂洗，干燥后使用。

用法用量 煎服，6～12克。

药理作用 提高应激能力；调节机体免疫功能；促进肠平滑肌蠕动。

性味归经 甘、微苦、微寒。归肺、脾、肝经。

功能主治 养阴和胃，润肺化痰，平肝，解毒。用于肺热咳嗽，食少口干，呕吐反胃，目赤眩晕，疔毒疮疡。

国医传世药方

明党参补虚方

方选源流：《奇方本草》补虚方。

中药组成：明党参、柴胡、山药、当归、郁金、乌药、乌梅、赤芍各10克，百合15克，甘松5克，甘草6克。

炮制方法：水煎服，分服，每天1剂。

功能主治：养阴和气，润肺生津，活血通络。适用于中晚期子宫颈癌。

恶食，食后胀甚，嗳腐，加炒麦芽、炒谷芽各10克；大便秘结，干结难下，加火麻仁30克；胃脘热痛，喜冷饮，加蒲公英20克；胃脘冷痛，喜热饮，加桂枝10克；吞酸、嘈杂，去乌梅，加北沙参、石斛各20克。

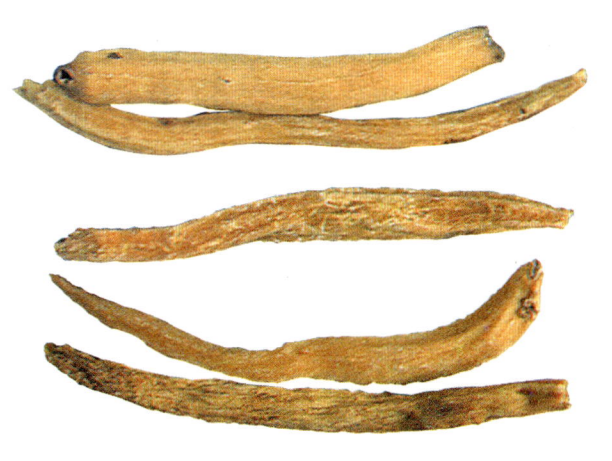

明党参

别名／土人参·百丈光·粉沙参·红党参·金鸡爪·明沙参·明参

◎《安徽中草药》及文献记载明党参：

主治滋补，润肺化痰，和胃止呕，解毒消肿。

四季药膳养生

明党参鸽蛋

明党参30克，干银耳60克，鸽蛋24只，冰糖300克。明党参去浮灰装入纱布袋，扎紧袋口，放入沙锅内加水煎汁。取24个小杯，杯内抹上猪油，将鸽蛋分别入每个杯内，上笼用文火蒸约3分钟即可出笼。银耳放入搪瓷碗内，上笼蒸约40分钟至熟烂取出。冰糖放入锅内熬至融化，撇去浮沫，放入药汁、鸽蛋、银耳，煮沸后起锅放入碗内。每次吃1只鸽蛋，每天2次。▶功效养阴润燥，补肺益气。适用于病后体虚、肺虚久咳、痰中带血、大便秘结、高血压等症。

轮叶沙参 拉丁学名：Adenophora tetraphylla (Thunb.) Fisch.

科属 桔梗科植物轮叶沙参、沙参，其干燥根入药。沙参属植物全世界约有48种，分布于亚洲东部及俄罗斯远东地区。中国约有39种，入药用约有29种。

地理分布 1.轮叶沙参 生于灌木丛中及草地。分布于华东、东北、华北、西南以及华南。
2.沙参 在低山草丛中和岩石缝内多有生长，也生于海拔600~700米的草地上或1000~3200米的开阔山坡及林中。江苏、安徽、浙江、江西、湖南等地多有分布。

采收加工 春、秋二季采挖，除去须根，洗后趁鲜刮去粗皮，再洗净后，使其干燥。
用法用量 煎服，9~15克。
药理作用 祛痰；强心；调节免疫功能；抗真菌。
性味归经 甘，微寒。归肺、胃经。
功能主治 用于肺热燥咳，阴虚劳嗽，气阴不足，干咳痰黏，烦热口干。化痰，养阴清肺，益气。

南沙参

别名／白沙参·苦心·泡参·桔参·泡沙参·山沙参

◎《本草纲目》及文献记载南沙参：

主治血积惊气，除寒热，补中，益肺气。疗胃痹心腹痛，结热邪气头痛，皮间邪热，安五脏。久服利人。去皮肌浮风，疝气下坠，治常欲眠，养肝气，宣五脏风气。补虚，止惊烦，益心肺，并一切恶疮疥癣及身痒，排脓，消肿毒。清肺火，治久咳肺痿。

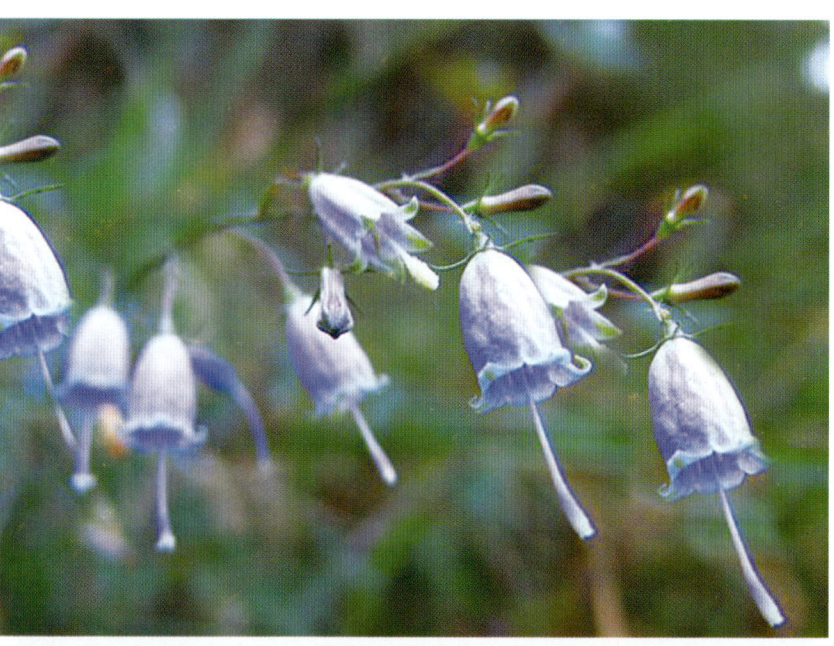

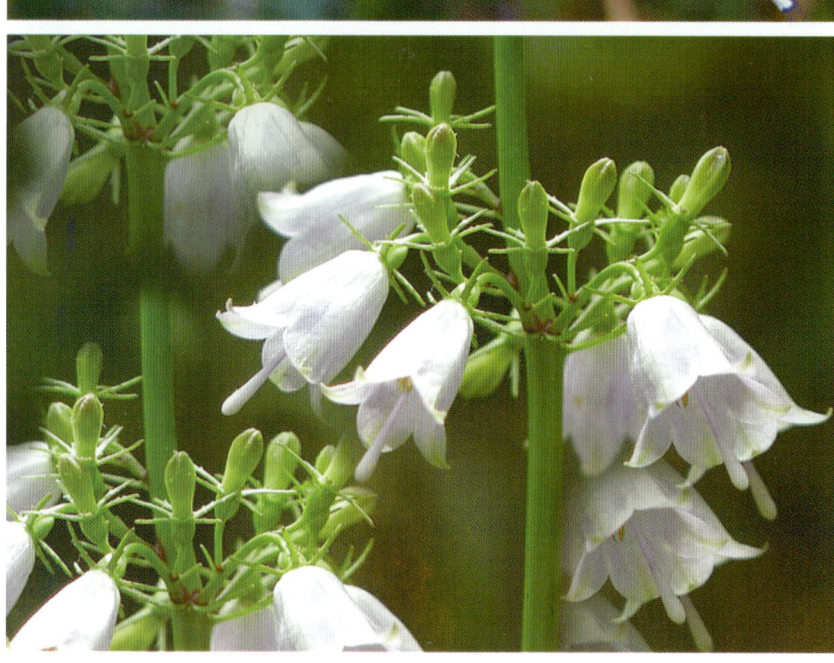

《本草纲目》附方

肺热咳嗽
沙参半两，水煎服之。《卫生易简方》

卒得疝气（小腹及阴中相引痛如绞，自汗出，欲死者）
沙参捣筛为末，酒服一方寸匕，立即痊愈。《肘后方》

妇人白带（多因七情内伤或下元虚冷引起）
把沙参研成细末，每次服二钱，用米汤调服。《证治要诀》

▲弘景曰：
"此与人参、玄参、丹参、苦参是为五参，其形不尽相类，而主疗颇同，故皆有参名。又有紫参，乃牡蒙也。"

▲李时珍曰：
"沙参白色，宜于沙地，故名。其根多白汁。主治血积惊气，除寒热，补中，益肺气。疗胃痹心腹痛，结热邪气头痛，皮间邪热，安五脏。"

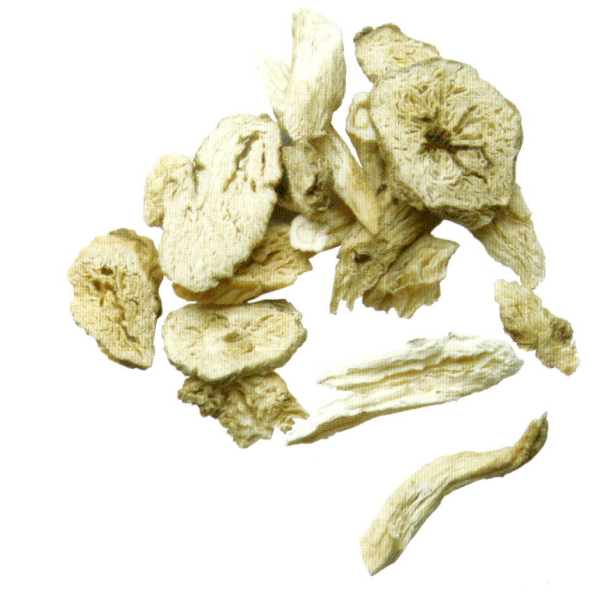

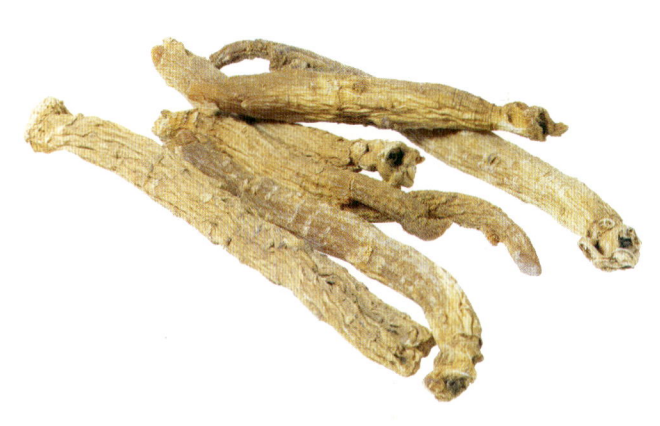

国医传世药方

回颜汤

方选源流：《奇方本草》补益方

中药组成：南沙参、北沙参、黄芪、菟丝子、北沙参、石斛、女贞子、旱莲草、丹参各15克，秦艽、鸡血藤各30克，党参、白术、茯苓各10克。

面部红斑加鸡冠花、凌霄花各10克；浮肿加车前子、冬瓜皮各15克；持续低热加地骨皮、银柴胡各15克；血瘀加红花、鬼箭羽各10克；肾阳不足加仙茅、淫羊藿各10克，附子、肉桂各5克。

炮制方法：加水煎沸15分钟，滤出药液，再加水煎20分钟，去渣，两煎药液调兑均匀，分服，每天1剂。

功能主治：滋阴疏肝，阴虚劳嗽，气阴不足。适用于红斑狼疮、脾肾亏虚，气阴不足。

四季药膳养生

南沙参炖肉

南沙参30克，瘦猪肉500克。炖熟后入味饮汤吃肉即可。▶功能清肺养血，滋阴。适用于产后虚弱和无乳症。

南沙参冰糖煎

南沙参25克，冰糖15克。用水煎服。▶功能清肺养阴，肺热燥咳，阴虚劳嗽，气阴不足，干咳痰黏，烦热口干。适用于肺热咳嗽，痰黄黏稠，烦热口渴等症。

玉竹 拉丁学名：Polygonatum odoratum (Mill.)Druce

科属 百合科植物玉竹，其干燥根茎入药。黄精属植物全世界约有39种，分布于北温带。中国约有30种，入药用约有12种。

地理分布 树林下以及山坡阴凉处多有生长。分布于华北、东北、华东及河南、甘肃、陕西、台湾、青海、湖南、湖北、广东等地。

采收加工 秋季采挖，除去须根，洗净，晒到柔软后，反复揉搓、晾晒到无硬心后，晒干；或者蒸透后，揉到半透明，晒干。

用法用量 煎服，6～12克。

药理作用 调节机体免疫功能；降血脂；降血糖；抗菌。

性味归经 甘，微寒。归肺、胃经。

功能主治 生津止渴，养阴润燥。用于肺胃阴伤，燥热咳嗽，内热消渴，咽干口渴。

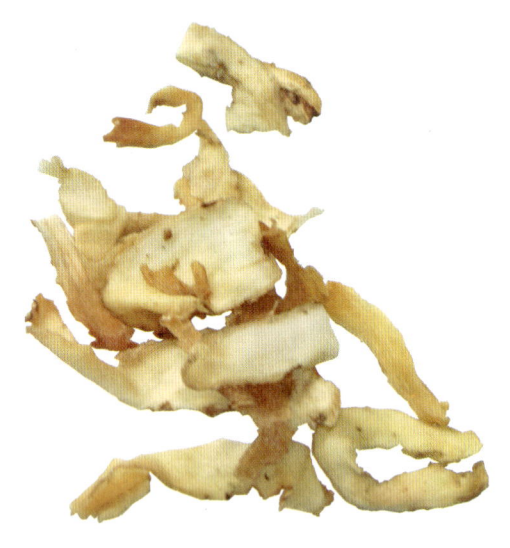

【玉竹】

别名／葳蕤·女萎·萎参·玉术·萎香·山玉竹·竹节黄·山姜·尾参

◎《本草纲目》及文献记载玉竹：

主风温自汗灼热，及劳疟寒热，脾胃虚乏，男子小便频数，失精，一切虚损。

本草纲目附方

小便卒淋
萎蕤一两，芭蕉根四两，水两大碗，煎一碗半，入滑石二钱，分三次服。《太平圣惠方》

乳石发热
萎蕤三两，炙甘草二两，生犀角一两，水四升，煮至一升半，分三次服。《圣惠方》

痈后虚肿
用萎蕤、葵子、茯苓、龙胆、前胡，等分，研细末。每服一钱，水煎服。《圣济总录》

赤眼涩痛
萎蕤、赤芍、黄连、当归等分，煎汤熏洗。《卫生家宝方》

国医传世药方

沙参麦冬清肺生津汤

方选源流：《温病条辨》补益方。

中药组成：沙参、玉竹、麦冬、白扁豆、天花粉各10克，桑叶6克，生甘草5克。

炮制方法：水煎服

功能主治：清肺养阴，益胃生津，润燥止渴。适用于燥伤肺胃、津液亏损，口渴咽干，干咳少痰，舌红少苔。

四季药膳养生

玉竹瘦猪肉汤

玉竹30克，猪瘦肉100克，调料适量。猪肉切成小块，和玉竹放入锅内，加清水1500毫升，煎到约600毫升，用食盐、入味精调味。饮汤吃肉。▶功效清养肺胃。适用于燥伤肺胃，身热，口舌干燥等症。

鳢肠

拉丁学名：Eclipta prostrata L.

科属 菊科植物鳢肠，其干燥地上部分入药。鳢肠属植物全世界约有4种，分布于大洋洲、南美洲及世界热带地区。中国有1种，可入药。

地理分布 生于路边、湿地、田间或沟边。分布于全国各地。

采收加工 花开时采割，晒干。

用法用量 煎服，6~12克；外用鲜品适量。

药理作用 止血；抗肝损伤；增强免疫功能；增加冠脉血流量；抗诱变；镇痛、镇静等。

性味归经 甘、酸，寒。归肾、肝经。

功能主治 凉血止血，滋补肝肾。用于须发早白，牙齿松动，腰膝酸软，眩晕耳鸣，阴虚血热，吐血，尿血，衄血，血痢，崩漏下血，外伤出血。

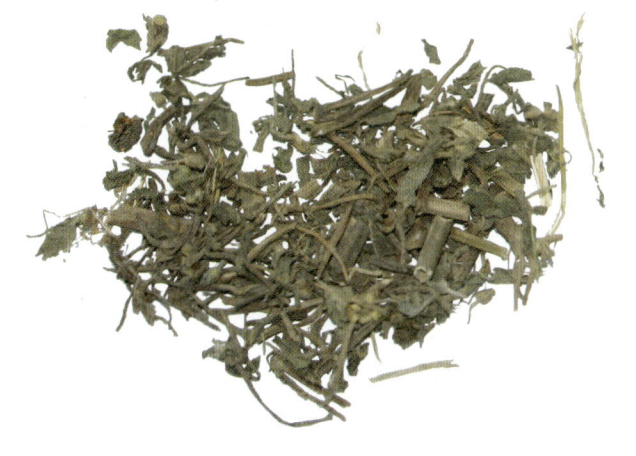

【墨旱莲】

别名／旱莲草·金陵草·莲子草·墨菜·黑墨草·水旱莲

◎《本草纲目》及文献记载墨旱莲：

主治血痢。针灸疮发，洪血不可止者，傅之立已。汁涂眉发，生速而繁。乌须发，益肾阴。止血排脓，通小肠。膏点鼻中，添脑。

本草纲目附方

乌须固齿
取连根鳢肠草一斤，用酒洗净，洒盐四两淹三天，连汁放入油锅中炒存性，研末。每天取末搽牙，连口水吞下。《摄生妙用方》

偏正头痛
用鳢肠草汁滴鼻。《圣济总录》

系臂截疟
把旱莲草捣烂，男左女右，敷在寸口上，用一枚钱币压定，用布包好。待到皮肤起小泡，疟即止。《资生经》

痔漏疮发
旱莲草一把，连根须洗净，用石臼擂如泥，以极热酒一盏冲入，取汁饮之，渣敷患处，重者不过三服即安。《保寿堂方》

国医传世药方

菟丝祛斑养颜汤
方选源流：《中医秘方本草》养颜方。
中药组成：旱莲草、当归、白芍各10克，女贞子、菟丝子、熟地黄、生地黄各15克，何首乌12克，阿胶、枸杞子各9克。
炮制方法：水煎服。
功能主治：滋补肝肾，滋阴补血。适用于黄褐斑，蝴蝶斑，妊娠斑，面色无华，心烦失眠。

四季药膳养生

当归补血汤
墨旱莲、女贞子各30克，黄芪100克，当归20克。水煎服。▶功能益气生血。适用于白血球减少，血小板减少，同时伴见头昏，目眩，皮肤紫癜等症。

气虚甚者可酌加西洋参、党参；牙龈出血可加生熟地、茜草、仙鹤草等。

麦冬　　拉丁学名：Ophiopogom japonicus (Thunb.) Ker-Gawl.

科属　百合科植物麦冬，其干燥块根入药。沿阶草属植物全世界约有52种，分布于亚洲东南部。中国约有32种，入药用约有2种。

地理分布　山野间阴湿处，山谷林下及路旁多有生长；南方各地常有栽培。西南及江苏、安徽、浙江、福建、广西等地为主产区。

采收加工　夏季采挖，洗净，反复曝晒到七八成干，除去须根，干后使用。

用法用量　煎服，6～12克。

药理作用　清除自由基；增强机体免疫力；延缓衰老；抗心肌缺氧性损害；改善心脏血液循环；抗心肌梗死；抗心律失常；提高耐缺氧能力；降血糖；抑制胃肠平滑肌收缩；抗菌等。

性味归经　甘、微苦、微寒。归心、肺、胃经。

功能主治　润肺清心，养阴生津。用于肺燥干咳，虚劳咳嗽，心烦失眠，津伤口渴，肠燥便秘，内热消渴；白喉等。

本草纲目附方

吐血、鼻血
麦门冬去心一斤，捣烂取汁，加蜜三合，调匀，分两次服下。《活人心统》

咽喉生疮
麦门冬一两、黄连半两，共研为末，炼蜜为丸，如梧子大。每服二十丸，麦门冬煎汤送下。《普济方》

齿缝出血
用麦门冬煎汤漱口。《兰室宝鉴》

国医传世药方

拯阴理劳汤

方选源流：《医宗必读》补益方。

中药组成：麦冬、白芍、生地各12克，人参、五味子、炙甘草各6克，当归、薏苡仁、橘红、莲子肉、丹皮各9克，大枣2枚。

炮制方法：水煎服。

功能主治：润肺清心，养阴生津，益肾补虚。适用于肺肾阴虚，颧红口干，骨蒸潮热，盗汗体倦，咳嗽气短，遗精滑泄，舌红少苔，脉细数。

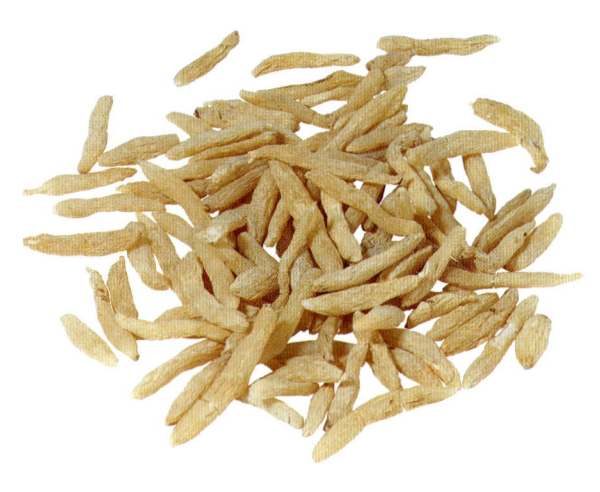

【麦冬】

别名／麦门冬·寸冬·沿阶草根

◎《本草纲目》及文献记载麦冬：

主治去心热，止烦热，寒热体虚，下痰饮。治五劳七伤，安魂定魄，止嗽，治肺痿吐脓，时疾热狂头痛。

四季药膳养生

麦冬煎

鲜麦冬500克，白蜜20克。鲜麦冬捣碎绞汁，入白蜜，隔水加热到饴糖状。每服3匙，用温酒或白开水化服。▶功能补中强身，养阴润肺。适用于体虚肺燥咳嗽，咳血咽干等症。

麦冬茅根饮

麦冬、百合各15克，白茅根12克。水煎。代茶饮用。▶功能清热凉血，养阴润肺。适用于肺阴虚，干咳少痰，痰中带血等症。

天冬　　拉丁学名：Asparagus cochinchinensis (Lour.) Merr.

科属　百合科植物天冬，其干燥块根入药。天冬属植物全世界约有290多种，分布于温带、热带地区。中国约有23种，入药用约有13种。

地理分布　阴湿的山野林边、草丛或灌木丛中多有生长，也有人工栽培。分布于中南、华东、西南及河北、陕西、山西、甘肃、台湾等地。

采收加工　秋、冬二季采挖，洗净，除去茎基和须根，放于沸水中煮或蒸至透心，趁热除去外皮，洗净，干燥后待用。

用法用量　煎服，6~12克。

药理作用　杀灭蚊蝇幼虫；抗菌；抗肿瘤。

性味归经　甘、苦，寒。归肺、肾经。

功能主治　清肺生津，养阴润燥。用于肺燥干咳，顿咳痰黏，肠燥便秘，咽干口渴。

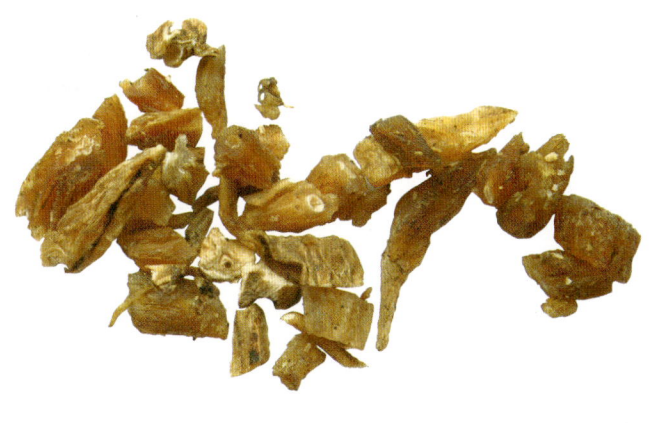

【天冬】

别名／天门冬·白罗杉·三百棒

◎《本草纲目》及文献记载天冬：

　　主治诸暴风湿偏痹，强骨髓，杀三虫，去伏尸。久服轻身益气延年。不饥。保定肺气，去寒热，养肌肤，利小便，冷而能补。镇心，润五脏，补五功七伤，吐血，治嗽消痰，去风热烦闷。润燥滋阴，清金降火。

本草纲目附方

口疮连年不愈
天门冬、麦门冬并去心，玄参等分，为末，炼蜜为丸，弹子大。每日含一丸。《外科精义》

肺痿咳嗽，咽燥不渴
生天门冬捣汁一斗，酒一斗，饴一升，紫苑四合，铜器煎至可丸。每服杏仁大一丸，日三服。《肘后方》

面黑令白
天门冬曝干，同蜜捣作丸，每日一丸洗脸。《圣济总录》

国医传世药方

月华补阴丸

方选源流：《医学心悟》补益方。

中药组成：天冬、麦冬、生地、熟地、百部、沙参、川贝母、阿胶、山药各30克，獭肝、三七、茯苓各15克，白菊花、桑叶各60克。

炮制方法：将白菊花、桑叶熬膏，阿胶化入膏内，余药研粉，炼蜜为丸，每丸重15克，每服1丸，日服3次。亦可用饮片作汤剂，水煎服。

功能主治：滋阴润肺，镇咳止血。适用于肺肾阴虚，胸闷咳嗽，痰中带血；心烦燥热，咽干舌燥，舌红少津，食欲不振，身体消瘦，大便燥结，小便量少。

四季药膳养生

天冬炖肉

　　天冬60克，猪瘦肉500克。肉切块洗净，和天冬共加水，小火炖到肉熟烂。食肉饮汤。▶功效滋阴养血，清肺生津。适用于产后虚弱，面色少华，乳汁不足等症。

百合

拉丁学名：Lilium brownii F.E.Brown var.viridulum Baker.

科属 百合科植物卷丹、百合和细叶百合，其干燥肉质鳞叶入药。百合属植物全世界约有78种，分布于北温带。中国约有38种，入药用约有9种。

地理分布 1.卷丹 海拔2500米以下的林缘路旁及山坡草地多有生长。分布于河北、陕西、河南、甘肃、山东、四川、云南、贵州、西藏等地。现全国各地均有栽培。

2.百合 海拔900米以下的山坡草丛、石缝中及村舍附近多有生长，也有栽培。河南、河北、陕西、山西、江西、湖北、安徽、浙江、湖南等地多有分布。

3.细叶百合 海拔400~2600米的山坡、林下及山地岩石间多有生长。分布于东北、华北、西北及河南、山东等地。

采收加工 秋季采挖，洗净，剥取鳞叶。

用法用量 煎服，6~12克。

药理作用 镇静，催眠；增强免疫功能；镇咳，平喘，祛痰；抗应激性损伤等。

性味归经 甘，寒。归心、肺经。

功能主治 清心安神，养阴润肺。用于痰中带血，阴虚干咳，失眠多梦，虚烦惊悸，精神恍惚。

百合

别名／重迈・中庭・夜合花・白花百合・白百合・卷丹

◎《上海常用中草药》及文献记载百合：主治干咳久咳，热病后虚热，烦躁不安。

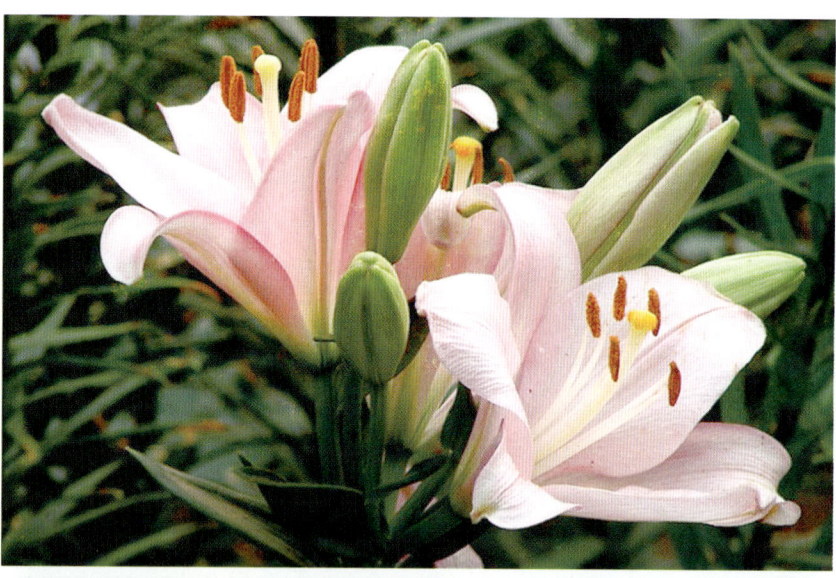

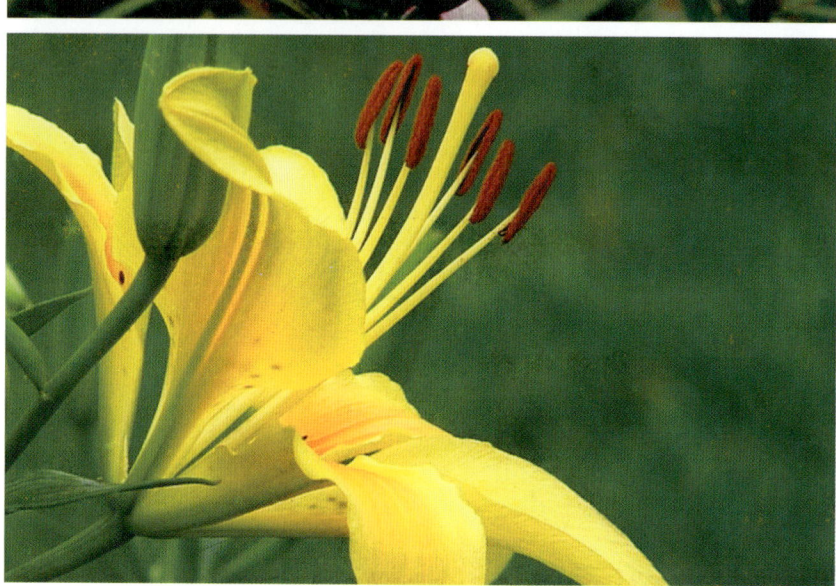

本草纲目附方

肺脏热，烦闷咳嗽
取鲜百合四两，加蜜蒸软，时时含一片在嘴里，吞下津液。《太平圣惠方》

肺病吐血
用新鲜百合捣汁，水送服。也可煮百合吃。《卫生易简方》

游风隐疹
先用楮树叶掺动隐疹，再用盐泥二两、百合半两、黄丹二钱、醋一分、唾液四分，捣和敷贴患处。《摘玄方》

天泡湿疮
取生百合捣涂患处，一两天就会痊愈。《濒湖集简方》

耳聋耳痛
将干百合研成末，用温水服下二钱，每日服二次。《胜金方》

百合腹满作痛的
将百合炒后研末，每次服一方寸匕，每日二次。《小品方》

百合变热
用一两百合，三两滑石，研成末，饮服一方寸匕。稍微有点泄利才会取得良效。《小品方》

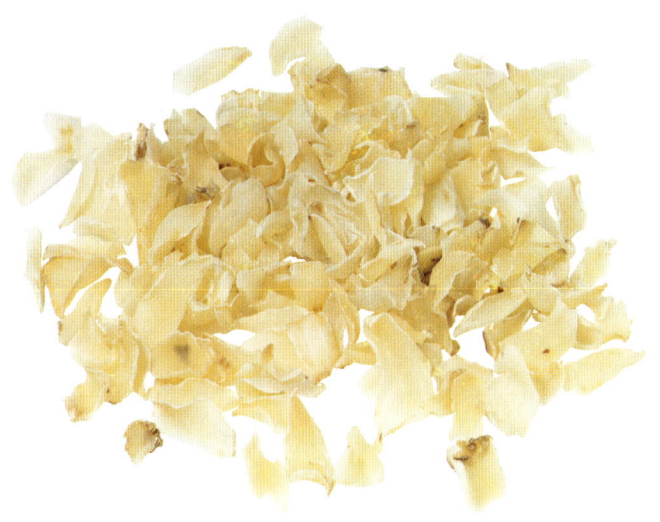

国医传世药方

百合固金汤
方选源流：《医方集解》治燥方。
中药组成：百合10克、麦冬8克、生地黄6克、熟地黄9克、炒白芍3克、当归3克、贝母3克、生甘草3克、桔梗3克、玄参3克。
炮制方法：水煎服。
功能主治：养阴润肺，化痰止咳，养心安神。适用于肺肾阴虚，咳痰带血，咽喉疼痛，手足心热，骨蒸盗汗，失眠多梦，虚烦惊悸，精神恍惚，舌红少苔，脉细数。

四季药膳养生

白糖百合汤
白糖40克，百合80克。水煎1小时后，取汤顿饮，或代茶多饮。▶功能润肺止咳，清心安神。适用于肺阴不足之干咳无痰，盗汗；心阴不足，虚热心烦不安，失眠等症。

百合梨汤
百合20克，大雪梨1个，麦冬10克，胖大海5枚。梨洗净切小块与后3味同煎，待梨八成熟时，放入20克冰糖。▶功能养阴生津润肺。适用于肺阴亏虚，干咳少痰，声音嘶哑，咽喉干燥，鼻腔干燥等症。

百合蜂蜜
百合20克，蜂蜜25克。百合洗净，放瓷碗内，加入蜂蜜，上屉蒸1小时。温服。▶功能润肺止咳。适用于咳浓痰，肺虚久咳，低热烦闷等症。

百合薏米煎
百合、莲子肉各18克，冬瓜子仁、薏苡仁各28克。加水煎沸15分钟，滤出药液，再加水煎20分钟，去渣，两煎药液调匀均匀，分服，每天2剂。▶功能养阴润肺。适用于夏季食少，不思饮食，逐渐消瘦，纳呆乏力。

宁夏枸杞　　拉丁学名：Lycium barbarum L.

科属　茄科植物宁夏枸杞，其干燥成熟果实入药。枸杞属植物全世界约有79种，分布于南美洲及欧亚大陆温带地区。中国约有7种，入药用约2种。

地理分布　沟岸以及山坡或灌溉地埂和水渠边等处多有生长。野生和栽培均有。分布于西北、华北等地。其他地区也有栽培。

采收加工　夏、秋二季果实呈红色的时候采收，热风烘干，除去果梗；或晾到皮皱后，晒干，除去果梗。

用法用量　煎服，6～12克。

药理作用　延缓衰老；调节免疫功能；抗脂肪肝；降血脂；增加白细胞；抗肿瘤；抗遗传损伤等。

性味归经　甘，平。归肝、肾经。

功能主治　益精明目，滋补肝肾。用于腰膝酸痛，虚劳精亏，内热消渴，眩晕耳鸣，血虚萎黄，目昏不明。

本草纲目附方

肝虚下泪
枸杞子二升，绢袋盛，浸一斗酒中（密封）三七日，饮服之。《千金方》

四神丸（治肾经虚损，眼目昏花，或云翳遮睛）
甘州枸杞子一斤，好酒润透，分作四分：四两用蜀椒一两炒，四两用小茴香一两炒，四两用脂麻一两炒，四两用川楝肉一两炒。拣出枸杞，加熟地黄、白术、白茯苓各一两，为末，炼蜜丸，日服。《瑞竹堂方》

国医传世药方

七宝美髯丹

方选源流：《医方集解》补益方。

中药组成：枸杞150克、何首乌300克、菟丝子150克、白茯苓150克、怀牛膝150克、当归150克、破故纸120克（黑芝麻拌炒）。

炮制方法：碾细，炼蜜丸，每丸重10克，早晚各服1丸，淡盐开水送服。亦可用饮片作汤剂水煎服，用量按原方比例酌减。

功能主治：滋肾养肝，养发乌发。适用于肝肾不足，齿牙动摇，梦遗滑精，腰酸乏力，须发早白等。

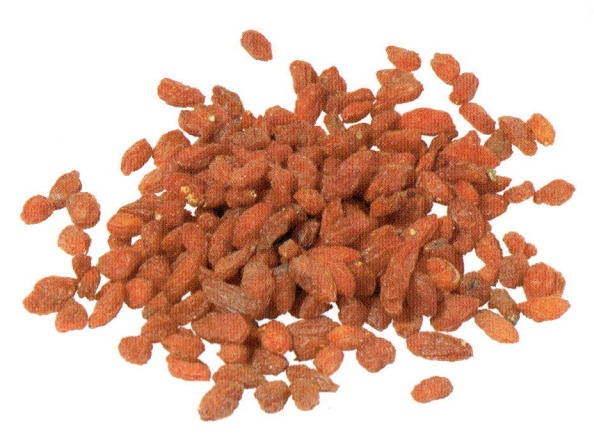

【枸杞子】

别名／枸杞红实·甜菜子·西枸杞·地骨子·血枸杞·枸杞豆·血杞子

◎《本草纲目》及文献记载枸杞子：

主治坚筋骨，耐老，除风，去虚劳，补精气。主心病嗌干心痛，渴而引饮；肾病消中。滋肾，润肺，明目。

四季药膳养生

枸杞肉丝

精猪肉500克，枸杞100克，青笋200克，调料适量。猪肉切丝，青笋切丝，枸杞洗净。烧热锅，放猪油，热后下笋丝、肉丝，划散，放绍兴黄酒，加酱油、白糖、盐、味精各5克，放枸杞翻炒几下，淋上麻油，推匀起锅。▶功能养血明目，滋阴养肾。适用于血虚眩晕，肝肾阴虚，心悸，视物模糊，腰痛，肾虚阳痿，以及体弱乏力，神疲等症。

桑 拉丁学名：Morus alba L.

科属 桑科植物桑，其干燥果穗入药，通称桑果。桑属植物全世界约有15种，分布于北温带。中国约有10种，入药用约有4种。

地理分布 丘陵、村旁、山坡、田野等处多有生长，多为人工栽培，分布于全国各地。

采收加工 4~6月果实变红时采收，晒干或略蒸后晒干。

用法用量 煎服，9~15克。

药理作用 增强免疫功能。

性味归经 甘、酸，寒。归心、肝、肾经。

功能主治 生津润燥，补血滋阴。用于眩晕耳鸣，心悸失眠，津伤口渴，须发早白，血虚便秘，内热消渴。

本草纲目附方

发白不生
黑熟桑椹，水浸日晒，搽涂，令头发变黑而且复生。《千金方》

小儿赤秃
桑椹取汁，频服。《千金方》

诸骨鲠咽
红桑椹子细嚼，先咽汁，后咽渣，新水送下。干者亦可。《太平圣惠方》

瘰疬结核
桑椹子二斗（黑熟者），用布滤取汁液，在银、石器中熬成薄膏。每次用白开水调服一匙，一日三次。《保命集》

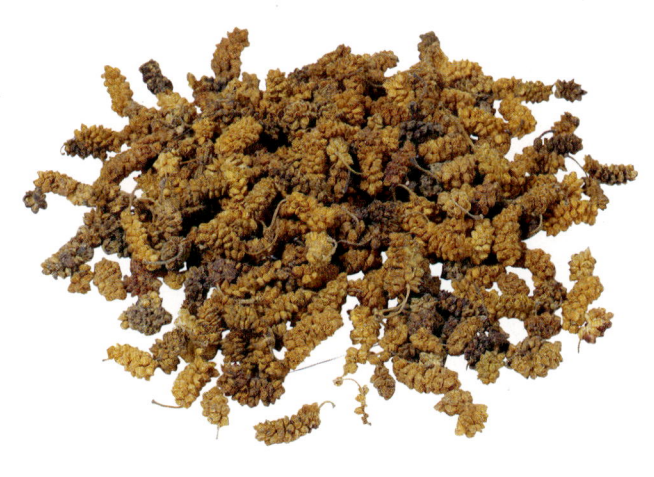

国医传世药方

桑葚汤

方选源流：《奇方本草》补益方。

中药组成：桑葚子15克，知母、西洋参各10克，龟板30克，麦门冬、枸杞子、生地黄、石斛各15克，甘草5克。

炮制方法：加水煎沸15分钟，滤出药液，再加水煎20分钟，去渣，两煎药液调兑均匀，分服，每天1剂。

功能主治：适用于胆囊炎。

【桑葚】

别名／桑仁·桑实·桑果·乌椹·桑枣·桑椹子·桑粒

◎《本草纲目》及文献记载桑椹：

主治单食，止消渴。利五脏关节，通血气。久服不饥，安魂镇神，令人聪明，变白不老。捣汁饮，解中酒毒。酿酒服，利水气，消肿。

四季药膳养生

桑葚饼干

桑葚50克，白糖150克，面粉400克。将桑葚洗净，放铝锅中，加适量水，用慢火煮熬20分钟去渣取汁。把白糖与面粉混匀，用药汁揉面团，做成饼干，烘烤熟。▶功能润肠胃，补肝肾。适用于气血不足的头晕目眩，肝肾阴虚，皮肤干燥，大便干结等症。

女贞 拉丁学名：Ligustrum lucidum Ait.

科属 木樨科植物女贞，其干燥成熟果实入药。女贞属植物全世界约有44种，分布于亚洲及欧洲。中国约有28种。入药用约有6种。

地理分布 海拔2900米以下的疏林及密林中多有生长，也多栽培于路旁和庭院。分布于甘肃、陕西及长江以南各地。

采收加工 冬季果实成熟时采收，除去枝叶，稍蒸或置于沸水中略烫后，干燥；或者直接干燥。

用法用量 煎服，6~12克。

药理作用 增加白细胞；增强免疫功能；抗肝损伤；降低眼内压；抗炎；降血糖；抑制变态反应；抗诱变等。

性味归经 甘、苦，凉。归肝、肾经。

功能主治 明目乌发，滋补肝肾。用于腰膝酸软，眩晕耳鸣，目暗不明，须发早白。

女贞子

别名／女贞实·冬青子·白蜡树子

◎《本草纲目》及文献记载女贞子：主治补中，安五脏，养精神，除百病。久服，肥健轻身不老。强阴，健腰膝，变白发，明目。

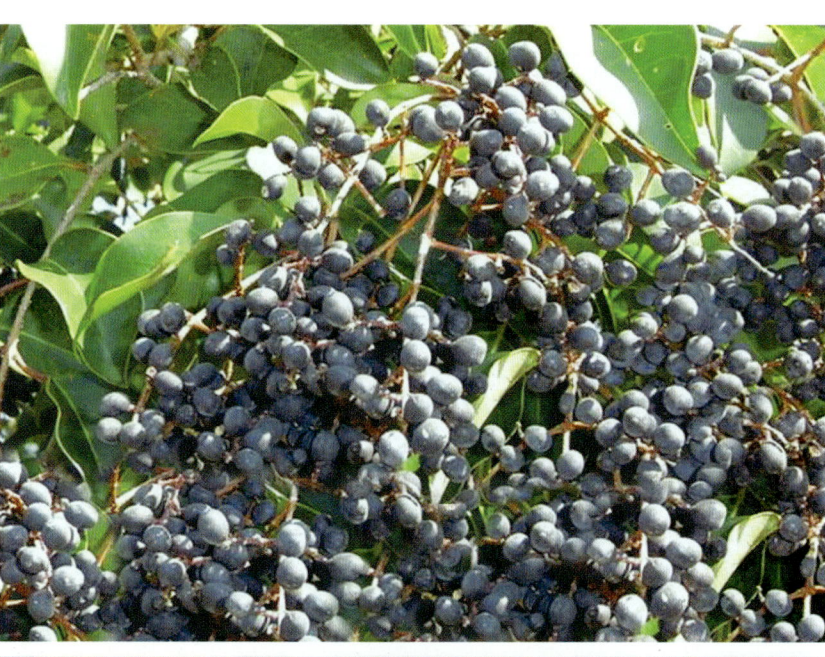

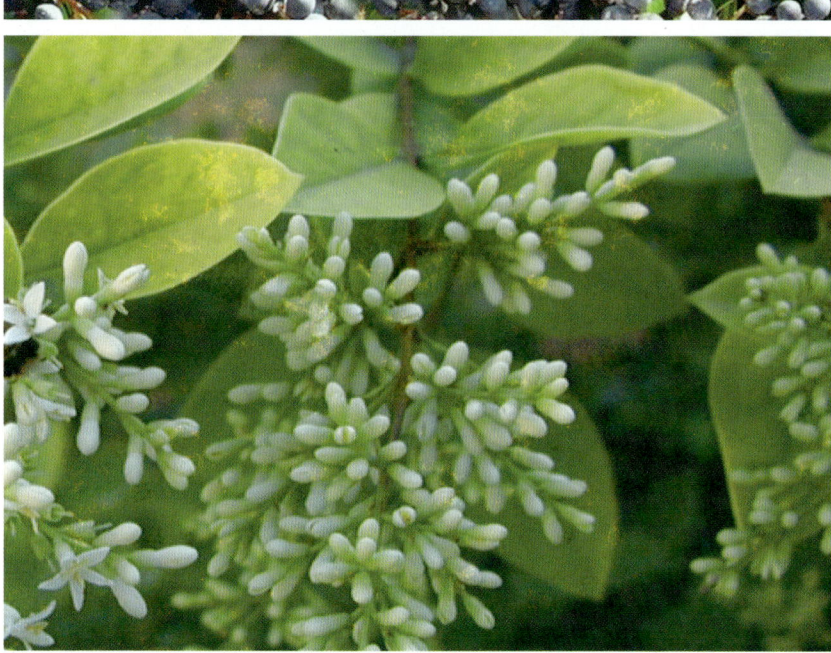

本草纲目附方

补肾滋阴
初冬采收后阴干的女贞实，酒浸一日，蒸透晒干，取一斤四两；夏季采收并阴干的旱莲草，取十两；晚春采收并阴干的桑葚子，取十两。三味共研为末，炼蜜为丸，如梧子大。每次服七八十丸，淡盐汤送下。若是四月采的桑葚，七月采的旱莲，则可直接捣汁和药，不用加蜜。《简便方》

风热赤眼
女贞子不限多少，捣取汁液熬成膏状，用净瓶装收、封严，在地下埋上七日后取出。用此点眼。《济急仙方》

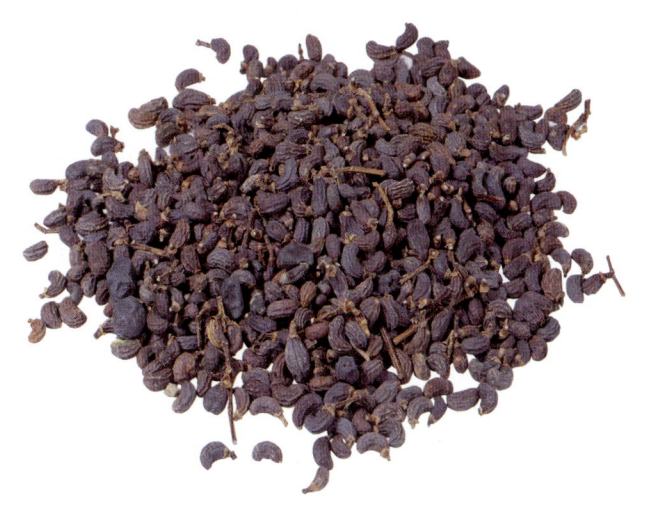

国医传世药方

二至丸
方选源流：《医方集解》补益方。
中药组成：女贞子、旱莲草（一方加桑葚干为丸，或桑葚熬膏和入）。
炮制方法：女贞子不定量，蒸熟阴干，碾细筛净，将旱莲草不拘量水煮三次，取汁煎熬，浓缩成流浸膏，适量加蜂蜜搅匀；或加干桑葚与旱莲草混合煎熬，如上法浓缩成膏，仍适量加蜂蜜搅匀，女贞子粉末拌入和为丸，每丸约重15克，置玻璃缸中待用。早晚各服1丸，开水送下。
功能主治：补肾养肝，明目乌发。适用于肝肾阴虚，腰膝酸软，下肢无力，咽干口苦，头昏眼花，失眠多梦；盗汗遗精，须发早白。

四季药膳养生

女贞决明子汤
女贞子20克，桑葚子、黑芝麻、草决明各15克，泽泻10克。水煎，代茶饮，每天1剂。▶功能滋补肝肾，润肠通便，清养头目。适用于肝肾阴虚所致的便秘，头晕目花，及动脉硬化症。

女贞子黄酒
女贞子250克，绍兴黄酒500克。药洗净，放入酒中浸泡4周。每次饮1小杯，每天2次。▶功能明目乌发，滋补肝肾。适用于治疗腰腿酸软疼痛，肾阴虚腰痛，腰膝肢体乏力，久立累痛增，卧则减轻，心烦失眠，口燥咽干，面色潮红，手足心热，舌红，脉弦细数。

女贞子高粱酒
女贞子250克，65度高粱白酒500克。女贞子研碎后，放入酒中，密封5天后使用。每次空腹饮2小杯，每天2次。▶功能明目乌发，滋补肝肾。适用于腰膝酸软，阴虚内热，头晕目眩，须发早白等症。

鳖　拉丁学名：Trionyx sinensis Wiegmann

科属　鳖科动物鳖，其背甲入药。
地理分布　生活于河流、湖泊、池塘及水库等水域。除宁夏、新疆、西藏、青海等地外，广泛分布于全国各地。
采收加工　全年均可捕捉，以秋、冬二季为最佳，捕捉后杀死，放于沸水中烫到背甲上的硬皮剥落时，取出，剥取背甲，除去残肉，晒干。
用法用量　煎服，9~24克，捣碎，先煎。
药理作用　抗肿瘤；补血等。
性味归经　咸，寒。归肝、肾经。
功能主治　软坚散结，滋阴潜阳，退热除蒸。用于阴虚发热，劳热骨蒸，经闭，虚风内动，癥瘕，久疟疟母。

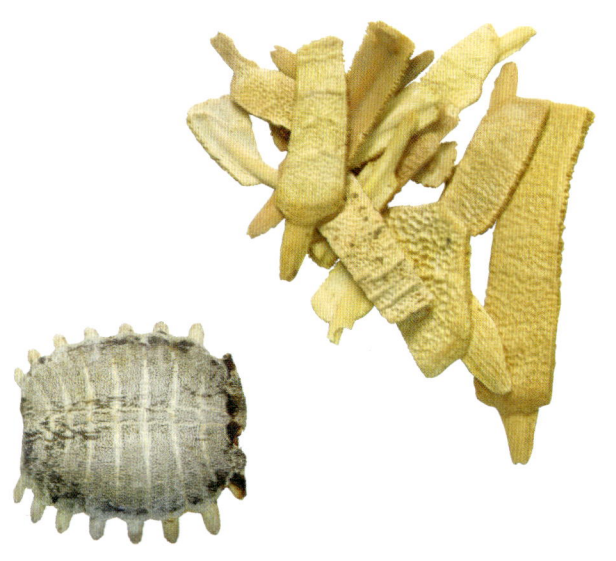

鳖甲

别名／上甲·鳖壳·甲鱼壳·团鱼壳·团鱼盖·团鱼甲·别甲

◎《本草纲目》及文献记载鳖甲：

主治除老疟疟母，阴毒腹痛，劳复，食复，斑痘烦喘，妇人经脉不通，产难，产后阴脱，丈夫阴疮，石淋，敛溃痈。

本草纲目附方

老疟劳疟
用鳖甲醋炙研末，酒服一方寸匕。隔夜一服，清早一服，临时一服，不能间断。入雄黄少许，更佳。《肘后方》

妇人漏下
鳖甲醋炙研末，清酒服一方寸匕，每天两次。又用干姜、鳖甲、诃黎勒皮等分为末，糊丸。空腹服下三十丸，每天两次。（甄权）

吐血不止
鳖甲、蛤粉各一两，同炒色黄，熟地黄一两半，晒干，为末。每服二钱，饭后茶水送下。《圣济总录》

国医传世药方

三甲复脉汤

方选源流：《温病条辨》治风方。
中药组成：生鳖甲24克、生龟板30克、阿胶9克、干地黄18克、麻仁9克、生白芍18克、生牡蛎15克、麦冬15克、炙甘草18克。
炮制方法：水煎服。
功能主治：滋阴复脉，潜阳息风，活血通经。适用于温病后期，热伤肝肾之阴，虚风内动，手指蠕动，痉厥，舌干齿黑，脉细数；内伤杂病，阴虚阳亢，头晕目眩，耳鸣，心悸，脉促，舌光剥。

四季药膳养生

鳖甲炖白鸽

甲鱼（鳖）50克，白鸽1只。白鸽用热水烫死，除去毛桩、内脏。甲鱼烫死洗净，捶成碎块，放入白鸽腹内，再装入搪瓷碗中，加姜、葱、黄酒、清水，隔水炖熟。食用。▶功效散结通经，滋肾益气，退热除蒸。适用于妇女体虚经闭。

乌龟　　拉丁学名：Chinemys reevesii (Gray)

科属　龟科动物乌龟，其背甲及腹甲入药。
地理分布　河北、陕西、河南、江苏、山东、浙江、安徽、台湾、江西、广东、广西、湖北、湖南、贵州、云南等地均有分布。
采收加工　一年四季均可捕捉，以秋、冬二季最佳，捕捉后杀死，或用沸水烫死，剥取背甲及腹甲，除去残肉，晒干。
用法用量　煎服，9～24克，先煎。
药理作用　延缓衰老；增强机体免疫功能；兴奋子宫等。
性味归经　咸、甘、微寒。归肝、肾、心经。
功能主治　益肾强骨，滋阴潜阳，养血补心。用于阴虚潮热，头晕目眩，骨蒸盗汗，筋骨痿软，虚风内动，心虚健忘。

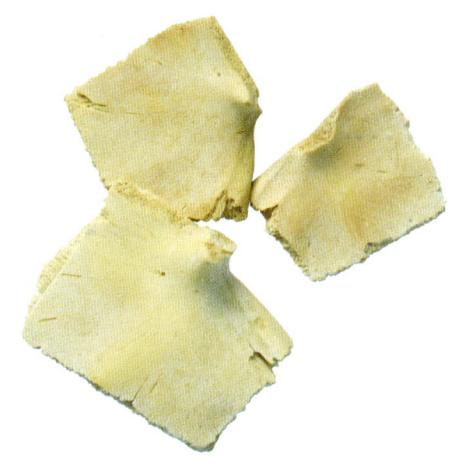

【龟甲】

别名／龟壳·龟下甲·龟板·龟底甲·乌龟壳

◎《本草纲目》及文献记载龟甲：

主治补阴，主阴血不足，去瘀血，止血痢，续筋骨，治劳倦，四肢无力。治腰脚酸痛。补心肾，益大肠，止久痢久泄，主难产，消痈肿。烧灰敷臁疮。

本草纲目附方

小儿头疮
龟甲烧灰敷之。《太平圣惠方》

猪咬成疮
龟版烧研，香油调搽。《叶氏摘玄方》

胎产下痢
用龟甲一枚，醋炙为末。米饮服一钱，一日二次。《经验方》

臁疮朽臭
生龟一枚取壳，醋炙黄，更煅存性，出火气，入轻粉、麝香。葱汤洗净，搽敷。《急救方》

疟疾不止
龟壳烧存性，研末。酒服方寸匕。《海上名方》

国医传世药方

大补阴丸

方选源流：《丹溪心法》补益方。

中药组成：龟板180克、熟地黄180克、黄柏120克、知母120克。

炮制方法：上药研细末，猪脊髓适量蒸熟，捣如泥状；炼蜜，混合药粉拌匀和丸，每丸重15克。每日早晚各服1丸，淡盐开水送服。

功能主治：滋阴降火，养血补心。适用于肝肾阴虚，虚火上炎，咳嗽咯血，心烦易怒，足膝疼热痿软，遗精，头晕目眩，骨蒸盗汗，心虚健忘，舌红少苔，尺脉数而有力。

四季药膳养生

龟肉曲酒

2只龟（取肉），米、曲各适量。龟肉细切，装入纱布袋，扎口，和曲置于缸底，蒸熟后盖在上面，密封酿酒饮。▶功效益肾强骨，滋阴潜阳，养血补心。适用于多年久咳不愈，或咯血，劳瘵骨蒸等症。

收涩药

【概念】

在中医药理论中，凡以收敛固涩为主要功用，用来治疗各种滑脱病症的药物称为收涩药，又叫做固涩药。

【功效】

收涩药大多味酸涩，性温平，主入脾、肺、肾、大肠经，分别具有止汗固表，敛肺肠，缩尿，止带，收敛止血等功效。

【药理作用】

中医科学研究表明，收涩药物主要具有抑制腺体分泌、收敛、止泻、抗菌作用。

【适用范围】

适用于久病体虚、正气不固的自汗、盗汗，遗精、滑精，尿频、遗尿，久泻、久痢，久咳虚喘，以及崩带不止等滑脱不禁的病症。

【药物分类】

收涩药物根据中医临床应用及药性的不同，分为固表止汗药、敛肺止咳药、涩肠止泻药、涩精缩尿止带药四类。

固表止汗药，性收敛，味多甘平。多入心、肺经。能行肌表，调节卫分，顾护腠理而有固表止汗的功效。气虚肌表不固，虚热不退、腠理疏松、津液外泄的自汗阴虚不能制阳、阳热迫津外泄的盗汗多为临床应用。临床常用的固表止汗药有浮小麦、麻黄根、糯稻根须。

敛肺止咳药，具有敛肺止咳的功能，主入肺经。对肺虚喘咳久治不愈、呕吐腹痛、胆道蛔虫、梦遗滑精、便血脱肛、久泻久痢、痈肿疮毒、外伤出血、皮肤湿烂，或肺肾两虚、摄纳无权的虚喘症有主要功效。临床中药方常用的敛肺止咳药有乌梅、五味子、罂粟壳、诃子、五倍子。

涩肠止泻药，具有涩肠止泻、收敛止血、温中行气的功效。主入大肠经。多用于大肠虚寒不能固摄或脾肾虚寒所导致的久痢久泻、脘腹胀痛、食少呕吐、月经不调、便血崩漏。禹余粮、赤石脂、肉豆蔻、石榴皮为临床中药方常用的涩肠止泻药。

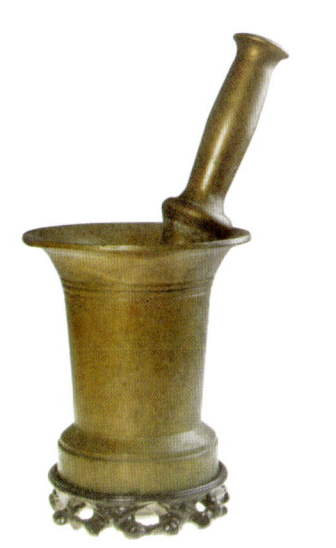

涩精缩尿止带药，主入膀胱经、肾经。具有缩尿、止带、补益肝肾、涩精固脱的功效。某些药物甘温，还兼有补肾的功效。适用于肾虚不固所致的阳痿遗精、遗尿、尿频、大汗虚脱、脾虚久泻、便血、痔血以及带下清稀等症。临床中药方常用的涩精缩尿止带药有山茱萸、金樱子、桑螵蛸、芡实、覆盆子、刺猬皮、莲子、鸡冠花、海螵蛸、椿皮。

小麦　　拉丁学名：Triticum aestivum L.

科属　禾本科植物小麦，其干燥轻浮瘦瘪的果实入药。小麦属植物全世界约19种，分布于亚洲、欧洲及北美洲。中国约有4种，仅本种入药。

地理分布　全国产麦区均有生产。

采收加工　每年夏至前后，果实成熟采收后，取轻浮瘪瘦和没脱净皮的麦粒，筛去灰屑，用水漂洗，然后晒干。

用法用量　煎服，15～30克；研末服，3～5克。

药理作用　抑制汗腺分泌等。

性味归经　甘，凉。归心经。

功能主治　固表止汗，除热，益气。用于盗汗、自汗，骨蒸劳热。

浮小麦

别名／浮水麦·浮麦

◎《本草纲目》及文献记载浮小麦：主治益气除热，止自汗、盗汗，骨蒸虚热，妇人劳热。

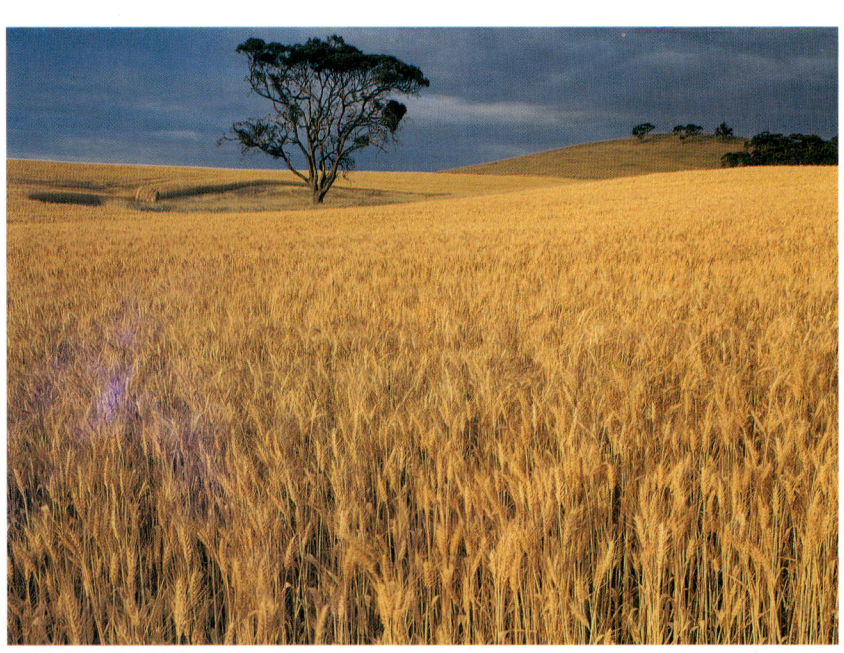

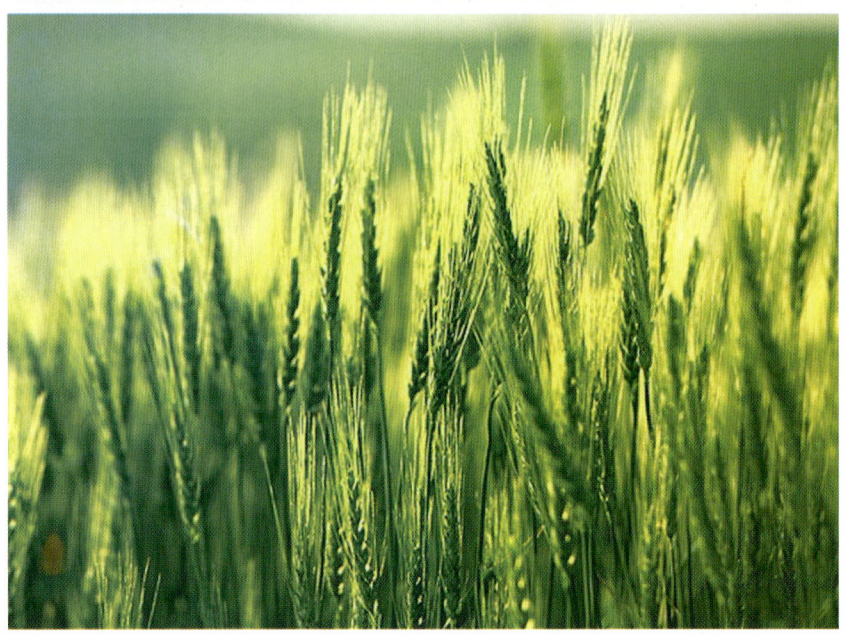

本草纲目附方

虚汗盗汗
用浮小麦以文武火炒后，制为末。每次服二钱半，用米汤服下，每天服三次。或者用浮小麦煎汤代替茶喝。另有一方：用猪嘴唇煮熟后切成片，蘸着浮小麦炒制的末吃，也很好。《卫生宝鉴》

产后虚汗
小麦麸、牡蛎等分，研为末，加猪肉汁调服二钱。一天服两次。《胡氏妇人方》

身上瘢痕
春夏用大麦麸，秋冬用小麦麸，筛出粉拌上酥和匀，调涂患处。《圣济总录》

走气作痛
用酽醋拌麸皮炒热，拿袋子装上热敷。《生生编》

小儿眉疮
用小麦麸炒黑，研末，用酒调后敷于患处。

小便尿血
将麦面和麦麸混在一起炒香，用肥猪肉蘸着吃。《集玄方》

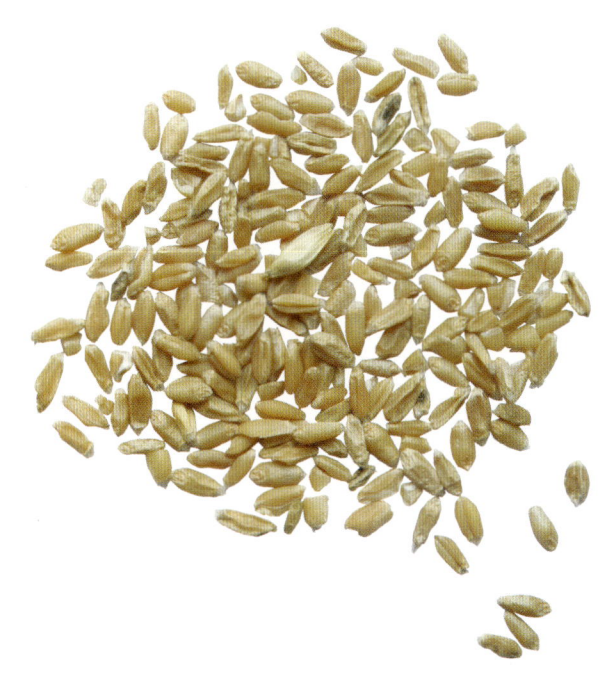

国医传世药方

浮麦麻根茶
方选源流：《民间验方》固涩方。
中药组成：浮小麦30克、绿茶末6克、麻黄根6克。
炮制方法：研粗末，水煎取汁代茶饮用。
功能主治：敛汗止汗。适用于盗汗症。

固表止汗茶
方选源流：《中医验方集锦》固涩方。
中药组成：浮小麦、生黄芪、稻豆花各9克，红枣7枚。
炮制方法：加水煎汤，代茶饮服。日1剂，2次服。
功能主治：固表止汗，调和营卫。适用于盗汗症者。

四季药膳养生

小麦山药粥
小麦100克，淮山药50克，白糖20克。将前2味一起捣成碎末，加水煮成粥状，用白糖调味。随意服食即可。▶功能补气虚。适用于脾胃虚弱所致的胃脘冷痛，大便溏薄，消化不良等症。

小麦糯米粥
小麦仁60克，糯米30克，大枣15枚，白糖少许。将前3味洗净，共煮作粥，入白糖使其溶。每天2次。▶适用于病后脾虚、盗汗、自汗等症。

小麦黄芪牡蛎汤
小麦30克，黄芪、生牡蛎各18克。将牡蛎先煎，30分钟后下黄芪、小麦同煎，再煎60分钟，饮汤。每天1剂。▶功能益气固表止汗。适用于气虚自汗症。

小麦稻根茶
浮小麦、糯稻米根各40克，大枣20枚。水煎数沸，去渣。不限时间，代茶多次饮用。▶功能补气虚。适用于气虚不固，自汗，形寒肢冷者。

糯稻　　拉丁学名：Oryza sativa L.var.glutinosa Marsum.

科属　禾本科草本植物糯稻，其干燥根及根须入药。

地理分布　我国水稻产区均产。

采收加工　每年夏、秋两季，糯稻收割后，挖取根茎和须根，除去残茎，洗净，晒干。

用法用量　煎服，15～30克。

药理作用　益胃生津，固表止汗，退虚热。用于自汗，盗汗，骨蒸潮热，虚热不退。

性味归经　甘，平。归心、肝经。

功能主治　固表止汗，益胃生津，退虚热。用于自汗，盗汗，骨蒸潮热，虚热不退。

糯稻根须

别名／糯稻根・稻根须・糯谷根・糯稻草根

◎《本草纲目》及文献记载糯稻根须：主治止盗汗。

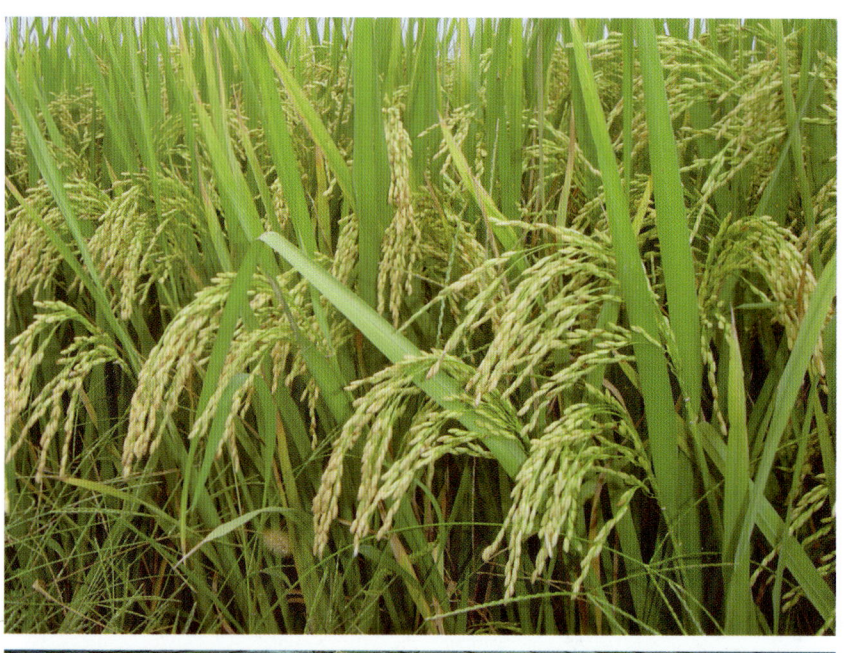

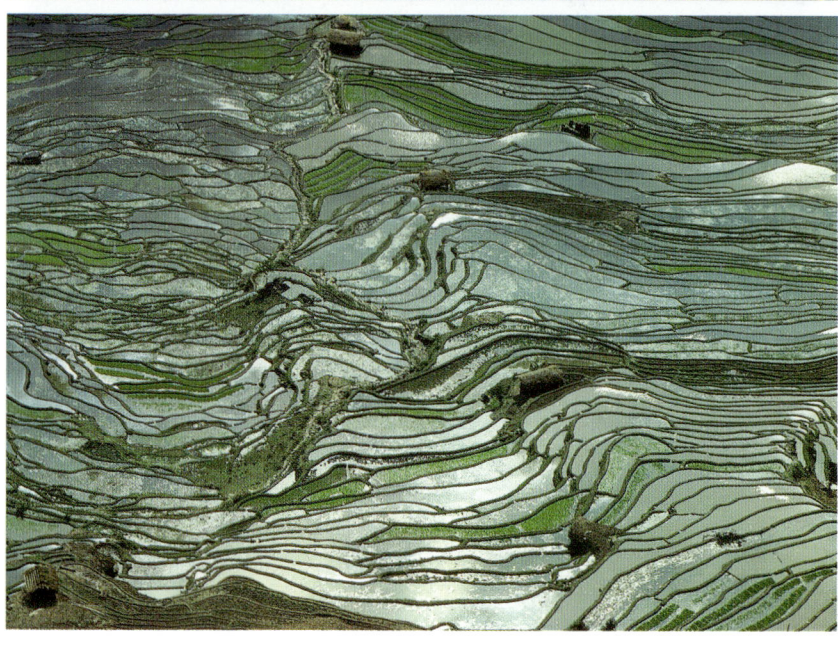

本草纲目附方

烫伤火灼
将稻秆灰在冷水中淘七遍，带湿摊伤处，药干即换。若是湿疮，则将稻秆灰淘后焙干，加油调涂。三五次可愈。《卫生易简方》

喉痹肿痛
用稻草烧取其烟墨，以醋调后吹入鼻中，或者灌入喉中，喉中滚出痰，病立即就好。《普济方》

恶虫入耳
将香油和稻杆灰汁，滴入耳中。《圣济总录》

小便白浊
糯稻草煎出浓汁，露置一夜，然后服用。《摘玄妙方》

解砒石毒
将稻草烧成灰，用过滤的汁，调青黛三钱服用。《医方摘要》

噎食不下
用红稻草细梢，烧成灰，用滚开水一碗，隔着绢滤汁三次，收取汁，加入丁香一枚，白豆蔻半枚，米一盏，煮粥吃，有神效。《摘玄妙方》

下血成痔
用稻藁烧成灰过滤出汁，热泡十五次，病就好了。《崔氏纂要》

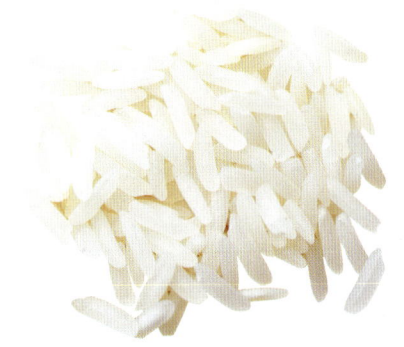

国医传世药方

固表敛汗汤
方选源流：《黄文东医案》固涩方。
中药组成：糯稻根30克、浮小麦30克、党参12克、白术9克、白芍9克、煅龙骨30克、桂枝3克、木瓜6克、陈皮6克、炙甘草6克、红枣5枚。
炮制方法：水煎服。
功能主治：益胃健脾，固表止汗。适用于气血俱虚、脾胃虚弱的自汗，盗汗，骨蒸潮热。

四季药膳养生

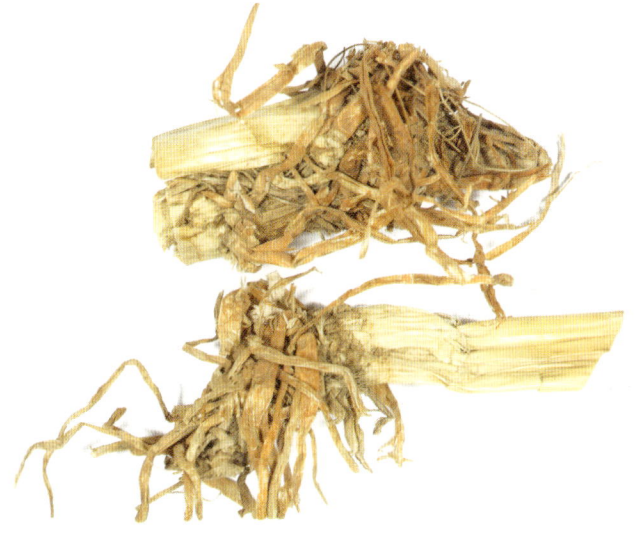

糯稻根泥鳅汤
糯稻根25克，泥鳅80克。将泥鳅宰杀洗净，然后用食油煎至金黄色。糯稻根用清水2碗煎至1碗时，入泥鳅煮汤，调味。吃鱼饮汤。每天1剂。▶功能补气固表止汗。适用于气虚自汗及产后汗出较多症。

糯稻根茶
陈年糯稻根100克，冰糖适量。水煎，去渣，入冰糖令溶。代茶饮。▶功能固表止汗，益胃生津，退虚热。适用于小儿百日咳。

糯稻草饮
糯稻草60克。洗净后切成约1寸长，加水500克，煎取250克，每天2次服用。▶功能固表止汗，益胃生津，退虚热。适用于黄疸型肝炎。

草麻黄

拉丁学名：Ephedra sinica Stapf

科属 麻黄科植物草麻黄和中麻黄，其干燥根及根茎入药。麻黄属植物全世界约有40种，分布于亚洲、美洲、欧洲东南部、非洲北部的干旱、荒漠地区。中国有12种，入药用约10种。

地理分布 1.草麻黄 山坡、干燥荒地、平原、河床、草原、河滩附近及固定沙丘，常成片丛生。分布于华北及辽宁、吉林、河南西北部、陕西、新疆等地。
2.中麻黄 海拔数百米至2000米的干旱荒漠、戈壁、沙漠、干旱山坡及草地上多有生长。分布于华北、西北及山东、辽宁等地，以西北地区最为常见。

采收加工 立秋后挖出，取根，干燥，生用。

用法用量 煎服，3～9克；外用适量研粉撒扑。

药理作用 降血压；止汗等。

性味归经 甘，平。归心、肺经。

功能主治 收敛止汗。用于盗汗，自汗。

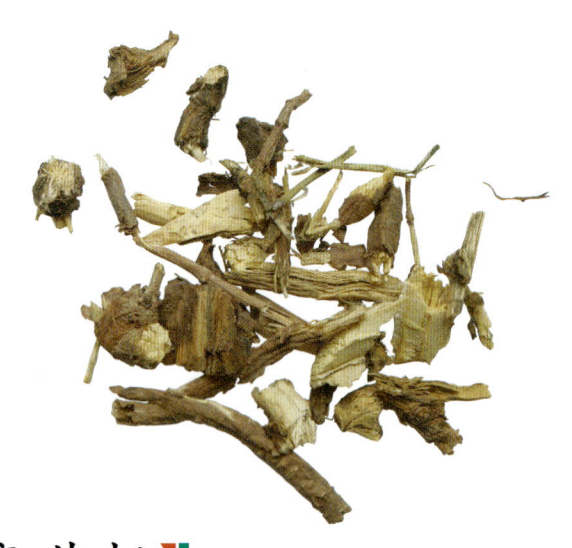

麻黄根

别名／苦椿根·麻黄草根·草麻黄根

◎《本草纲目》及文献记载麻黄根：

根节：止汗，夏月杂粉扑之。茎：中风伤寒头痛，温疟，发表出汗，去邪热气，止咳逆上气，除寒热，破坚积聚。五脏邪气缓急，风胁痛。泄邪恶气。

本草纲目附方

盗汗阴汗
用麻黄根、牡蛎粉，共研末，扑身上。

盗汗不止
用麻黄根、椒目，等分为末。每服一钱，酒送下。外用麻黄根、旧蒲扇研成粉末扑到身上。《奇效良方》

阴囊湿疮
麻黄根、石硫黄各一两，米粉一合，共研为末，涂敷患处。《千金方》

产后虚汗
麻黄根二两，黄芪、当归各一两。每服一两，煎汤下。

小儿盗汗
三分麻黄根，一分旧蒲扇灰，研成粉末，用乳汁服下三分，一天服三次。同时用三分干姜一起研末，取三分外扑身上。《古今录验》

国医传世药方

麻黄根散
方选源流：《太平圣惠方》固涩方。
中药组成：麻黄根、黄芪、当归各30克。
炮制方法：研粗末，每服10克，水煎服。
功能主治：补益气血，收敛止汗。适用于气血虚弱，产后虚汗不止、自汗、盗汗，少气懒言，面色发白，舌质淡白，脉细无力。

四季药膳养生

麻黄根散粉
麻黄根、牡蛎(烧，研粉)各60克，附子(炮裂，去皮、脐)30克。上药捣细为散。用药末30克，与白米粉250克拌匀。把粉撒布于汗上，汗即止。▶适用于遇风虚汗出不止。

梅　　拉丁学名：Prunus mume (Sieb.) Sieb.et Zucc.

科属　蔷薇科植物梅，其干燥近成熟果实入药。李属植物全世界约有199种，分布于北温带。中国约有139种，入药用约有30种。

地理分布　主产于四川、福建、贵州、湖南、浙江、湖北、广东。以四川产量最大，浙江长兴质量最佳。此外，云南、陕西、广西、江西、安徽、江苏、河南等地也出产。

采收加工　当果实呈黄白或青黄色，尚未完全成熟时摘下，按大小分开，分别炕焙，当梅子焙至六成干时，上下翻动，使它干燥均匀，到果肉呈黄褐色起皱皮为可。焙后再闷3日，等到变成黑色即成。

用法用量　煎服，6～12克。

药理作用　驱蛔；抗病原微生物等。

性味归经　酸、涩、平。归肝、脾、肺、大肠经。

功能主治　敛肺，涩肠，生津，安蛔。用于肺虚久咳，久痢肠滑，蛔厥，虚热消渴，呕吐腹痛；胆道蛔虫症。

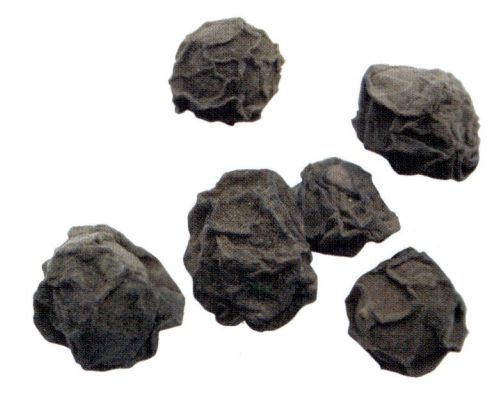

乌梅

别名／梅实·山梅·盐梅·杏梅·熏梅·橘梅肉·酸梅

◎《本草纲目》及文献记载乌梅：

主治敛肺涩肠，治久嗽，泻痢，反胃噎膈，蛔厥吐利，消肿，涌痰，杀虫，解鱼毒、马汗毒、硫黄毒。

本草纲目附方

心腹胀痛（短气欲绝者）
乌梅十四粒，水五升，煮一沸，投入大钱十四枚，煮二升半，一顿服完。《肘后方》

水气满急
乌梅、大枣各三枚，水四升，煎煮到二升，加入蜂蜜和匀，含咽。《圣济总录》

小儿头疮
乌梅烧末，生油调涂。《圣济总录》

久咳不已
乌梅肉微炒，罂粟壳去筋膜蜜炒，等分为末。每服二钱，睡时蜜汤调下。

蛔虫上行，甚至从口鼻爬出
乌梅煎汤频饮，并含之，即愈。《食鉴本草》

国医传世药方

乌梅丸

方选源流：《伤寒论》驱虫方。

中药组成：乌梅300枚，炮附子、细辛、人参、黄柏、桂枝各180克，干姜300克，当归、蜀椒各120克，黄连500克。

炮制方法：研末混匀，乌梅用50%醋浸一宿，去核打烂蒸熟，和上药末，加蜜制丸，每服9克，日服1～3次，空腹温开水送下。亦可水煎服，用量酌减。

功能主治：温脏安蛔。适用于蛔厥，呕吐腹痛，得食即吐，常自吐蛔，手足厥冷，久痢久泻。

四季药膳养生

乌梅红枣汤

乌梅8枚，香薷壳1个，红枣(大枣)6枚。洗净水煎服。每天1剂，代茶饮。▶功能温肾缩泉。适用于小儿肾阳不足，肢冷畏寒，夜间遗尿或出而不禁，小便清长等症。

五味子

拉丁学名：Schisandra chinensis (Turcz.) Baill.

科属 木兰科植物五味子，其干燥成熟果实入药。五味子属植物全世界约有29种，分布于亚洲东部及东南部。中国约有18种。入药用约有12种。

地理分布 生于海拔1500米以下的向阳山坡杂林、林缘及溪旁灌木中。分布于东北、华北及河南等地。

采收加工 在8月下旬至10月上旬，果实呈紫红色时，随熟随收，晒干或阴干。遇雨天可用微火烘干。

用法用量 煎服，1.5~6克。

药理作用 兴奋呼吸中枢；增强机体适应能力；强心；改善学习记忆能力；抗肝损伤；降血压；抗氧化；抗惊厥；抗菌；抗胃溃疡；抗肿瘤等。

性味归经 酸、甘，温。归肺、心、肾经。

功能主治 收敛固涩，益气生津，补肾宁心。用于久嗽虚喘，梦遗滑精，尿频遗尿，久泻不止，自汗，盗汗，津伤口渴，短气脉虚，内热消渴，心悸失眠。

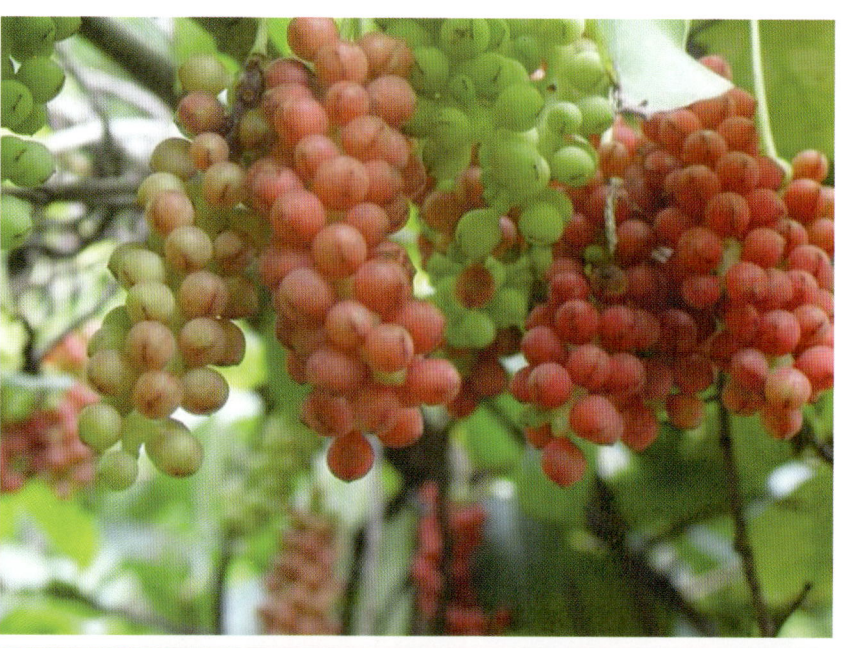

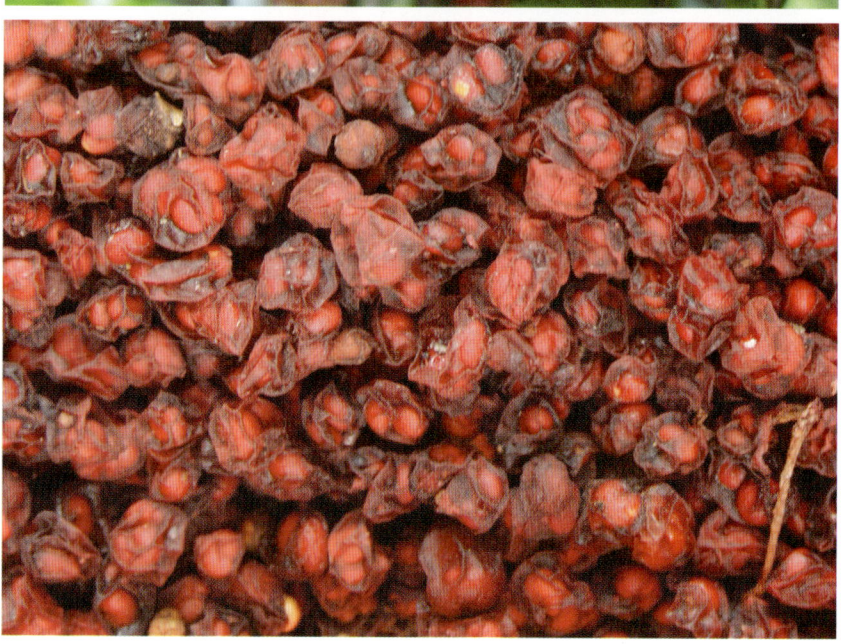

五味子

别名／五梅子·辽五味·山花椒·香苏·红铃子

◎《本草纲目》及文献记载五味子：

主治益气，咳逆上气，劳伤羸瘦，补不足，强阴，益男子精。养五脏，除热，生阴中肌。治中下气，止呕逆，补虚劳，令人体悦泽。壮筋骨，治风消食，反胃霍乱转筋，解酒毒。治喘咳燥嗽，壮水镇阳。

本草纲目附方

久咳肺胀
五味子二两,粟粟壳白饧炒过半两,研末,制白饧丸梧桐子大,每日一丸。《卫生家宝方》

痰嗽并喘
五味子、白矾等分,研末。每服三钱,以生猪肺炙熟,蘸末细嚼,白开水送下。《普济方》

阳事不起(即阳痿)
新五味子一斤,研末。酒服一方寸匕,一日三次。忌猪鱼蒜醋。仅一剂,即可。《千金方》

女人阴冷
五味子四两研末,用唾液调和制成兔矢大的药丸,频繁地放进阴道,就会有效。《近效方》

肾虚遗精
取北方出产的五味子一斤洗净,用水浸泡,剥出核。再用水洗核,洗尽剩余的味道。全部放进砂锅里,用布过滤,加入好冬蜜二斤,用炭火慢慢熬成膏,用瓶子收起来放五天,以去掉火性。每次空腹服用一、二茶匙,用百滚汤送服。《保寿堂方》

肾虚白浊,以及两胁与背脊穿痛
取五味子一两,炒红研成末,用醋糊成梧子大的丸,每次用醋汤送服三十丸。《经验良方》

烂弦风眼
将五味子、蔓荆子煎成汤,频繁地洗患处。《种子方》

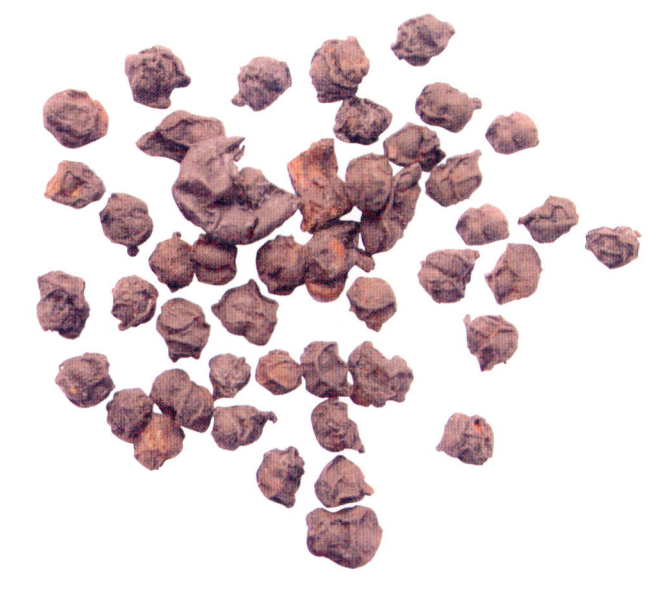

国医传世药方

五味子敛肺汤
方选源流:《证治准绳》止咳平喘方。
中药组成:五味子6克、人参6克、麦冬9克、陈皮9克、杏仁9克、生姜3片、大枣5枚。
炮制方法:水煎服,日服2次。
功能主治:益气生津,敛肺止咳。适用于肺脏气阴两虚,久咳少痰,喘促自汗,口舌干燥,短气脉虚,内热消渴,心悸失眠。

四季药膳养生

五味子茶
北五味子10克,紫苏梗、人参各2克,砂糖60克。前3味水煮熬汁,去渣澄清,加入砂糖。代茶慢饮。▶功能补肾收敛,益气生津。适用于肺的气阴两伤,肾水不能上承而引起的咳嗽、胸闷、口渴不能多饮,气少乏力等症。

五味子蜂蜜膏
五味子300克,蜂蜜适量。五味子用水洗净,后煮烂,去渣,浓缩,加蜂蜜,制膏。每服20毫升,日3次。▶功能收敛固涩,益气生津,补肾宁心。适用于心肾不交,遗精盗汗,虚烦不寐,各种神经衰弱失眠症,急慢性肝炎谷丙转氨酶高者调养。

五味枸杞茶
五味子150克、枸杞子150克。二味一起捣碎,用沙锅盛水2000毫升,煮沸,放置20分钟,日服2次。▶功能益气生津,补肾宁心。适用于夏季食欲不振,疲乏无力,消瘦多汗,气短懒言,口干烦渴,心悸失眠。

罂粟　　拉丁学名：Papaver somniferum L.

科属　罂粟科植物罂粟，其干燥成熟果壳入药。罂粟属植物全世界约有99种，分布于亚洲中部、欧洲中南部、美洲、大洋洲及非洲南部。中国约有7种。

地理分布　我国部分地区的药物种植场有少量栽培，原产于欧洲南部及亚洲中部。

采收加工　于夏季采摘已除去浆汁的果实，破开，除去蒂以及种子，晒干。

用法用量　煎服，3~6克。

药理作用　抑制呼吸中枢；镇痛，镇静，催眠；镇咳；止泻等。

性味归经　壳：酸、涩，平；有毒。归大肠、肺、肾经。米：甘，平，无毒。

功能主治　敛肺，涩肠，止痛。用于久咳，久泻，脱肛，脘腹疼痛。

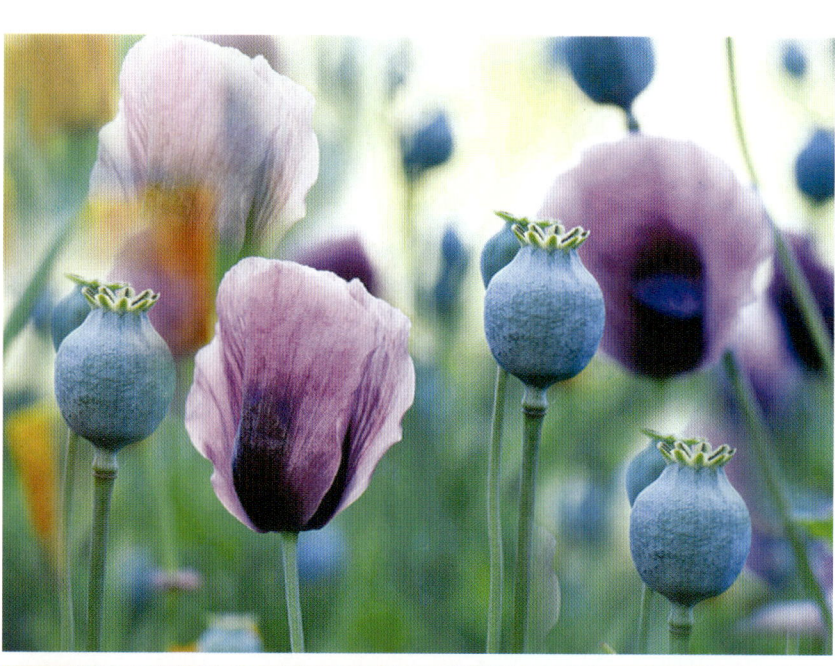

罂粟壳

别名／米壳·粟壳·烟斗斗·鸦片烟果果·罂子粟壳

◎《本草纲目》及文献记载罂粟壳：

壳：止泻痢，固脱肛，治遗精久咳，敛肺涩肠，止心腹筋骨诸痛。米：丹石发动，不下饮食。和竹沥煮作粥食，极美。驱风通气，驱逐邪热，治疗反胃胸中痰滞。治泻痢，润燥。

本草纲目附方

热痢便血
用粟壳醋炙一两、陈皮半两，共研末。每服三钱，乌梅汤送下。《周定王普济方》

久咳不止
用粟壳去筋，蜜炙为末。每服五分，蜜汤送下。《危氏方》

水泻不止
用罂粟壳一枚去蒂膜，乌梅肉、大枣肉各十枚，加水一碗，煎至七成，温服。《经验方》

久痢不止
1. 罂粟壳用醋炙研为末，再用蜜制成弹子大的丸，每次服用一丸，服时，用水一盏，姜三片，煎成八分，趁温服下。
2. 粟壳十两去掉膜，分作三份：一份醋炒，一份蜜炒，一份生用。都制为末，用蜜作成芡子大的丸。每次服三十丸，用米汤送服。
3. 用粟壳蜜炙，姜制厚朴各四两，共研末。每服一钱，米汤送下。忌食生冷。《医林集要》

小儿下痢
神仙救苦散：治小儿赤白痢下，一日夜百病不止。用罂粟壳半两，醋炒制为末，用铜器炒过，再取槟榔半两炒赤，研末，分别收存。每次用时各取等分，赤痢用蜜汤服下，白痢用沙糖汤送下。忌食对病及药不利的食物。《全幼心鉴》

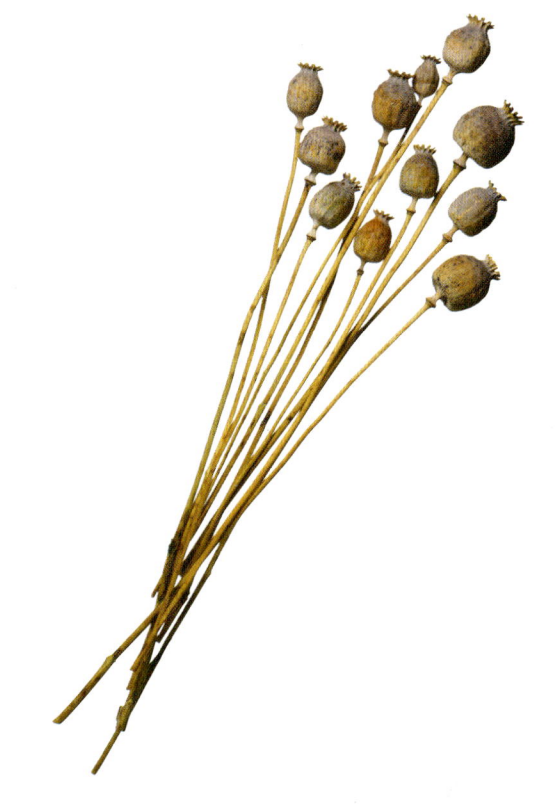

国医传世药方

神圣散
方选源流：《普济方》固涩方。
中药组成： 罂粟壳15克、乌梅肉15克、肉豆蔻15克、干姜15克。
炮制方法： 为末，每服6克，加生姜5片，水煎服。
功能主治： ▶温中涩肠，敛肺止痛。虚寒泻痢，日久不止。

四季药膳养生

罂粟山药粥
白罂粟米100克，人参末10克，生山药(切细研磨)30克。煮粥，入生姜汁及盐花少许，搅匀，分2次服用，不计早晚食用。▶功能敛肺止咳，涩肠止呕。适用于反胃饮食不畅，腹痛及久咳，久泻，久痢，脱肛。

罂粟壳健脾和胃汤
罂粟壳4克，炒苍术、茯苓、山楂炭、车前子(包煎)、泽泻、鸡内金各6克，木香、槟榔各5克，砂仁、炙甘草各3克。诸药水煎浓缩成200毫升，每天1剂，代茶饮。▶功能敛肺止咳，涩肠止呕。适用于婴幼儿消化不良、泄泻、呕吐、发热等症。

罂粟壳调养汤
罂粟壳60克，龙骨、牡蛎、莲子、芡实、金樱子、赤石脂各60克，莲须、白蒺藜、补骨脂、五味子、石菖蒲、淮山药、核桃仁各40克。研成细末为丸，每次6克，早晚各服1次。忌房事7天。▶功能健脾益气，肃肺化痰。适用于肾虚精亏，肺虚咳嗽。

石榴　　拉丁学名：Punica granatum L.

科属　石榴科植物石榴，其干燥果皮入药。
地理分布　主产于湖南、江苏、四川、山东、湖北、云南等地。全国大部分地区都出产。
采收加工　秋季果实成熟，顶端开裂时采摘，除去种子以及隔瓤，切成瓣，晒干，或者用微火烘干。

用法用量　煎服，3～9克。
药理作用　收敛；驱虫；抗菌，抗病毒等。
性味归经　酸、涩，温。归大肠经。
功能主治　涩肠止泻，止血，驱虫。用于久泻，久痢，便血，脱肛，崩漏，白带，虫积腹痛。

石榴皮

别名／石榴壳·酸石榴皮·酸榴皮·西榴皮

◎《本草纲目》及文献记载石榴皮：

主治止下痢漏精。治筋骨风，腰脚不遂，行步挛急疼痛，涩肠。止泪下。煎服，下蛔虫。止泻痢，下血，脱肛，崩中，带下。取汁点目。

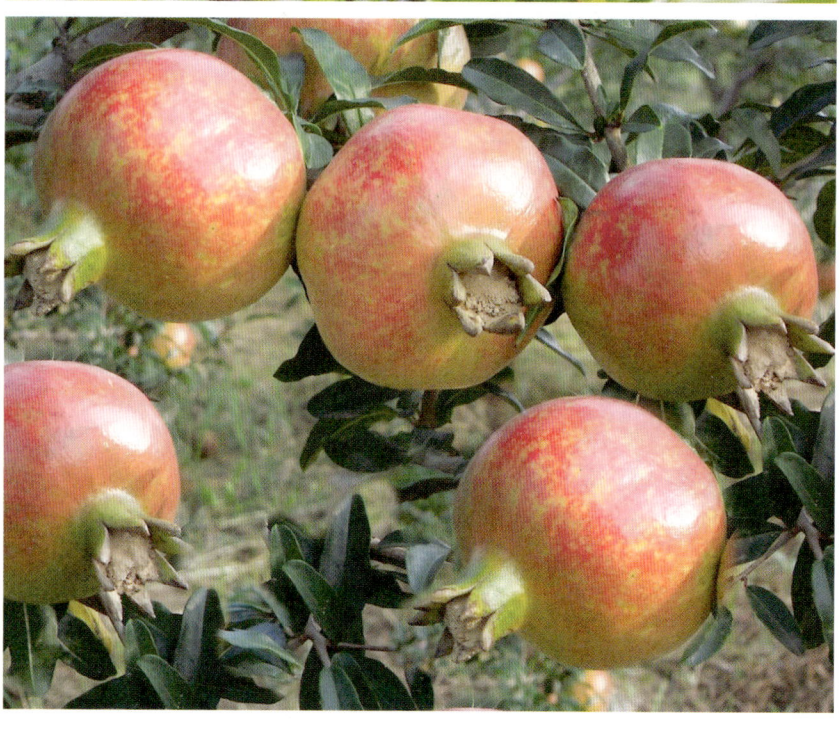

本草纲目附方

赤白下痢
将酸榴皮炙黄为末，加枣肉或粟米饭和丸如梧子大。每次服三十丸，空腹以米汤送下。一天服三次，如觉寒滑，可加附子、赤石脂各一倍。《食疗本草》

久痢久泻
将陈酸榴皮焙后研为末。每次服二钱，米汤送下。有特效。《普济方》

疔肿恶毒
用针刺破肿毒四周，疮上盖石榴皮，四周贴一圈面，艾灸患处，以痛为度。灸后在患处撒上榴末，包裹好，隔夜能将疔根拔出。《肘后百一方》

肠滑久痢
把一个石榴劈开，在炭火堆里烧到不破坏药性的程度，排出火毒后研成细末。每次一钱，另外用一瓣酸石榴、一盏水煎汤调服。神效无比。《经验方》

脚肚生疮
初起时如同谷粒，搔后逐渐散开，黄水浸流，痒痛溃烂，便导致了疮伤绕胫而成顽症。用酸榴皮煎汤，待冷却后，天天用它刷胫疮，病愈后即停。《医学正宗》

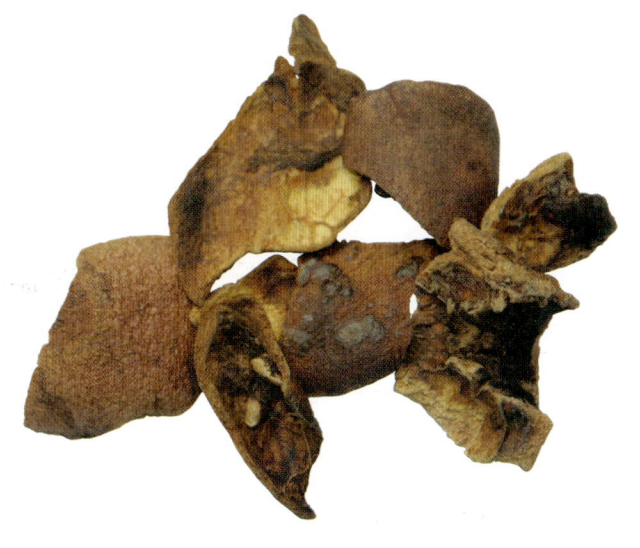

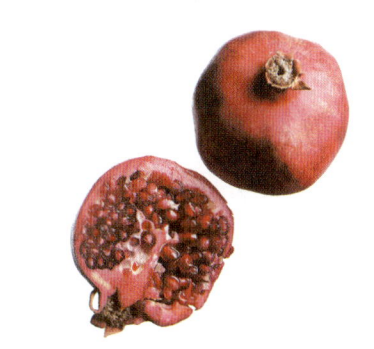

国医传世药方

断下丸
方选源流：《家藏经验方》固涩方。
中药组成：酸石榴皮60克、黑附子30克、干姜90克、龙骨90克、赤石脂90克、枯白矾60克、细辛45克、诃子皮60克、牡蛎60克。
炮制方法：上研细末。面糊为丸，如梧桐子大。每服9克，空腹时用浓煎陈米饮送下。
功能主治：温肾暖脾，涩肠固脱。适用于久泻，久痢。

四季药膳养生

石榴皮炖鸡肉
石榴皮8克，鸡肉120克。将石榴皮洗净，鸡肉洗净切块，二者同装于陶罐内，用旺火隔水炖熟。吃鸡肉喝汤，每天1次，连服4次。▶功效健脾止带，涩肠止泻，止血，驱虫。适用于脾虚带下，清稀量多，脸色萎黄，体弱乏力等症。

石榴皮蜜膏
鲜石榴皮干品500克，蜂蜜300毫升。石榴皮洗净，加水煎煮2次，每次15分钟，合并2次煎液，文火浓缩至较稠时，加入蜂蜜，搅匀至沸停火，待冷，装瓶备用。每服10毫升，开水冲服，每天3次。▶功效涩肠止泻，杀虫止血。适用于久泻，久痢，脱肛，消化不良性腹泻，肠炎，细菌性痢疾。慢性胃炎病人不用。

肉豆蔻 拉丁学名：Myristica fragrans Houtt.

科属 肉豆蔻科植物肉豆蔻，其干燥种仁入药。肉豆蔻属植物全世界约有118种，分布于大洋洲、南亚和印度东部、菲律宾。中国约有4种，仅本种可入药。

地理分布 原产马鲁古群岛，热带地区广泛栽培。我国台湾、云南、广东等地引入栽培。

采收加工 采摘成熟果实，除去果皮，剥去假种皮，使种仁在45℃环境中慢干，经常翻动，当种仁摇晃有声响时即可。如果高于45℃，脂即溶解，失去香味，质量下降。

用法用量 煎服，3~9克。

药理作用 小剂量促进胃液分泌及胃肠蠕动；大剂量则抑制，镇静，抗肿瘤，抗炎等。

性味归经 辛，温。归脾、胃、大肠经。

功能主治 涩肠止泻，温中行气。用于脾胃虚寒，脘腹胀痛，久泻不止，食少呕吐。

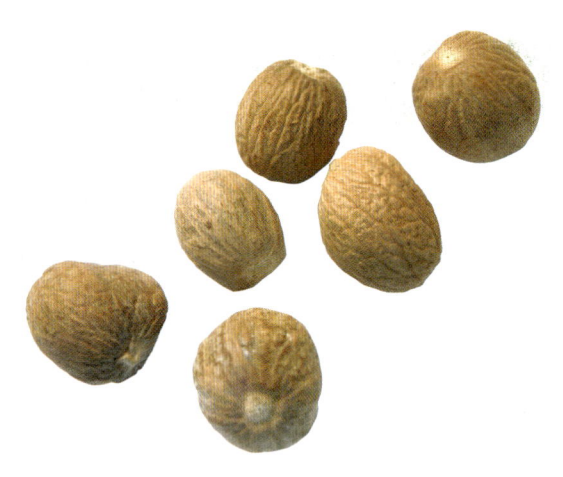

【肉豆蔻】

别名／豆蔻·肉果·玉果

◎《本草纲目》及文献记载肉豆蔻：

主治温中，消食止泄，治积冷心腹胀痛，霍乱中恶，鬼气冷疰，呕沫冷气，小儿乳霍。调中下气，开胃，解酒毒，消皮外络下气。治宿食痰饮，止小儿吐逆，不下乳，腹痛。暖脾胃，固大肠。

本草纲目附方

暖胃除痰，进食消食
肉豆蔻二个，半夏、姜汁炒五钱，木香二钱半，研末，蒸饼，制丸芥子大，每次饭后以津液送下五丸。《普济方》

霍乱吐痢
肉豆蔻研末，姜汤服一钱。《普济方》

久泻不止
肉豆蔻煨一两，木香二钱半，研末，和枣肉制丸，米汤送服四十丸。《百一选方》

国医传世药方

真人养脏汤

方选源流：《太平惠民和剂局方》固涩方。

中药组成：肉豆蔻、诃子、白术各12克，白芍15克，肉桂3克，人参、炙甘草各6克，木香、当归各9克，罂粟壳20克。

炮制方法：锉为细末，每服6克，水煎，去渣，食前温服。亦可作汤剂水煎服。

功能主治：温补脾肾，涩肠止泻。适用于脾肾虚寒，久痢久泻，大便滑脱不禁或脱肛不收，脐腹疼痛，便脓血，神疲食少，舌淡苔白，脉沉迟。

四季药膳养生

豆蔻饼

肉豆蔻40克，面粉200克，红糖100克，生姜120克。先把肉豆蔻去壳，然后研为极细粉末，生姜洗净后刮去外皮，捣烂后加入冷开水约300克，后绞取生姜汁；将面粉同肉豆蔻粉末以及红糖，一同用生姜水和匀后，如常法做成小饼约30块，然后放入平底锅内，烙熟即可。每天3次，每次嚼食2小块，直至痊愈。▶功效温中行气，健脾消食，止泻。适用于小儿脾虚腹泻或受凉后所致的水泻。热痢和湿热泻不用。

莲　　拉丁学名：Nelumbo nucifera Gaertn.

科属　睡莲科植物莲，其干燥成熟种子入药。莲属植物全世界有2种，分布于美洲、大洋洲和亚洲。中国仅有1种，可入药。

地理分布　水泽、湖沼或水田内多有生长，野生或栽培。广布于南北各地。主产于湖南、湖北、福建、江苏、浙江、江西等地。

采收加工　9~10月间果实成熟时，剪下莲蓬，剥出果实，趁鲜用快刀划开，晒干，剥去壳皮。

用法用量　煎服，6~15克。

药理作用　镇静；收敛；延缓衰老等。

性味归经　甘、涩，平。归脾、肾、心经。

功能主治　益肾涩精，补脾止泻，养心安神。用于脾虚久泻，心悸失眠，遗精带下。

收涩药·涩精缩尿止带药

本草纲目附方

小儿热渴
莲实二十枚炒，浮萍二钱半，生姜少许，水煎，分三服。《圣济总录》

产后咳逆，呕吐
用石莲子一两半，白茯苓一两，丁香五钱，为末。每米饮服二钱。《良方补遗》

眼赤作痛
莲实去皮研末一盏，粳米半升，以水煮粥，常吃。《普济方》

补中强志，使耳亮目明
用莲子半两去掉皮和心，研成粉末，用水煮熟，再用粳末三合做成粥，加入莲子粉末，搅匀吃。《太平圣惠方》

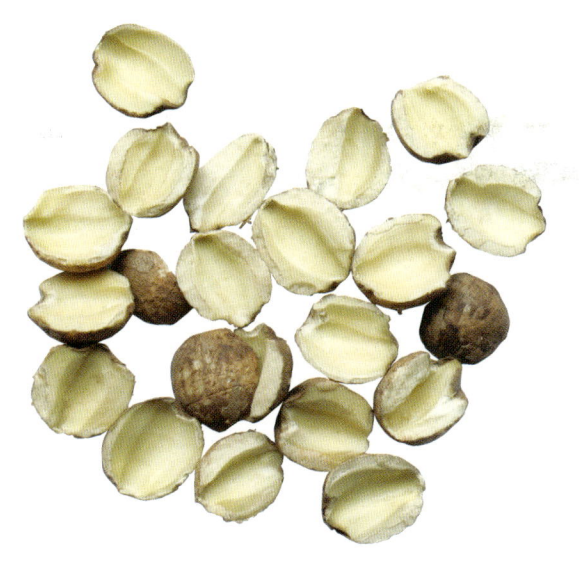

国医传世药方

玄菟丹

方选源流：《太平惠民和剂局方》固涩方。

中药组成：莲子肉90克、茯苓90克、菟丝子300克、山药180克、五味子210克。

炮制方法：研细末，用山药末煮粥为丸。每服9克，日服2次，淡盐汤送下。

功能主治：益肾涩精，补脾止泻，养心安神。适用于脾肾两虚，遗精白浊，妇女带下，心悸失眠。

莲子

别名／莲子肉·藕实·水芝丹·莲蓬子·莲实·蓬肉

◎《本草纲目》及文献记载莲子：

　　主治交心肾，厚肠胃，固精气，强筋骨，补虚损，利耳目，除寒湿，止脾泄久痢，赤白浊，女人带下、崩中诸血病。

四季药膳养生

莲子山药银耳汤

　　莲子9克，山药15克，银耳6克，鸡蛋2个，白糖适量。莲子浸后去皮、心；银耳发透。前3味共煎汤，打入鸡蛋，调入白糖。每晚服1剂。
▶功效养心补脾，益肾涩精。适用于失眠多梦，肾虚遗精等症。腹胀及秘结者不宜用。

山茱萸　　拉丁学名：Cornus officinalis Sieb.er Zucc.

科属　山茱萸科植物山茱萸，其干燥成熟果肉入药。山茱萸属植物全世界有4种，分布于北美洲东部、亚洲东部、欧洲中南部。中国有2种，均可入药。

地理分布　生于海拔400～1500米，甚至可达2100米的林缘及林中。分布于陕西、甘肃、河南、山西、山东、江苏、安徽、江西、浙江、湖南。四川有引种栽培。

采收加工　果实呈红色时成熟，分批采摘，加工方法可用水煮；将红色新鲜果置沸水中煮10～15分钟，及时捞出浸冷水，趁热挤出种子，将果肉晒干或烘干即成。也可用机械脱粒法，挤出种子后使果肉干燥。

用法用量　煎服，6～12克。

药理作用　增强心肌收缩力；增强免疫功能；抑制血小板聚集；扩张外周血管，降血压；降血糖；增强抗疲劳及耐缺氧能力；抗炎、抗菌等。

性味归经　酸、涩，微温。归肝、肾经。

功能主治　补益肝肾，涩精固脱。用于眩晕耳鸣，腰膝酸痛，遗尿尿频，阳痿遗精，崩漏带下，大汗虚脱，内热消渴。

山茱萸

别名／山萸肉·枣皮·蜀枣·枣肉·药枣·红枣皮

◎《本草纲目》及文献记载山茱萸：

主治心下邪气寒热，温中，逐寒湿痹，去三虫。久服轻身。肠胃风邪，寒热疝瘕，头风风气去来，鼻塞目黄，耳聋面疱，下气出汗，强阴益精，安五脏，通九窍，止小便利。久服，明目强力长年。治脑骨痛，疗耳鸣，补肾气，兴阳道，坚阴茎，添精髓，止老人尿不节，能发汗，止月水不定。暖腰膝，助水脏，除一切风，逐一切气。温肝。

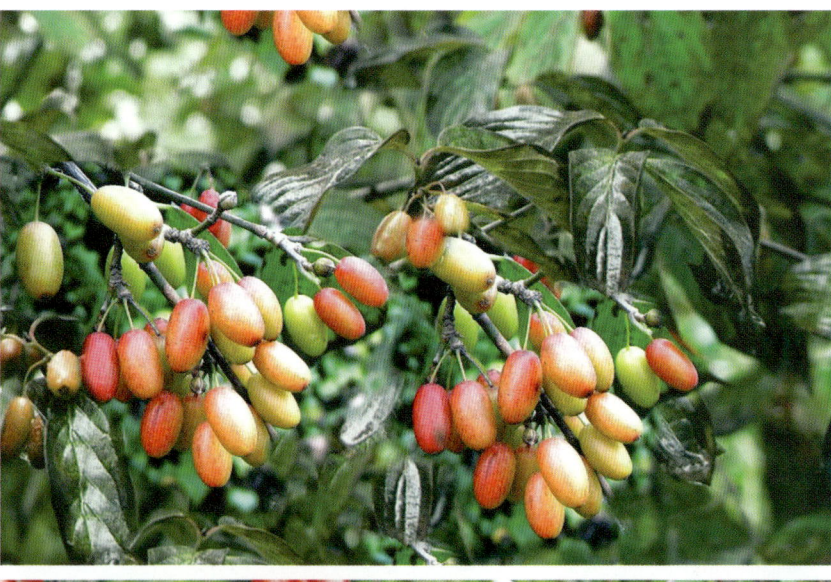

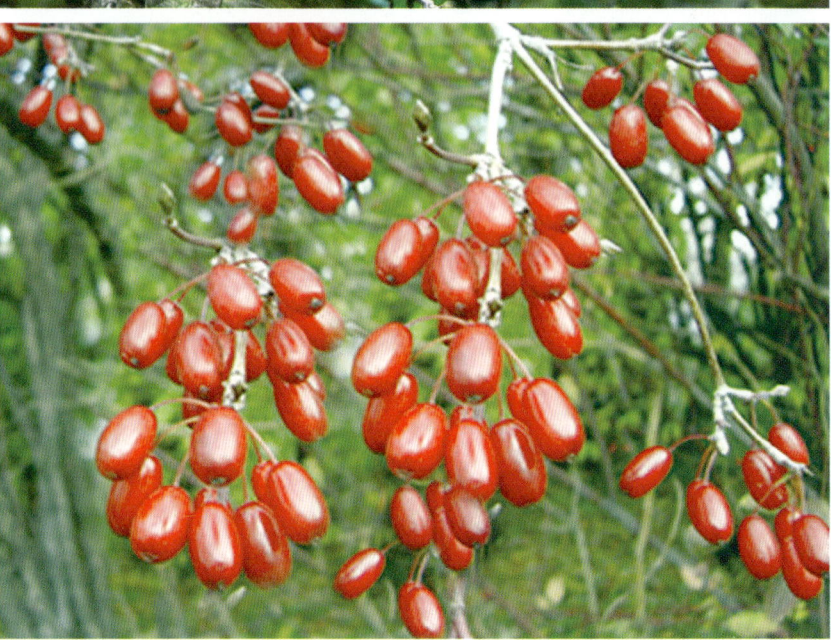

本草纲目附方

草还丹

益元阳，补元气，固元精，壮元神，是延年益寿、续嗣的最好药物。山茱萸酒浸取肉一斤，破故纸酒浸焙干半斤、当归四两、麝香一钱，同研末，炼蜜做成如梧桐子大的丸子。每服八十一丸，睡前盐酒送服。《扶寿方》

▲ **王好古说**：
"滑则气脱，涩剂所以收之。山茱萸止小便利（过多），秘精气，是取它味酸涩来收滑之功。张仲景的八味丸中以山茱萸为君药，其性味便由此方可得知了。"

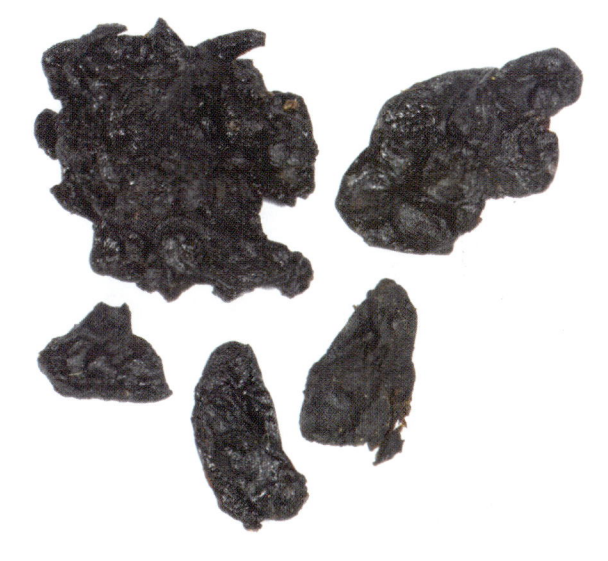

国医传世药方

经进萃仙丸

方选源流：《张氏医通》固涩方。

中药组成：山茱萸120克、沙苑蒺藜240克、芡实120克、枸杞子120克、白莲蕊120克、覆盆子60克、金樱子60克、菟丝子60克、川续断60克。

炮制方法：金樱子熬膏，余为细末，拌匀，炼蜜为丸，梧桐子大。每服9克，空腹淡盐汤送下。

功能主治：补益肝肾，涩精固脱。适用于遗精，房劳太过，肾气伤损，精滑不禁，腰膝酸痛。

茱萸山药方

方选源流：《奇方本草》调理方。

中药组成：山茱萸肉、茯神、远志、莲子心、牡丹皮、知母、黄柏、石斛、泽泻各6克，山药30克，熟地黄、白术各12克，桔梗4克。

炮制方法：水煎服。每天1剂。

功能主治：补益肝肾，养心安神。适用于更年期综合征，头晕耳鸣、心慌、自汗、阴虚火旺型。

四季药膳养生

山茱萸酒

山茱萸40克，65度高粱白酒500克。山茱萸洗净，放入白酒内浸泡6天。每次服用10毫升，每天2次。▶功能补益肝肾，敛汗涩精。适用于肾虚腰痛，遗精，体虚多汗等症。

山萸肉粳米粥

山茱萸肉20克，粳米100克，白糖20克。将山茱萸肉洗净去核，与粳米一起放入沙锅煮粥，熟时加白糖调服。6天为1疗程。▶功能补肝益肾，涩精敛汗。适用于肝肾不足，头晕目眩，耳鸣腰酸，遗精遗尿，虚汗不止，肾虚带下。小便淋涩的患者忌用。

金樱子　　拉丁学名：Rosa laevigata Michx.

科属　蔷薇科植物金樱子，其干燥成熟果实入药。蔷薇属植物全世界约有198种，分布于欧亚大陆、北美洲、非洲北部的寒温带到亚热带地区。中国约有81种。入药用约有25种。

地理分布　生于海拔100~1600米的向阳山野、田边、溪畔灌木丛中。分布于陕西、河南、江苏、安徽、江西、浙江、台湾、福建、湖南、湖北、海南、广东、四川、广西、贵州、云南等地。

采收加工　10~11月间，果实红熟的时候采摘，晾晒后放到桶中搅拌，擦去毛刺，再晒到全干。

用法用量　煎服，6~12克。

药理作用　抗病原微生物；抗动脉粥样硬化等。

性味归经　酸、甘、涩，平。归肾、膀胱、大肠经。

功能主治　涩肠止泻，固精缩尿。用于遗尿尿频，遗精滑精，崩漏带下，久泻久痢。

金樱子

别名／金罂子·山石榴·灯笼果·糖刺果·刺橄榄·刺梨子·山鸡头子

◎《本草纲目》及文献记载金樱子：

主治脾泄下痢，止小便利，涩精气，久服可耐寒轻身。花：各种腹泻，驱肠虫。叶：治痈肿。

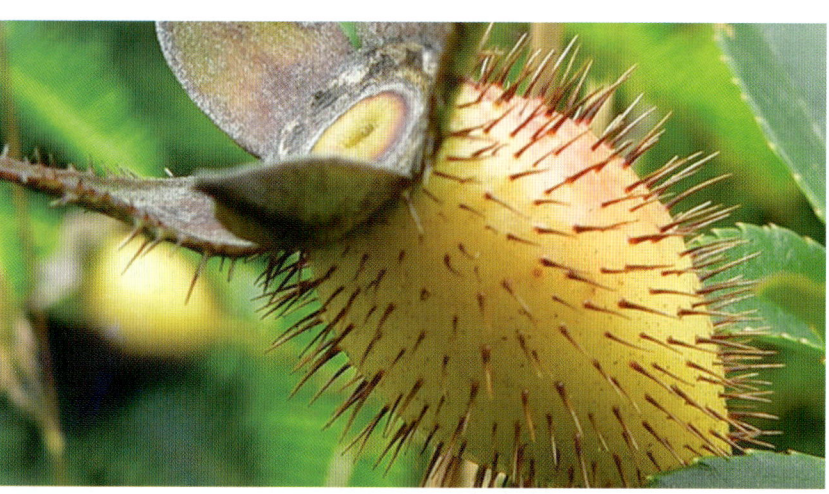

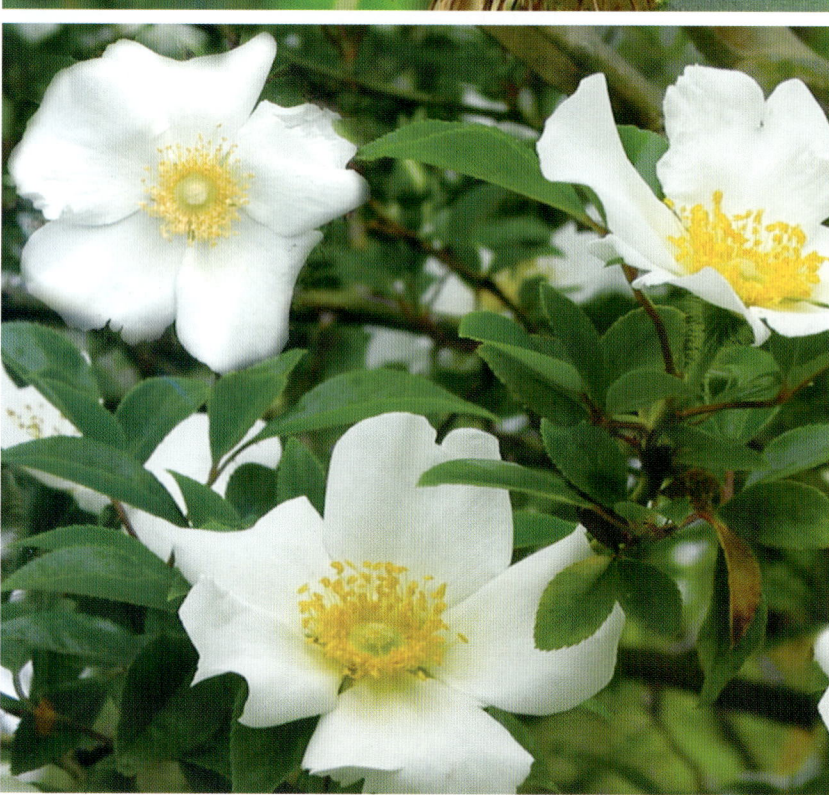

本草纲目附方

金樱子煎

下霜后竹夹摘取金樱子，捣去刺，掰去核，以水淘洗后捣烂，放入大锅中用水熬煎；煎至水减半时，过滤，继续熬煎成膏。每次服一匙，用暖酒一碗调下。可以活血驻颜，它的功效不可备述。（孙真人《食忌》）

补血益精

金樱子（去刺及子，焙过）四两、缩砂仁二两，共研为末，炼蜜为丸，如梧子大。每次服五十丸，空腹以温酒送下。《奇效良方》

久痢不止

用罂粟壳（醋炒）、金樱（花、叶及子）等分为末，炼蜜为丸，如芡子大。每次服五十丸，陈皮煎汤熔化服下。《普济方》

▲**唐慎微说：**

"沈存中《梦溪笔谈》上说道：金樱子止遗泄（遗精早泄），是取它温而且涩的药性。老百姓等到它红熟时滤取汁液熬成膏，味甘，则完全失去了涩味，同时也失去了它本身的功能，这是一种大失误。正确的方法是：应当收取半黄色的金樱子，干后捣成末用。"

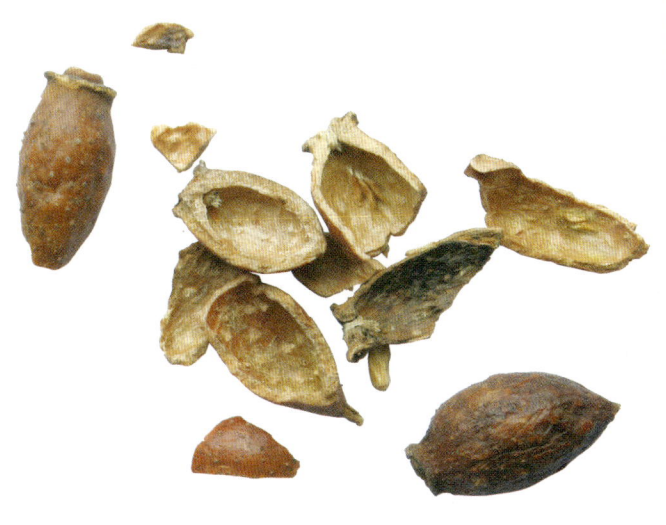

国医传世药方

水陆二仙丹

方选源流：《洪氏集验方》固涩方。
中药组成：金樱子、芡实各等分。
炮制方法：金樱子熬膏，芡实研细粉，和为丸，每服9克，日服2次，盐汤送下。
功能主治：补肾涩精。适用于肾虚不摄，男子遗精白浊，女子带下，腰酸乏力。

四季药膳养生

金樱子蜜

金樱子200克，蜂蜜200克。金樱子剖开去核，然后洗净，用水煮2次，合并滤液。浓缩到稀流膏状，加入滤净的蜂蜜，然后煮沸。每服12克，每天2次，温开水冲服。▶功能补肾益髓，涩肠止泻，固精缩尿。适用于肾气亏虚，梦遗滑精，淋浊，小便不禁，带下，失眠，盗汗等症。

金樱子粳米粥

金樱子15克，桑螵蛸12克，粳米100克。将金樱子、桑螵蛸去净灰渣，入沙锅，加水煎取汁，去渣。粳米淘净，加药汁煮成稀粥。▶功能补肾固涩。适用于肾气虚弱，收摄无权所致的遗精，滑泄，小便频数或小便失禁等症。

金樱子炖鲤鱼

金樱子30克，鲤鱼250克。将鲤鱼留鳞去内脏，与金樱子同加水炖汤，盐、油调味，食鱼饮汤。▶功能补肾益髓，涩肠止泻，固精缩尿。适用于肾虚遗精。

收涩药·涩精缩尿止带药

华东覆盆子　　拉丁学名：Rubus chingii Hu.

科属　蔷薇科植物华东覆盆子，其干燥果实入药。悬钩子属植物全世界约有690多种，分布于北半球温带地区。中国约有190种，入药用约有46种。

地理分布　生于低海拔至中海拔地区，在山坡、路边向阳处及阴处灌木丛中常见。分布于安徽、江苏、福建、浙江、江西、广西等地。

采收加工　6～8月间果实已饱满呈绿色未成熟时采收，将摘下的果实拣净梗、叶，用沸水烫1～2分钟，取出放置烈日下晒干。

用法用量　煎服，6～12克。

药理作用　抗菌；雌激素样作用等。

性味归经　甘、酸，温。归肾、膀胱经。

功能主治　益肾，固精，缩尿。用于小便频数，肾虚遗尿，阳痿早泄，遗精滑精。

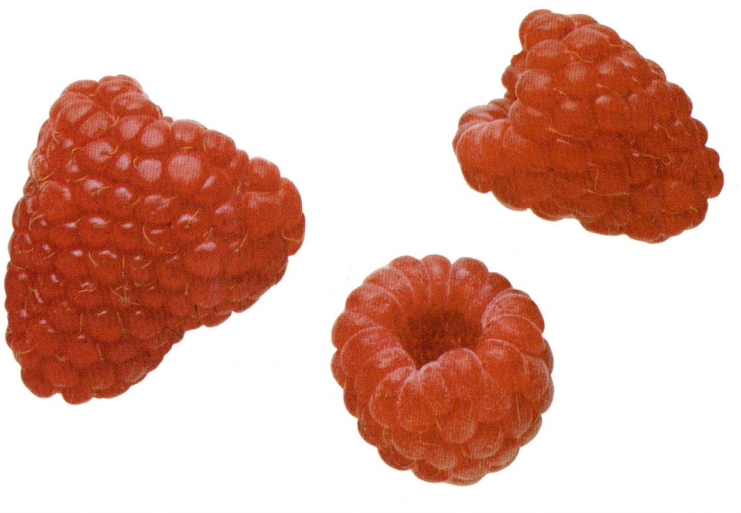

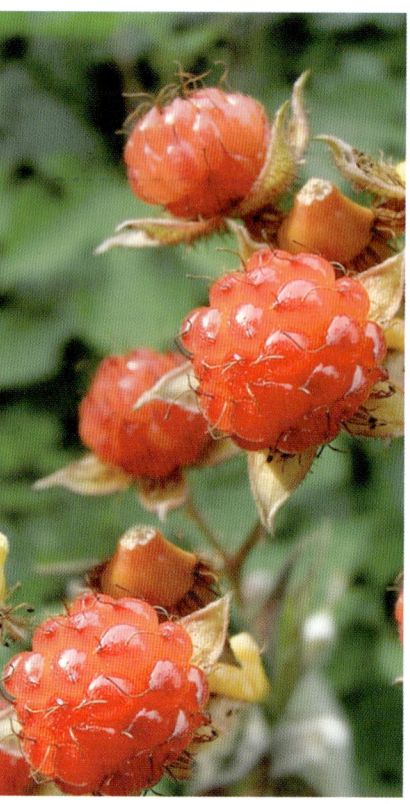

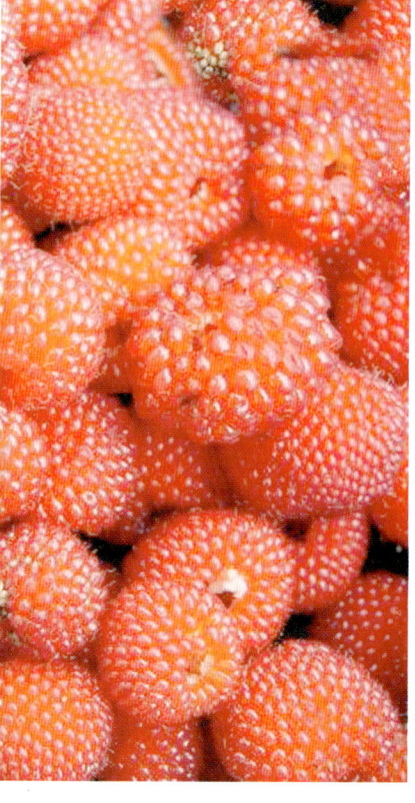

覆盆子

别名／覆盆·小托盘·牛奶子

◎《本草纲目》及文献记载覆盆子：

主治益气轻身，令发不白。补虚续绝，强阴健阳，悦泽肌肤，安和五脏，温中益力，疗痨损风虚，补肝明目。女子食之有子。食之令人好颜色。榨汁涂发不白。益肾脏。

本草纲目附方

阳事不起
覆盆子，酒浸焙研为末。每天早晨用酒送服三钱。《简便方》

牙疼点眼
用覆盆子嫩叶捣汁，点目眦三四次，有虫随眼泪眼屎结成块排出。无新叶，干者煎浓汁亦可。即大麦莓也。《摘玄方》

臁疮溃烂
覆盆叶为末。用酸浆水洗后掺之，一日一次，以愈为度。《直指方》

▲李时珍说：
"覆盆子、蓬蘽功效大致相近，虽然是两种药物，其实是一种类中的两个品种罢了，一种早熟，一种晚熟，兼用无妨。都能补益，跟桑椹有相同的功效，如果是树莓就不能混合采用。"

▲李时珍说：
"南方覆盆很多，悬钩是树生，覆盆是藤生，子的形状虽然相同，但覆盆是黑红色，悬钩是鲜红色，功效也不同，现在予以纠正。"

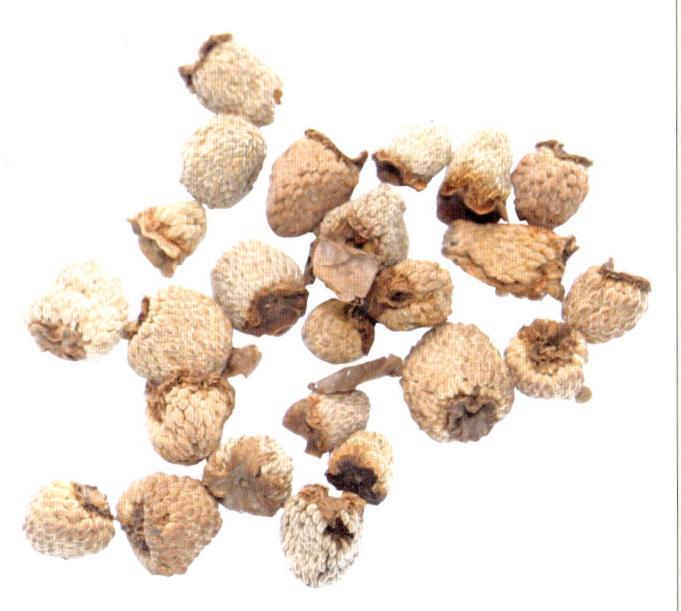

国医传世药方

五子衍宗丸
方选源流：《证治准绳》补益方。
中药组成：覆盆子120克、菟丝子240克、枸杞子240克、五味子30克、车前子60克。
炮制方法：上药研细末，炼蜜为丸。每服6～9克，日服2～3次，开水或淡盐汤送服。亦可用饮片作汤剂，水煎服，用量酌减。
功能主治：益肾温阳，补精添髓，种嗣衍宗。适用于肾虚遗精，阳痿早泄，小便淋沥不尽，不育不孕，闭经，带下稀薄，腰酸膝软，须发早白，小便频数，舌淡嫩苔薄，脉沉细软。

四季药膳养生

覆盆子炖牛肉
覆盆子30克，牛腩1000克，各种调料，食盐少许。牛腩切后，各物共入锅中，加水没过各物。慢火炖至肉烂。随意吃肉饮汤。▶功能补虚固精，缩尿止带。适用于肾虚阳痿，小便清长，遗精，或妇女白带清稀量大，身倦腰酸。

三子酒
覆盆子、楮实子、桑葚子各30克，研为粗末，浸入绍兴黄酒，3天后可用。每饮1小盏，温饮更佳。▶适用于子宫发育不良及产后体虚乳少。

覆盆子叶
微酸，咸，平，无毒。绞取汁，滴目中，去肤赤，出虫如丝线。▶功能明目止泪，收湿气。

收涩药·涩精缩尿止带药

芡

拉丁学名：Euryale ferox Salisb.

科属 睡莲科植物芡，其干燥成熟种仁入药。芡属植物全世界只有1种，可入药。分布于中国、朝鲜半岛、日本、印度和俄罗斯。

地理分布 生于湖沼、池塘及水田中。分布于华北、东北、华东、华中及西南地区。

采收加工 在9~10月间分批采收。先用镰刀割去叶片，然后再收获果实。并用竹筐捞起自行散浮在水面的种子。采回果实后用棒击破带刺外皮，取出种子洗净，晒干。或者用草覆盖10天左右等到果壳沤烂后，淘洗出种子。搓去假种皮，放锅内微火炒，大小分开，磨去或者用粉碎机打去种壳，簸净种壳杂质即成。

用法用量 煎服，9~15克。

药理作用 收敛。

性味归经 甘、涩，平。归脾、肾经。

功能主治 益肾固精，祛湿止带，补脾止泻。用于梦遗滑精，脾虚久泻，遗尿尿频，白浊，带下。

芡实

别名／鸡头米·刺莲蓬实·鸡头果·苏黄·鸡头苞

◎《本草纲目》及文献记载芡实：

主治湿痹，腰脊膝痛，补中，除暴疾，益精气，强志，令耳目聪明。开胃助气。止渴益肾，治小便不禁，遗精白浊带下。久服，轻身不饥，耐老神仙。

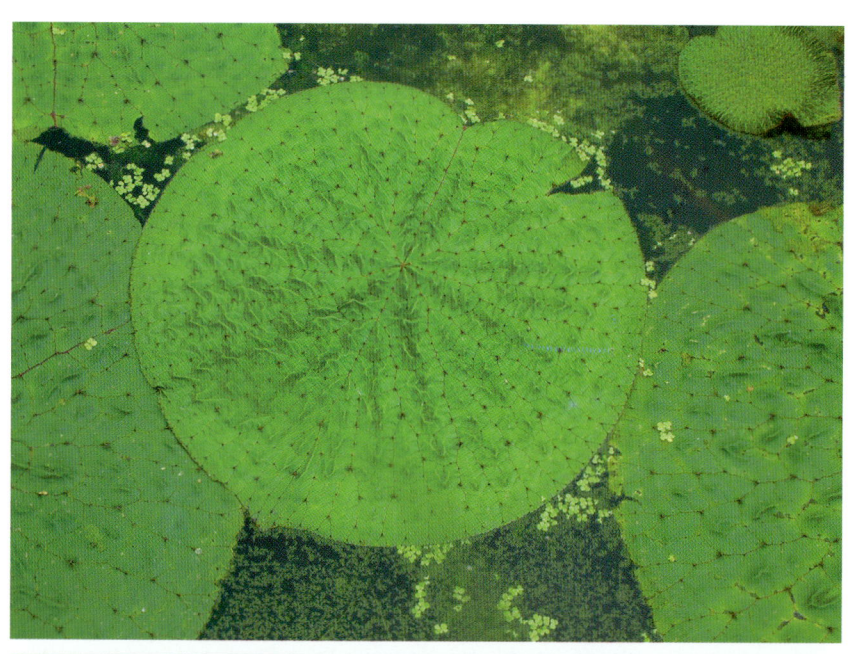

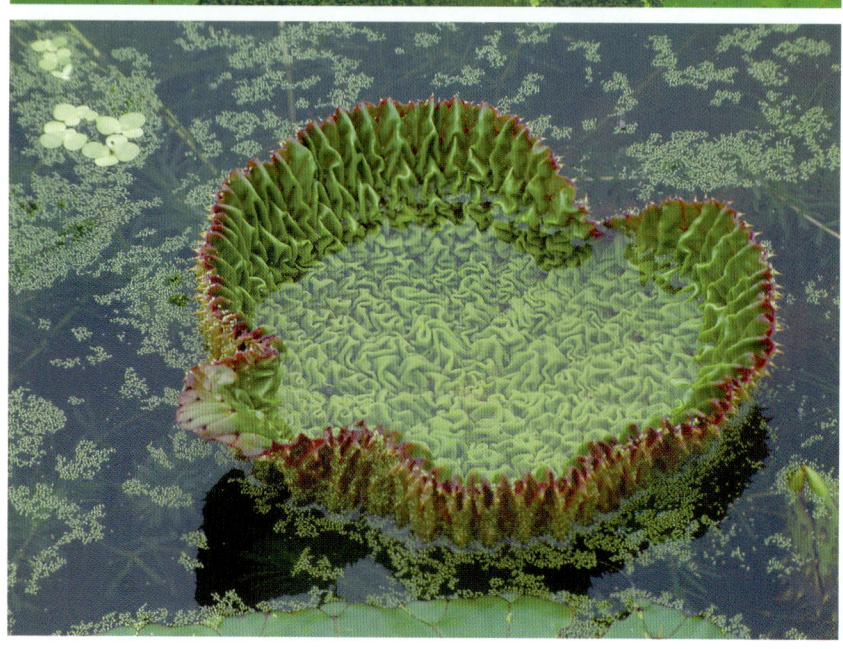

本草纲目附方

四精丸

治思虑、色欲过度，损伤心气，尿频、遗精。用秋石、白茯苓、芡实、莲子各二两，共研为末。加蒸枣做成丸，如梧子大。每次服三十丸，空腹用盐汤送下。《永类方》

白浊

取芡实粉、白茯苓粉，化黄蜡和蜜做丸，如梧子大。每次服一百丸，盐汤送下。《摘玄方》

鸡头粥（能益精气，强志意，利耳目）

鸡头实三合，煮熟去壳，粳米一合煮成粥，每天空腹吃下。《经验后方》

▲陶弘景说：
"仙方取它和莲实做糕饼吃，对人好处胜过菱。"

▲苏颂说：
"取它的果实和中间的子，捣烂晒干，再捣碎筛成粉末，熬金樱子煎稠和制成丸服下，说能补下益人，称做水陆丹。"

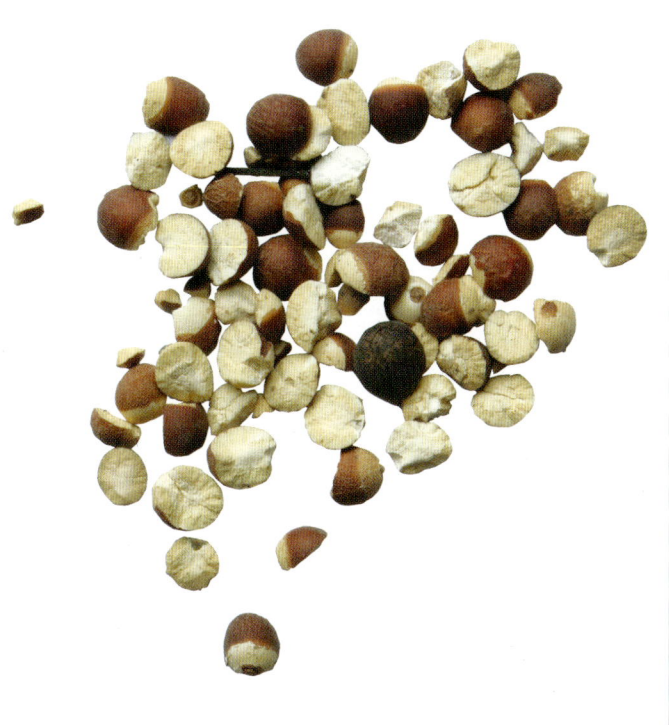

国医传世药方

玉锁丹

方选源流：《杨氏家藏方》固涩方。

中药组成：芡实30克、龙骨30克、莲花蕊末30克、乌梅肉30克。

炮制方法：各为细末，以山药糊为丸，每服9克，空腹时用温酒或淡盐汤送下。

功能主治：补脾固肾，涩精止遗。适用于脾肾气虚，梦遗精滑，气短无力。

易黄汤

方选源流：《傅青主女科》固涩方

中药组成：芡实30克、山药30克、黄柏6克、白果10枚、车前子3克。

炮制方法：水煎服。

功能主治：健脾燥湿，清热止带。脾虚湿热，带下黄白，白浊稠粘，腰酸腿疼，健忘。

四季药膳养生

芡实八珍糕

芡实、山药、茯苓、白术、莲肉、薏苡仁、扁豆各30克，人参15克，米粉600克。每味药都研为细末状，与米粉均匀调和蒸熟。每取6克，倒入开水，调均服用，加糖调味，每天3次。▶功能健脾，止泻、祛湿。适用于脾虚不运，久泻不止，食少乏力，消瘦等症。

芡实白果糯米粥

芡实30克，白果10枚，糯米30克。煮粥。每天1次，10天为1疗程。间歇服用4疗程。▶功能益肾固精，祛湿止带。适用于肾虚遗精，小便失禁，白带日久等症。

芡实金樱糯米粥

芡实30克，粳米100克，金樱子20克，白糖20克。金樱子去内核，与芡实同入沙锅水煎，去渣取汁，放米煮粥，粥熟加白糖。▶功能补肾固精，健脾止泄。适用于肾虚遗精，白带过多，遗尿，脾虚泄泻等症。

鸡冠花　　拉丁学名：Celosia cristata L.

科属　苋科植物鸡冠花，其干燥花序入药。青葙属植物全世界约有59种，分布于亚洲、美洲、非洲的亚热带和温带地区。中国约有3种。入药用约有3种。

地理分布　主产于天津、北京、河北、山东、江苏、上海、湖北、河南、辽宁等地。多为栽培，也有野生。全国大部分地区均产。

采收加工　8~9月采收。将花序连一部分茎秆割下，捆成小把晒或者晾干后，剪去茎秆即成。

用法用量　煎服，6~12克。

药理作用　杀阴道滴虫；引产等。

性味归经　甘、涩、凉。归肝、大肠经。

功能主治　收敛止血，止痢，止带。用于吐血，崩漏，便血，赤白带下，痔血，久痢不止。

鸡冠花

别名／鸡冠·鸡髻花·鸡公花

◎《本草纲目》及文献记载鸡冠花：主治痔漏下血，赤白下痢，崩中；赤白带下，分赤白用。

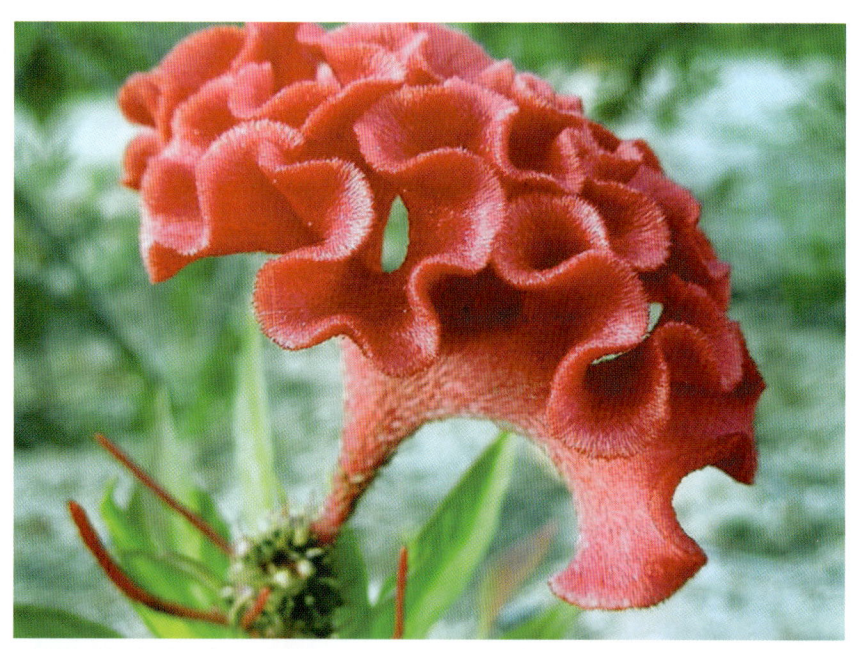

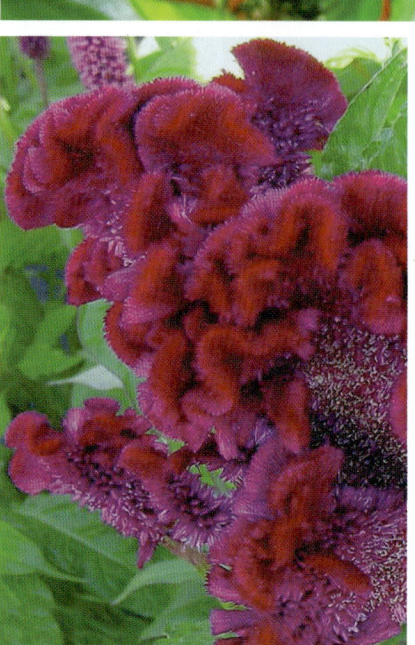

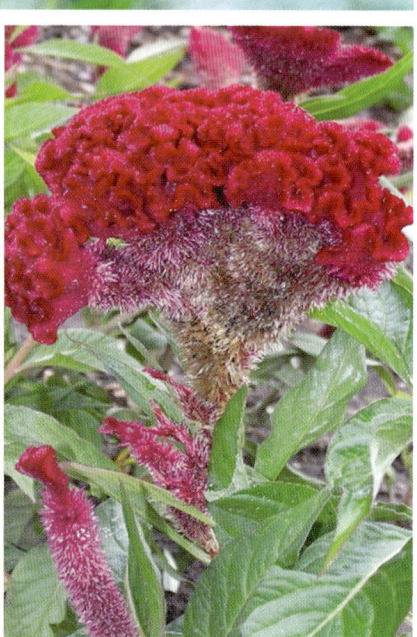

本草纲目附方

吐血不止
白鸡冠花，在醋中浸煮七次，取出研为末。每次服二钱，热酒送下。《经验方》

下血脱肛
1. 白鸡冠花、防风等分，研为末，糊制成梧子大的丸。每次服七十丸，空腹米汤送下。
2. 白鸡冠花炒、棕榈灰、羌活各一两，研成细末。每次服二钱，用米汤送下。《永类钤方》

月经不止
用红鸡冠花一味，晒干研末。每次服二钱，空腹以酒调下。忌食鱼腥猪肉。《孙氏集效方》

五痔肛肿，长久不愈，变成瘘疮
鸡冠花、凤眼草各一两，加水二碗煎汤，频频外洗。《卫生宝鉴》

结阴便血
鸡冠花、椿树根白皮各等份，研成末，炼蜜做成梧桐子大的蜜丸，每次服三十丸，用黄芪汤送下，一天服两次。《圣济总录》

白带沙淋
白鸡冠花、苦壶卢各等份，烧存性，空腹用火酒服下。《摘玄方》

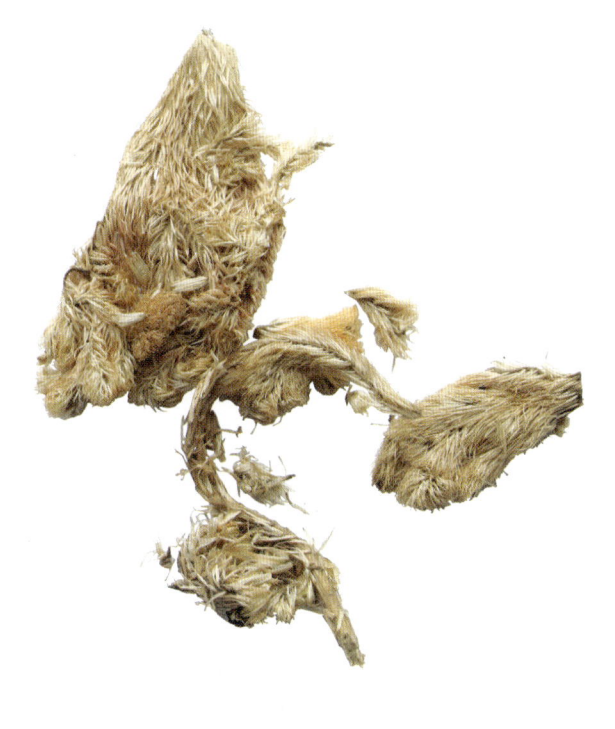

国医传世药方

千金止带丸
方选源流：《千金要方》固涩方。
中药组成：鸡冠花300克，人参36克，香附、椿根皮各250克，当归、川芎各150克，白芍、杜仲、白术、补骨脂、川断、木香、砂仁、煅牡蛎、延胡索、小茴香各75克，青黛30克。
炮制方法：研末，炼蜜为丸。每服6~9克，日服2次。
功能主治：补脾肾，补气血，化湿浊，止白带。适用于妇女白带，腰酸乏力，四肢倦怠，精神不振。

四季药膳养生

鸡冠花猪肺汤
鲜白鸡冠花20克，猪肺1具。猪肺冲洗干净，切块，与鸡冠花加水一起炖约1小时。酌量佐餐，每天2次。▶功能补肺止咳，凉血，收敛止血。适用于肺虚久咳，咯血等症。

鸡冠花炖猪肚
白鸡冠花30克，猪肚1具。鸡冠花洗净；猪肚用食盐里外搓洗干净，把鸡冠花纳入猪肚内，炖熟服食。▶功能健脾除湿补虚，补肺止咳，凉血止血，收敛止带。适用于脾虚湿盛，带下色白、黏稠，面色㿠白，精神不振，四肢不温，舌质淡，食少便溏，苔白腻等症。

鸡冠花鸡蛋汤
红鸡冠花30克，鸡蛋3个。加水2碗一起煮，鸡蛋熟后取出去壳，放回锅再煮，直到汤液1碗。吃蛋喝汤，每天1次，连服3次。▶功能凉血，补肺止咳，收敛止血。适用于鼻衄，痔疮出血，咳血，月经过多等血症。

臭椿 拉丁学名：Ailanthus altissima (Mill.) Swingle

科属 苦木科植物臭椿，其干燥根皮或干皮入药。臭椿属植物全世界约有10种，分布于世界各地。中国约有5种。入药用有1种。

地理分布 主产于江苏、浙江、河北、湖北及天津、北京，以浙江、河北产量大。此外广东、陕西、福建、山西也出产。

采收加工 春、夏季挖掘根部，去掉粗皮和其中的木心，先切丝，然后晒干。

用法用量 煎服，6～9克。

药理作用 抗肿瘤；抗真菌等。

性味归经 苦、涩，寒。归大肠、胃、肝经。

功能主治 清热燥湿，收涩止带，止血，止泻。用于赤白带下，久泻久痢，湿热泻痢，便血，崩漏。

椿皮

别名／樗白皮·樗皮·臭椿皮·苦椿

◎《本草纲目》及文献记载椿皮：

樗根尤良。去口鼻疳虫，杀蛔虫疥蜃，蛊毒下血，及赤白久痢。湿气下痢，精滑梦遗，燥下湿，去肺胃陈积之痰。

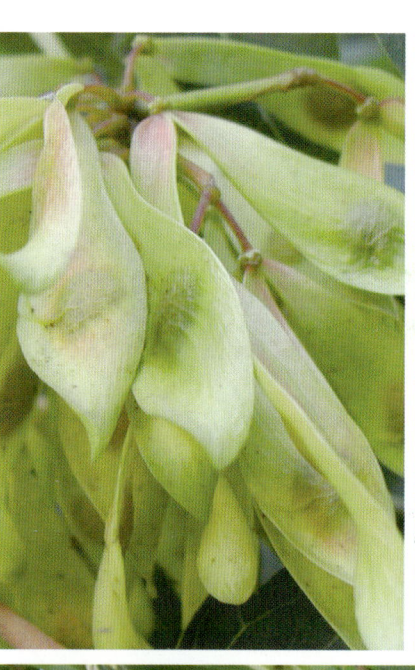
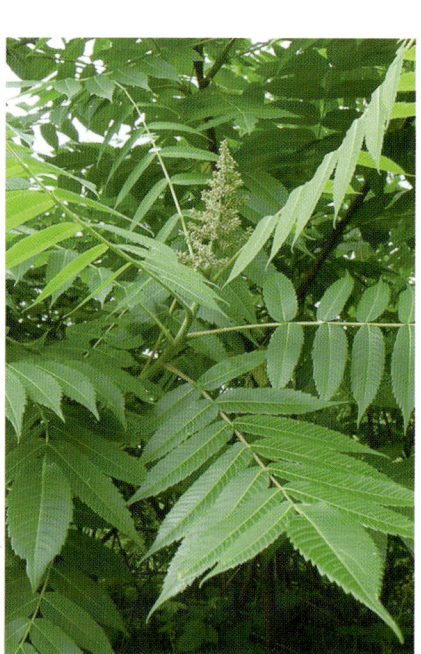
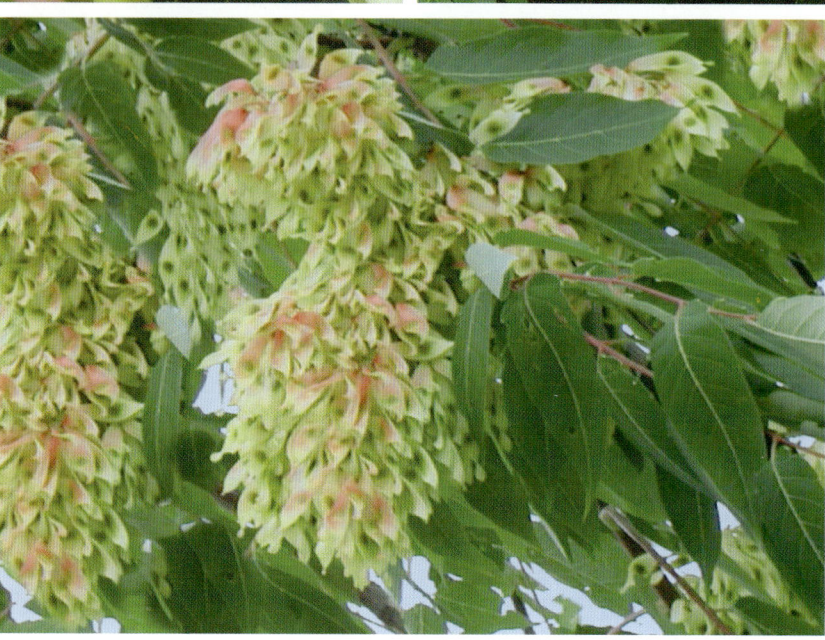

本草纲目附方

长年下血
用樗根三钱,加水一碗煎至七成,再加半碗酒服下。或做丸服亦可。虚弱的病人加入人参等分。《仁存方》

小儿疳疾
用椿白皮晒干,取二两研末,另以粟米淘净,研成浓汁,和末做成如梧桐子大的丸子。十岁小儿可服三四丸,米汤送服。其他年龄的小儿酌量加减。然后,另将一丸药放入竹筒中,吹入患儿鼻内,这样做三次便愈。《子母秘录》

女人白带
用椿根白皮、滑石,等分研末,加粥做成如梧桐子大的丸子。每服一百丸,空腹开水送服。(丹溪方)

下利清血,腹中刺痛
椿根白皮洗净去粗皮晒干研末,醋调和成糊,丸成梧桐子大。每次空腹服三四十丸,米汤送下。另一方加苍术,枳壳减半。《经验方》

休息痢疾(日夜无度,腥臭,脐腹挛急疼痛)
椿根白皮、诃黎勒各半两、母丁香三十个,研成末,用醋调成糊,丸成梧桐子大。每次服五十丸,米汤送下。《脾胃论》

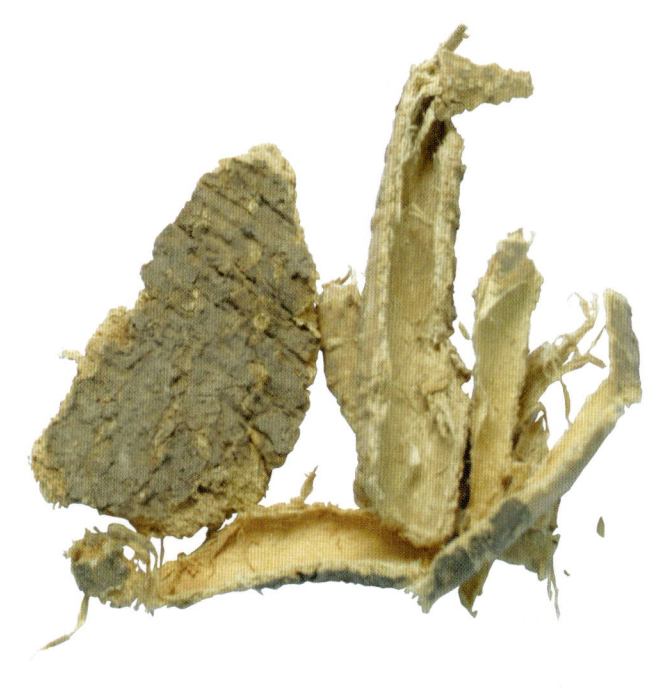

国医传世药方

侧柏樗皮丸
方剂源流:《医学入门》固涩方。
中药组成:椿根皮60克、侧柏叶15克、白术30克、香附30克、白芍30克、黄柏15克、黄连15克、白芷9克。
炮制方法:为末,粥糊为丸,米汤送下。每服9克,日服2次。
功能主治:清热除湿,收涩止带,调肝理脾。适用于湿热下注,白带色黄,量多,黏稠臭秽,口干内热,溲赤而痛。

四季药膳养生

椿子泡茶
椿树子仁30克。开水浸泡,代茶饮用。▶功效清热解毒利水。适用于小便短赤,尿时痛如刀割。

椿叶粳米粥
椿叶50克,粳米100克。先煎椿叶去渣取汁,放入粳米煮粥,空腹食用。▶功效清热解毒利水。适用于虚肥积年,气上如冲,面肿,以及痢疾,虫症。

椿根白皮汤
鲜椿根白皮、蜂蜜30克。椿根白皮洗净、切碎,加水300毫升,煎取汁150毫升,加白糖或蜂蜜,搅匀微煮。每服30毫升,每天3次。▶功效清热燥湿,收涩止血,涩肠止泻。适用于湿热带下,尿路感染,细菌性痢疾等。

附录："本草纲目附方"用药剂量对照

古今医学常用质量单位对照表

一厘	约等于 0.03125 克
一分	约等于十厘（0.3125 克）
一钱	约等于十分（3.125 克）
一两	约等于十钱（31.25 克）
一斤	约等于十六两（500 克）

古代医家用药剂量对照表

一方寸匕	约等于 2.74 毫升，或金石类药末约 2 克；草木类药末约 1 克
一钱匕	约等于 5 分 6 厘，或 2 克强
一刀圭	约等于一方寸匕的十分之一
一撮	约等于四圭
一勺	约等于十撮
一合	约等于十勺
一升	约等于十合
一斗	约等于十升
一斛	约等于五斗
一石	约等于二斛或一小斗
一铢	一两等于二十四铢
一枚	以较大者为标准计算
一束	以拳尽量握足，去除多余部分为标准计算
一片	以一钱重量作为一片计算
一茶匙	约等于 4 毫升
一汤匙	约等于 15 毫升
一茶杯	约等于 120 毫升
一饭碗	约等于 240 毫升